全国第六次卫生服务统计调查专题报告（第一辑）

国家卫生健康委统计信息中心　编著

中国协和医科大学出版社

北　京

图书在版编目（CIP）数据

全国第六次卫生服务统计调查专题报告. 第一辑 / 国家卫生健康委统计信息中心编著. —北京：中国协和医科大学出版社，2021.5
ISBN 978-7-5679-1733-0

Ⅰ.①全…　Ⅱ.①国…　Ⅲ.①卫生服务－卫生统计－调查报告－中国
Ⅳ.①R195.1

中国版本图书馆CIP数据核字（2021）第089412号

全国第六次卫生服务统计调查专题报告（第一辑）

编　　著：国家卫生健康委统计信息中心
责任编辑：戴小欢
封面设计：许晓晨
责任校对：张　麓
责任印制：卢运霞

出版发行　**中国协和医科大学出版社**
　　　　　（北京市东城区东单三条9号　邮编100730　电话010-65260431）
网　　址：www.pumcp.com
经　　销：新华书店总店北京发行所
印　　刷：北京联兴盛业印刷股份有限公司

开　　本：710mm×1000mm　　1/16
印　　张：31
字　　数：392千字
版　　次：2021年5月第1版
印　　次：2021年5月第1次印刷
定　　价：168.00元

ISBN 978－7－5679－1733－0

全国第六次卫生服务统计
调查专题报告（第一辑）

编 委 会

前 言 PREFACE

全国卫生服务统计调查是卫生健康统计调查制度的重要组成部分。自1993年开始，每5年在全国范围内开展一次，旨在通过需方调查获取居民健康状况、卫生服务需求及居民获得感等信息，反映我国卫生健康事业改革与发展的成效。

2018年9月，经国家统计局批准，国家卫生健康委启动了全国第六次卫生服务统计调查，调查覆盖全国31个省（自治区、直辖市）、156个县（市、区）、752个乡镇（街道）、1561个行政村（居委会）、94 076户居民。在国家卫生健康委规划司的指导下，国家卫生健康委统计信息中心组织全国31个省（自治区、直辖市）卫生健康委和样本县（市、区）完成了调查，组织专家完成《2018年全国第六次卫生服务统计调查报告》。

全国第六次卫生服务统计调查对于客观反映卫生健康事业发展及医药卫生体制改革效果、推动实施健康中国战略具有重要的意义。医改十年来，五项基本医疗卫生制度稳步推进，医药卫生体制改革取得了重要进展，国家卫生服务统计调查相关指标的变化趋势在一定程度上反映了医改的进展和成效。为充分发挥调查数据作用，用数据跟踪健康中国建设进展，客观、科学评价医改成效，国家卫生健康委统计信息中心在完成卫生服务调查的基础上，组织北京大学、复旦大学、中南大学、首都医科大学、中华医学会等有关科研院校、机构以及地方卫生健康委开展相关专题研究，基于数据对健康中国实施情况和医改政策效果进行客观分析，提出政策建议，为进一步深化改革提供有益支撑。

　　我们对7个专题研究报告进一步完善后形成《全国第六次卫生服务统计调查专题报告（第一辑）》和《全国第六次卫生服务统计调查专题报告（第二辑）》。第一辑聚焦医改重点政策和六次卫生服务调查的趋势分析，包括医改背景下我国城乡居民医疗服务利用变化趋势及其影响因素研究、医疗保险制度进展及其覆盖人群的卫生服务需求和利用、分级诊疗制度下基层卫生服务体系评估。第二辑聚焦"健康中国2030"战略所提出的重点人群和重点卫生问题，包括老年人卫生服务需求与利用研究、老年人自我报告慢性病疾病经济负担分析、中国慢性病及其管理模式评价，以及我国医疗卫生服务机构医务人员的执业环境、工作感受和工作状态研究。

　　专题报告围绕健康中国和医改的重点领域和重点问题，对我国居民卫生健康服务利用变化趋势及其影响因素、重点人群的卫生健康服务覆盖情况等，从研究视角进行系统分析，希望给读者带来启发和思考。

国家卫生健康委统计信息中心

2021年2月19日

目 录 CONTENTS

报告一　医改背景下我国城乡居民医疗服务利用变化趋势及其影响因素研究

1

报告二　医疗保险制度进展及其覆盖人群的 卫生服务需要和利用

医改背景下我国城乡居民医疗服务利用变化趋势及其影响因素研究

北京大学公共卫生学院

吴 明 黄 菊 李 龙 代 聪 傅虹桥 林燕铭 郭 恺

第一章
调查研究基本情况

第一节 研究背景及研究方法

一、研究背景

国家卫生服务调查始于1993年，是我国规模最大的通过需方调查获取居民健康状况、卫生服务需求及利用信息的综合性调查，是了解城乡居民健康，卫生服务需要、需求、利用，医疗负担及满意度等信息的重要途径，调查结果被广泛应用于各级卫生行政部门的科学管理和决策之中。到2018年，国家卫生服务调查已经开展了6次。

历次调查中，反映健康和医疗服务利用的主要变量保持了一致，基本具有可比性。稳定的抽样单位选取和调查指标设计，形成了重复测量的截面调查数据，且调查时间覆盖了1998年实施的城镇职工医保、2003年和2007年实施的新农合和城镇居民医保以及2009年启动的医药卫生体制改革（以下简称"新医改"），具备了分析医改背景下城乡居民医疗服务利用变化趋势及其影响因素的条件。

二、研究目的

利用1993—2018年6次国家卫生服务调查数据，分析医改背景下25年来我国居民健康状况、医疗服务利用的变化趋势及其主要影响因素，反映重大卫生政策对城乡居民医疗服务利用水平、需求满足程度及其变化趋势的影响，为完善相关政策提供信息。

三、研究内容

研究共分为六章。其中第三章医疗服务利用的变化趋势及其主要影响因素是本报告的重点研究内容，从门诊服务利用和住院服务利用的变化趋势及需求满足程度等方面开展分析，主要影响因素包括人口和社会经济特征、健康状况及医改政策因素。其中，健康状况是医疗服务利用的基础和重要影响因素，将在第二章开展研究。医疗保险既是影响医疗服务利用的主要因素，也是重要的医改措施，考虑其在提高医疗服务可及性中起到的独特作用，将作为独立的一章——第四章，重点分析医保资金利用的公平性和医保的财务保护作用，它们既是医疗服务利用的影响因素，也是政策作用的结果。第五章以医疗卫生领域重大改革推进过程作为背景，分析医疗保险改革、基本公共卫生、公立医院改革等主要改革措施与城乡调查人口医疗服务利用水平、需求满足程度、公平性等变化趋势的关联性，研究改革措施的影响，为完善相关政策提供信息。第六章则对研究主要发现进行了阐述，并提出了相关建议。

四、研究方法

（一）数据来源

数据来源于1993—2018年的6次国家卫生服务调查数据。调查采用多阶段分层整群随机抽样的方法，样本覆盖全国31个省（自治区、直辖市），具有较好的代表性。除受行政区划调整影响，区县级抽样单位发生少量变动外，前4次调查基本延续了全国31个省（自治区、直辖市）92～94个固定样本区县的抽样，实际调查5.4万～5.7万户，样本人数从1993年的21.5万人减少到2003年的19.4万人和2008年的17.8万人。2013年调查在前4次的94个样本县基础上进行了扩点，增加了62个区县，覆盖了156个区县级抽样单位，实际调查27.4万人。2018年第六次调查沿用了调整后的区县层面的样本点，实际调查25.6万人，户均常住人数从2013年的2.9人降低至2.7人。

对原有样本及扩大样本人群各类指标分布情况进行比较，两者差异主要是扩大样本的城镇居民占比提高，其余主要指标都具有较好的一致性。前4次调查城市地区居民约占1/4，第五次调查62个新增的区县中有50个为城市地区，城乡居民构成趋于平衡，2018年第六次国家卫生服务调查城市地区人口的比例首次超过农村地区（表1-1-1）。

表1-1-1　1993—2018年6次全国卫生服务调查城乡样本情况

分类	样本情况	1993年	1998年	2003年	2008年	2013年	2018年
城市	样本县市区数	27	28	28	28	78	78
	样本户数	15 644	16 767	16 811	16 802	46 802	49 474
	样本人数	54 022	54 417	49 698	46 510	133 393	130 781
	家庭平均人数	3.4	3.2	3.0	2.8	2.9	2.6
农村	样本县市区数	65	67	67	66	78	78
	样本户数	38 766	40 177	40 212	39 654	46 811	44 602
	样本人数	160 822	161 089	143 991	130 991	140 295	125 523
	家庭平均人数	4.2	4.0	3.6	3.3	3.0	2.8
合计	样本县市区数	92	95	95	94	156	156
	样本户数	54 410	56 944	57 023	56 456	93 613	94 076
	样本人数	214 844	215 506	193 689	177 501	273 688	256 304
	家庭平均人数	3.9	3.8	3.4	3.1	2.9	2.7

（二）主要指标界定

1. 人口社会学指标

（1）城市（地区）和农村（地区）：研究中的城市（地区）是指行政区划为地级市及以上的地区；农村（地区）是指行政区划为县（包括县级市）的地区。

（2）地区划分：根据国家统计局的分类标准将地区分为四类，包括东部、中部、西部及东北地区。东部地区包括北京、天津、河北、江苏、上海、浙江、福建、广东、海南、山东共10个省、直辖市；中部包括山西、河南、安徽、湖北、湖南、江西共6个省；西部包括内蒙古、广西、重庆、四川、贵州、云南、西藏、陕西、甘肃、青海、宁夏、新疆共12个省、自治区、直辖市；东北地区包括吉林、黑龙江、辽宁共3个省。

（3）标化年龄：根据国家统计局网站2018年人口抽样调查样本数据的居民年龄构成，对1993—2018年国家卫生服务调查得到的相应指标（如患病率、就诊率、住院率等）进行年龄别的标准化。其中，慢性病患病率使用15岁及以上居民年龄构成进行标化。

（4）收入分组：研究中的收入为家庭人均年收入。收入分组是在抽样地区（县/区/市）行政单元层面上，按照各地区中家庭人均年收入的四分位数进行分组，依次为高收入组、中高收入组、中低收入组及低收入组。在低收入组中，贫困和低保人群归为贫困组，即低收入贫困组；非贫困且非低保人群为低收入非贫困组。

（5）文化程度：文化程度包括没上过学、小学、初中、高中/中专/技校、大专、本科及以上。1993年的国家卫生服务调查对被调查者文化程度填报未限年龄，1998—2013年则统一为15岁及以上者填答，2018年改为6岁及以上者填答。本研究统一统计15岁及以上调查人口的文化程度。

（6）就业状况：就业状况包括在业、离退休、在校学生、无业＋失业、其他。其中，"无业＋失业"指年龄小于65岁的无业或失业调查人口，"其他"指调查中自报填写"无业或失业"中年龄大于等于65岁的被调查者（不包括离退休居民）。就业状况仅统计15岁及以上调查人口。

2. 健康状况指标

（1）两周患病率：6次卫生服务调查对被调查者两周患病的调查题项略有调整，但对两周患病界定基本保持不变，包括：①因病伤而就诊；②因病伤而自我医疗；③因病伤而休工、休学、卧床休息。出现任一情况即被视为两周患病。因此该指标总体保持了一致性和可比性。

本研究的两周患病率是按人数计算，两周患病率＝两周内患病总人数/调查总人数×100%；病种两周患病率为某病种患病例数除以调查总人数，如高血压两周患病率＝高血压两周患病例数/调查总人数×100%。

（2）慢性病患病率：慢性病患病是以15岁及以上人群为调查对象。各调查时点上，被调查者均首先被询问了是否患有确诊的慢性病，若患慢性病，则可以报告至多3种类型的慢性病。2013年第五次调查以来，由于对是否患有确诊的高血压和糖尿病问题单独进行了询问，被调查者实际上能够报告至多5种类型的慢性病。

慢性病患病率＝（15岁及以上患慢性病人数/15岁及以上调查总人数）×100%；高血压患病率＝（15岁及以上患高血压的例数/15岁及以上调查总人数）×100%。

（3）自评健康：2008年第四次卫生服务调查起，使用了视觉模拟评分法（visual analogue scale，VAS）和欧洲五维生存质量量表（EQ-5D）对10岁或15岁及上居民的自评健康进行调查。本研究选取15岁及以上被调查者的健康自我评价指标进行分析。VAS量表测量的健康结果主要通过计算VAS得分来得到，0分为最差的健康状态，100分为最好的健康状态。EQ-5D量表通过行动、自我照顾、平常活动、疼痛/不适、焦虑/抑郁5个方面和无问题、中度问题、重度问题3个结局来反映调查人口健康结果。

3. 医疗服务利用指标

（1）两周就诊率：两周就诊率＝两周内就诊次数/调查总人数×100%。6次卫生服务调查对于两周就诊次数的调查在问法上略有不同，1993—2008年询问的是"在14天内为该病看过几次？"2013年以后询问"两周内为该病就诊过几次？"但问题的内涵是相同的，可以认为6次调查就诊次数保持了一致性和可比性。

（2）住院率：住院率＝前一年总住院次数/调查总人数×100%。自1998年国家第二次卫生服务调查起开始询问居民的住院次数，问法略有不同。1998年询问"调查前一年内，您住过几次院？"2003年及以后的调查均询问"调查前一年内您因病伤、体检、分娩等原因住过几次院？"从两类问法来看，1998年的住院原因没有清晰地界定为"病伤、体检、分娩等原因"，被调查者回答时可能主要填病伤导致的住院，有可能忽略体检或分娩等原因。2003年及以后的住院率统计结果是一致、可比的。

（3）两周患病未治疗比例：6次卫生服务调查的两周患病治疗方式的调查题项有一定差异，包括了两周内就诊、延续两周前治疗、自我治疗、未治疗等多种情况。为了各年份数据可比，本研究将该问题变为二分类变量，即两周患病治疗和未治疗，其中治疗包括了就诊和自我医疗。两周患病未治疗比例＝两周患病未治疗人数/调查总人数×100%。

（4）需住院未住院比例：需住院未住院比例＝未住院人数/（住院人数＋未住院人数）×100%。因经济困难需住院未住院比例＝因经济困难未住院构成比×需住院未住院比例/100。

（5）因经济困难未遵医嘱出院比例：因经济困难未遵医嘱出院比例＝因经济困难出院构成比×未遵医嘱出院比例/100。

4. 财务保护指标

（1）社会医疗保险：6次调查的医疗保险题项存在较大差异。1993

年为"医疗费用负担方式",1998年及之后为"医疗保障方式",询问方式和选项均存在差异,本研究根据2018年第六次调查问卷的题项对以往分类进行整理合并。1993—1998年的社会医疗保险包括公费、劳保、半劳保、合作医疗、统筹;2003年包括城镇基本医疗保险、大病医疗保险、公费医疗、劳保医疗、合作医疗、其他社会医疗保险;2008年包括镇职工基本医疗保险、公费医疗、城镇居民医疗保险、新型农村合作医疗、其他社会医疗保险;2013—2018年在2008年的基础上增加了城乡居民合作/基本医疗保险。

(2)参保率:参保率=参保人数/调查总人数×100%;社会医疗保险参保率=参加社会医疗保险人数/调查总人数×100%;商业医疗保险参保率=参加商业医疗保险人数/调查总人数×100%;贫困人口参保率=贫困人口中参加医疗保险的人数/调查贫困人口数×100%;低收入非贫困人口的参保率=低收入非贫困人口中参加医疗保险的人数/调查低收入非贫困人口数×100%。

(3)住院费用:住院费用指住院中花费的所有医疗费用,包括住院费、检查费、治疗费、药费等,为自付费用和医保补偿(报销)费用之和。次均住院费用=被调查对象的总住院费用/被调查对象的住院人次数。人均住院费用=被调查对象的总住院费用/被调查对象的住院人数。

(4)次均住院费用补偿比:次均住院费用补偿额=被调查对象的总住院补偿额/被调查对象的住院人次数。次均住院费用补偿比=次均住院费用补偿额/次均住院费用×100%。

(5)因病致贫:对于贫困户和低保户,其家庭致贫原因为疾病或损伤者为因病致贫的居民。

(三)分析方法

本研究主要采用了定量与定性相结合的分析方法,其中定量分析包括描述性分析、单因素分析、多因素分析等。

1. 描述性分析方法 描述城乡调查人口两周患病、慢性病患病、自评健康、门诊服务利用、住院服务利用、患病自我治疗、需求未满足程度、医疗费用水平、医疗服务评价等历次国家卫生服务调查中具有连续性、可比性的指标在1993—2018年的变化趋势，进行趋势性分析。利用差异指数来分析城乡、不同地区、收入居民医疗服务利用的公平性。差异指数＝标准差/均值，值介于0～1，越接近0，说明组间差异越小，公平性越好；越接近1，说明组间差异越大，公平性越差。

2. 单因素分层分析 按调查时间、城乡、地区、收入分类进行分层，分析不同亚组中主要因素对健康、医疗服务利用及医疗费用等的影响。

3. 多因素Logistic和线性回归分析 利用Logistic回归模型分析主要影响因素对调查人群两周患病率、慢性病患病率、两周就诊率、住院率等指标的影响，以及各影响因素对健康及医疗服务利用的贡献程度。利用线性回归模型分析主要影响因素对自评健康分数VAS得分、次均住院费用的影响。

4. 固定效应模型 基于样本县（市区）1993—2018年的面板数据，以相应区域城乡调查人口健康状况指标或医疗服务利用指标为因变量，以人口社会经济学特征、地区基本情况等指标为自变量，采取固定效应模型控制不随时间变化的因素，分析城乡调查人口健康状况和医疗服务利用的主要影响因素。

5. 多重差分 利用样本县（市区）1993—2018年的面板数据，以1998年为改革时间点，采取多重差分模型研究基本医疗保险制度实施对居民医疗服务利用的影响。

第二节　调查人口基本情况

一、调查人口地区分布

前4次调查（1993—2008年），城市调查人口约占1/4。2013年第五次调查开始增加城市的样本点，城乡调查人口构成趋于平衡，2018年第六次调查的城市人口的比例超过农村。从6次调查的区域构成来看，西部地区调查人口的比例一直保持最高，但总体上呈现降低趋势，而中部地区的比例相对偏低，但在近2次调查中有所提升。东部地区调查人口的比例基本稳定在30%以上，东北地区的比例接近于8%（表1-1-2）。

表1-1-2　调查人口城乡构成和区域构成（%）

分类	1993年	1998年	2003年	2008年	2013年	2018年
城乡						
城市地区	25.1	25.3	25.7	26.2	48.7	51.0
农村地区	74.9	74.7	74.3	73.8	51.3	49.0
区域						
东部地区	30.7	30.5	30.8	31.3	30.1	31.3
中部地区	23.7	22.3	22.3	22.5	27.8	27.0
西部地区	37.6	39.7	39.3	38.5	34.2	34.0
东北地区	7.9	7.5	7.6	7.7	7.8	7.7

二、调查人口性别年龄结构

历次调查的男女两性构成相当，2008年起男性比例有所降低，构成比略低于女性，其中，城市女性构成比一直略高于男性。从1993年第一次调查到2018年第六次调查，15岁以下人口的比例下降约10个百分点，

65岁及以上老年人口的比例上升11.8个百分点，其中，城市65岁及以上老年人口的比例从1993年的9.9%上升到2018年的19.3%，农村从5.8%上升到17.8%（表1-1-3）。

表1-1-3　调查人口性别、年龄构成（%）

分类	指标	1993年	1998年	2003年	2008年	2013年	2018年
城市	性别						
	女性	51.0	50.9	51.0	51.5	51.2	51.3
	男性	49.0	49.1	49.0	48.5	48.8	48.7
	年龄（岁）						
	0	0.8	0.5	0.5	0.8	0.9	1.2
	1	0.9	0.7	0.7	0.7	1.1	1.3
	2	3.7	2.4	2.2	2.0	2.8	3.2
	5～14	13.8	12.2	10.5	8.3	8.8	9.7
	15～24	14.2	12.4	11.5	10.4	8.7	5.5
	25～34	17.0	16.5	14.8	12.5	12.8	11.8
	35～44	17.9	18.5	17.7	17.2	15.4	13.5
	45～54	10.6	13.1	17.3	18.4	16.3	17.9
	55～64	11.2	11.1	10.7	13.3	16.9	16.7
	65～74	7.0	8.8	9.5	10.1	10.0	12.7
	75～84	2.5	3.3	4.0	5.3	5.2	5.4
	85以上	0.4	0.6	0.7	1.0	1.1	1.2
农村	性别						
	女性	49.3	48.6	49.0	49.5	49.8	50.0
	男性	50.7	51.4	51.0	50.5	50.2	50.0
	年龄（岁）						
	0	1.2	0.9	1.0	1.2	1.0	0.9
	1	1.5	1.1	1.0	1.3	1.4	1.3
	2	6.4	3.8	3.3	3.6	3.9	4.0
	5～14	20.1	20.2	17.5	13.5	11.6	12.9

分类	指标	1993 年	1998 年	2003 年	2008 年	2013 年	2018 年
	15 ～ 24	19.3	16.3	14.5	13.6	9.7	5.9
	25 ～ 34	16.0	18.2	14.7	11.2	10.4	9.1
	35 ～ 44	14.3	14.3	16.5	18.2	14.7	11.1
	45 ～ 54	8.7	11.2	15.3	15.5	17.8	20.5
	55 ～ 64	6.7	6.9	8.3	12.1	16.3	16.5
	65 ～ 74	4.0	4.5	5.3	6.4	8.5	12.4
	75 ～ 84	1.5	1.8	2.2	2.9	3.9	4.5
	85 以上	0.3	0.8	0.4	0.6	0.8	0.9
合计	性别						
	女性	49.7	49.2	49.5	50.0	50.5	50.7
	男性	50.3	50.8	50.5	50.0	49.5	49.3
	年龄（岁）						
	0	1.1	0.8	0.9	1.1	1.0	1.0
	1	1.4	1.0	0.9	1.1	1.2	1.3
	2	5.7	3.5	3.0	3.1	3.4	3.6
	5 ～ 14	18.5	18.2	15.7	12.1	10.3	11.3
	15 ～ 24	18.0	15.3	13.7	12.7	9.2	5.7
	25 ～ 34	16.2	17.7	14.7	11.6	11.6	10.5
	35 ～ 44	15.2	15.4	16.8	18.0	15.0	12.3
	45 ～ 54	9.2	11.7	15.8	16.3	17.1	19.2
	55 ～ 64	7.8	8.0	8.9	12.4	16.6	16.6
	65 ～ 74	4.8	5.6	6.4	7.4	9.2	12.6
	75 ～ 84	1.7	2.2	2.6	3.5	4.5	5.0
	85 以上	0.3	0.7	0.5	0.7	0.9	1.0

三、调查人口社会特征

15 岁及以上调查人口中已婚比例从 1993 年的 71.2% 上升到 2018 年的

81.0%，未婚者比例从1993年到2018年减少一半以上。丧偶者的比例基本维持在6%～7%。城乡差异不大（表1-1-4）。

表1-1-4　15岁及以上调查人口婚姻构成（％）

分类	婚姻情况	1993年	1998年	2003年	2008年	2013年	2018年
城市	未婚	19.6	18.2	17.1	16.1	13.5	10.3
	已婚	72.8	73.4	74.6	73.6	78.1	80.5
	离婚	0.9	1.6	2.0	2.5	1.8	2.3
	丧偶	6.7	6.8	6.4	7.6	6.5	6.8
	其他	0	0	0	0.3	0.1	0.2
农村	未婚	22.9	20.8	18.4	16.5	12.3	9.3
	已婚	70.6	72.6	74.8	75.3	79.6	81.7
	离婚	0.5	0.7	0.7	1.0	1.0	1.3
	丧偶	6.0	6.0	6.1	7.0	7.0	7.5
	其他	0	0	0	0.3	0.1	0.2
合计	未婚	22.0	20.0	18.0	16.4	12.9	9.8
	已婚	71.2	72.8	74.7	74.8	78.8	81.0
	离婚	0.6	0.9	1.1	1.4	1.4	1.8
	丧偶	6.2	6.2	6.2	7.1	6.7	7.2
	其他	0	0	0	0.3	0.1	0.2

15岁及以上调查人口的文化程度总体上呈提升趋势。小学及以下组的比例从1993年的54.5%下降至2018年的36.3%，大专及以上组的比例从3.1%上升至约13.7%。城市地区调查人口文化程度明显高于农村地区（表1-1-5）。

15岁及以上调查人口中以在业者为主，无业者和离退休者的比例次高。随着无业者和离退休者的比例持续提升，6次调查在业者的比例已下降了近20个百分点。研究发现年龄大于等于65岁的无业居民自报为"无业"，本研究认为不应归入"无业"类，而应归入"其他"（指自报填写"无业或失

表1-1-5　15岁及以上调查人口文化程度构成（%）

分类	文化程度	1993年	1998年	2003年	2008年	2013年	2018年
城市	没上过学	12.9	10.7	8.4	6.7	7.3	6.9
	小学	16.7	15.1	14.1	13.8	17.6	17.9
	初中	31.7	31.5	29.3	29.5	31.5	30.2
	高中/中专/技校	28.4	30.2	30.5	30.5	24.9	23.4
	大专	5.8	7.4	9.7	10.2	10.3	11.6
	本科及以上	4.5	5.2	8.0	9.4	8.3	10.0
农村	没上过学	30.2	24.9	22.8	18.9	16.2	17.4
	小学	33.8	33.1	31.2	31.3	30.7	31.5
	初中	28.9	33.7	36.1	37.9	37.6	33.5
	高中/中专/技校	6.8	7.7	8.9	10.3	11.9	12.6
	大专	0.2	0.4	0.8	1.0	2.3	3.3
	本科及以上	0.1	0.1	0.3	0.5	1.3	1.8
合计	没上过学	25.4	20.9	18.8	15.5	11.8	11.9
	小学	29.1	28.1	26.4	26.4	24.2	24.4
	初中	29.7	33.1	34.2	35.5	34.6	31.8
	高中/中专/技校	12.8	14.0	14.9	16.0	18.4	18.2
	大专	1.8	2.4	3.3	3.6	6.3	7.6
	本科及以上	1.3	1.5	2.4	3.0	4.8	6.1

业"中年龄大于等于65岁的居民）。如果考虑到通常女性和男性的退休年龄为55岁和60岁，则研究中的"无业或失业"的比例被明显高估。

从在业者的职业类型看，职业构成发生了较大变化，城市地区生产运输人员的比例明显降低，专业技术人员、一般业务人员的比例有所上升；农村地区农业人员明显降低，一般业务人员的比例有所上升（表1-1-6）。

表1-1-6　15岁及以上调查人口就业及职业构成（%）

分类	指标	1993年	1998年	2003年	2008年	2013年	2018年
城市	就业状况						
	在业	66.1	48.3	43.7	41.7	55.2	50.9
	离退休	16.9	23.9	24.7	29.7	24.0	24.5
	在校学生	5.4	6.5	7.1	6.4	4.6	3.4
	无业＋失业	8.0	17.5	21.3	18.8	11.8	14.2
	其他*	3.6	3.7	3.2	3.4	4.3	7.0
	职业类型						
	管理人员	14.9	19.0	23.6	16.7	6.5	6.4
	专业技术人员	10.5	16.2	15.8	15.6	14.8	12.4
	一般业务人员	15.7	21.7	28.0	39.3	29.2	29.6
	农业人员	6.9	9.2	8.2	6.7	25.4	15.9
	生产运输人员	46.8	29.9	18.4	12.6	8.3	16.7
	其他从业人员	5.3	3.9	6.0	9.0	15.8	19.0
农村	就业状况						
	在业	84.7	85.4	88.6	78.8	76.7	62.2
	离退休	0.8	1.4	1.1	1.7	3.2	4.1
	在校学生	4.6	5.4	6.3	7.2	4.6	3.8
	无业＋失业	7.4	3.5	2.0	6.6	8.5	17.3
	其他*	2.6	4.3	2.0	5.8	6.9	12.5
	职业类型						
	管理人员	1.1	1.4	1.1	0.9	1.2	1.1
	专业技术人员	2.1	1.5	1.2	1.6	4.0	3.5
	一般业务人员	2.5	3.9	3.3	4.4	8.5	10.5
	农业人员	85.6	87.8	81.5	81.6	76.7	62.6
	生产运输人员	7.1	3.9	0.5	0.8	3.5	9.8
	其他从业人员	1.6	1.6	12.4	10.7	6.1	12.6

续 表

分类	指标	1993年	1998年	2003年	2008年	2013年	2018年
合计	就业状况						
	在业	79.5	75.1	76.1	68.3	65.9	56.2
	离退休	5.3	7.6	7.7	9.6	13.6	15.0
	在校学生	4.8	5.7	6.5	7.0	4.6	3.6
	无业＋失业	7.5	7.4	7.3	10.0	10.2	15.6
	其他*	2.9	4.2	2.3	5.1	5.6	9.6
	职业类型						
	管理人员	4.3	4.5	4.7	3.6	3.4	3.6
	专业技术人员	4.1	4.2	3.5	4.0	8.5	7.7
	一般业务人员	5.5	7.1	7.3	10.4	17.2	19.5
	农业人员	67.4	73.7	69.9	68.8	55.2	40.6
	生产运输人员	16.3	8.5	3.4	2.8	5.5	13.0
	其他从业人员	2.5	2.0	11.4	10.4	10.2	15.6

注：*自报填写"无业或失业"中年龄≥65岁的居民。

四、调查人口家庭经济情况

1993—2018年调查人口人均年收入呈增长趋势，城市从1993年的2027元增加到2018年的27 885元，农村从1993年的900元增加到2018年的15 301元，其中，城乡人均年食品支出占人均年收入的比重分别从1998年的68.0%和34.9%下降到2018年的32.3%和28.6%，城乡医药人均年支出占人均年收入的比重分别从1998年的8.5%和6.7%上升到2018年的11.2%和15.6%（表1-1-7）。

表1-1-7　调查家庭的人均年收入和人均年支出（元）

分类	指标	1993年	1998年	2003年	2008年	2013年	2018年
城市	人均年收入	2027	4580	7114	12 305	19 420	27 885
	人均年支出	—	5605	5435	8740	13 838	21 053
	人均年食品支出	—	3115	2383	3916	5686	9005
	人均年医药支出	137	391	547	988	1561	3137
农村	人均年收入	900	2117	2408	5556	11 843	15 301
	人均年支出	—	1476	1986	3881	8500	12 110
	人均年食品支出	—	739	723	1472	2904	4380
	人均年医药支出	66	141	261	544	1170	2382
合计	人均年收入	1152	2841	3797	7563	15 630	21 912
	人均年支出	—	2691	3003	5326	11 169	16 807
	人均年食品支出	—	1438	1212	2199	4295	6809
	人均年医药支出	86	213	344	675	1365	2779

五、调查人口医疗保险参保情况

调查人群社会医疗保险（包括城镇职工医保、城镇居民医保、新农合或城乡居民医保、公费医疗等）的参保率从1998年的20.5%提高到2018年97.1%，其中城市地区从1998年的52.1%提高到2018年96.5%，农村地区从9.9%提高到97.8%。2018年城乡无任何医保的调查人口比例分别为2.9%和2.0%（表1-1-8）。

表1-1-8　不同地区城乡调查人口社会医疗保险参保率与变化率（%）

分类	参保率						变化率		
	1993年	1998年	2003年	2008年	2013年	2018年	1993—2003年	2003—2008年	2008—2018年
城乡									
城市	69.0	52.1	49.7	71.9	93.7	96.5	−28.0	44.7	34.2
农村	13.7	9.9	12.7	92.5	97.5	97.8	−7.3	628.3	5.7
区域									
东部	39.4	32.2	32.1	89.9	96.3	97.3	−18.5	180.1	8.2
中部	29.1	19.6	15.8	85.4	95.8	97.2	−45.7	440.5	13.8
西部	15.0	13.6	19.3	89.6	96.2	97.7	28.7	364.2	9.0
东北	31.6	12.5	15.7	68.7	90.0	93.5	−50.3	337.6	36.1
合计	27.6	20.5	22.2	87.1	95.6	97.1	−19.6	292.3	11.5

第二章
1993—2018年城乡调查人口健康状况变化趋势及其影响因素研究

本章将主要从国家卫生服务调查所涉及的三方面健康指标，包括居民两周患病情况、慢性病患病情况及健康自我评价，分析1993—2018年25年间的居民健康状况变动趋势及其影响因素。

第一节 两周患病情况

一、两周患病率变化趋势

1993—2018年调查人口两周患病率呈持续升高趋势。在2003年之前基本保持14%左右的稳定状态，城市地区高于农村地区。自2003年起两周患病率有比较明显的提升，2008年为17.6%，2013年为19.8%，2018年达到33.4%，且城乡两周患病率的差距明显缩小，到2018年城乡两周患病率基本相同。

2018年全国人口抽样调查数据进行年龄标准化后，随时间推移两周患病率的增长趋势未发生改变（表1-2-1）。排除年龄影响后，从1993到2018年居民两周患病率年均增长2.4%，其中农村地区两周患病率年均增长速度达到2.7%，高于城市的1.8%，到2018年农村地区标化两周患病率略高于城市地区。

两周患病率的持续增长已被包括中国家庭追踪调查（China Family Panel Studies，CFPS）等在内的多项全国性大规模调查证实。CFPS结果显示，两周患病率从2010年的24.2%上升至2012年的28.9%、2014年的

表1-2-1 1993—2018年调查人口两周患病率（%）

分类	两周患病率						标化两周患病率					
	1993年	1998年	2003年	2008年	2013年	2018年	1993年	1998年	2003年	2008年	2013年	2018年
城乡												
城市	16.9	17.2	14.2	19.3	22.3	33.6	18.1	17.7	13.8	17.1	18.9	28.0
农村	12.7	13.2	13.6	17.0	17.3	33.2	14.7	15.2	15.4	17.7	15.7	28.7
区域												
东部	13.4	13.3	13.6	19.9	23.7	34.0	14.5	14.4	14.0	18.7	19.8	28.2
中部	12.9	13.5	12.7	15.8	18.1	31.6	15.1	15.2	14.1	15.7	15.9	26.1
西部	15.2	15.3	14.7	16.9	17.4	33.7	18.0	18.0	17.0	17.9	16.2	29.8
东北	10.7	14.4	12.1	17.2	20.8	36.3	12.7	16.3	13.1	17.6	17.3	29.9
收入												
高收入	13.1	13.3	12.7	15.3	16.6	28.7	15.3	15.1	14.4	16.3	16.9	27.7
中高收入	12.8	13.0	12.5	16.0	18.6	31.3	14.9	15.0	14.2	17.0	17.6	28.1
中低收入	13.8	14.4	13.4	17.8	19.7	34.0	15.9	16.4	14.9	18.0	17.2	28.6
低收入	15.2	16.6	16.6	22.3	25.0	41.1	16.4	17.2	16.5	19.3	18.1	30.1
非贫困	—	16.0	16.1	21.7	24.5	40.0	—	16.7	16.1	18.9	17.5	28.7
贫困	—	20.2	20.5	24.7	26.9	45.4	—	21.3	20.5	21.3	20.4	35.6
合计	13.7	14.2	13.7	17.6	19.8	33.4	15.7	15.9	15.0	17.6	17.3	28.4

28.9%及2016年的30.3%。

从两周患病的发病时间看，发生于两周前但持续到两周内的慢性病逐步取代了两周内的新发疾病。1998年两周内新发病的比例达53.5%，慢性病持续到两周内的比例只占39.0%；2003年慢性病持续到两周内的比例过半，而两周内新发病比例降至41.8%；2013年慢性病持续到两周内的比例达到77.2%，虽然在2018年该比例下降了近6个百分点，但占比仍然达到71.5%（表1-2-2）。城市地区慢性病持续到两周内的比例高于农村地区。反映慢性病成为两周患病的主要原因。

表 1-2-2　1998—2018 年以发病时间分类的调查人口两周患病率（%）

分类	发病时间	1998年	2003年	2008年	2013年	2018年
城市	两周内新发	45.1	29.8	21.9	16.6	21.6
	急性病两周前发病	6.9	6.0	5.6	3.1	4.3
	慢性病持续到两周内	48.0	64.3	72.5	80.4	74.1
农村	两周内新发	57.3	46.4	36.6	23.3	26.8
	急性病两周前发病	7.9	8.1	7.7	3.8	4.7
	慢性病持续到两周内	34.8	45.4	55.7	72.9	68.6
合计	两周内新发	53.5	41.8	32.1	19.5	24.0
	急性病两周前发病	7.5	7.6	7.0	3.4	4.5
	慢性病持续到两周内	39.0	50.6	60.9	77.2	71.5

在两周患病患者中，自认为所患病伤"不严重"和"一般"的比例有所降低，自感"严重"的比例有上升趋势，尤其是2018年，城乡自感"严重"的比例分别为28.7%和36.0%，与2008年的17.9%和22.3%相比有了明显上升。

总体看，两周患病呈现出持续期超两周的慢性病占大部分、自感病伤"严重"比例呈增高趋势的特征。

二、不同区域及不同收入组的两周患病率

各区域两周患病率的变化趋势相同，总体看，区域间的差距未显现出明显扩大的势头（表1-2-1）。东北地区自2008年以来两周患病率增高速度较快，在2018年第六次国家卫生服务调查时已超过东部地区，包括年龄标化率在内，成为两周患病率最高的区域。

两周患病率从2003年开始快速升高的过程中，高、中、低收入群体的差距随之逐渐增大（表1-2-1）。单因素分析结果显示，低收入组的两周患病率明显高于其他收入组，原因之一是低收入者年龄结构明显偏高，

尽管年龄标化后仍然是两周患病率最高的组，但与其他收入组的差距明显变小。低收入组两周患病率较高的原因是其中的贫困人群的两周患病率及其标化率均明显较高。

三、疾病系统别的两周患病率

按照2018年第六次国家卫生服务调查两周患病率最高的前15位疾病系统统计（表1-2-3），循环系统疾病，呼吸系统疾病，内分泌、营养和代谢疾病，肌肉骨骼系统和结缔组织疾病以及消化系统疾病是2008年以来3次调查两周患病率最高的前5位疾病类别（排序位次有所变化），占当年两周患病总数的80%～90%。

循环系统疾病是2018年占比最高的一类疾病。1993年循环系统疾病两周患病率仅为1.11%，只占两周患病的7.9%，远低于呼吸系统疾病（两周患病率6.49%，占46.2%）。2008年以后循环系统疾病的两周患病率大幅度增高，到2013年达11.68%，占48.4%，虽然2018年循环系统疾病的构成比下降近10个百分点，但占比仍高达38.9%，两周患病率达15.43%。随时间推移，城乡和区域之间的差距在一定程度上有所缩小。

与循环系统疾病的变化趋势相似，以糖尿病为代表的内分泌、营养和代谢疾病两周患病率在2008年之后增幅明显，25年增长了30余倍，排位从1993年的第十三位迅速提升至2013年和2018年的第三位，在两周患病构成中也从1.0%升高到10.5%。

1993—2018年呼吸系统疾病的两周患病率均呈下降趋势，构成比从1993年的46.2%排位第一，下降到2018年的18.8%排位第二。消化系统疾病的两周患病率也呈下降趋势，在两周患病中的构成比从1993年的16.6%排位第二，下降到2018年的9.0%排位第五。肌肉骨骼系统和结缔组织疾病的两周患病率呈上升趋势，在两周患病中的构成比从1993年的6.8%上升到2018年的9.3%，排位一直维持在第四。

表1-2-3　1993—2018年调查人口疾病系统别两周患病率及其构成比

疾病类别	两周患病率（‰）						构成比（%）					
	1993年	1998年	2003年	2008年	2013年	2018年	1993年	1998年	2003年	2008年	2013年	2018年
循环系统	11.1	17.2	24.4	50.3	116.8	154.3	7.9	11.5	17.1	26.7	48.4	38.9
呼吸系统	64.9	69.5	52.6	47.8	41.3	74.6	46.2	46.4	36.8	25.4	17.1	18.8
内分泌	1.3	2.1	3.1	7.4	28.4	41.7	1.0	1.4	2.2	3.9	11.8	10.5
肌肉骨骼	9.5	10.9	14.7	25.0	16.5	36.8	6.8	7.3	10.3	13.3	6.8	9.3
消化系统	23.4	22.6	21.1	26.4	15.0	35.8	16.6	15.1	14.8	14.0	6.2	9.0
泌尿生殖	4.4	4.2	5.2	6.6	5.2	10.3	3.1	2.8	3.6	3.5	2.2	2.6
神经系统	3.4	3.1	3.5	3.4	2.7	6.9	2.4	2.1	2.4	1.8	1.1	1.7
皮肤病	3.6	2.9	1.9	3.0	2.1	6.5	2.6	1.9	1.3	1.6	0.9	1.6
损伤中毒	4.3	4.5	5.7	5.6	4.2	4.1	3.1	3.0	4.0	3.0	1.7	1.0
不明确	2.7	1.9	1.5	2.5	1.1	3.5	1.9	1.2	1.1	1.3	0.5	0.9
精神病	0.7	0.8	0.8	1.3	1.5	3.5	0.5	0.5	0.6	0.7	0.6	0.9
眼及附器	1.8	2.5	1.6	1.6	1.3	3.0	1.3	1.7	1.1	0.8	0.6	0.8
恶性肿瘤	0.5	0.6	0.9	1.4	1.7	2.8	0.4	0.4	0.7	0.8	0.7	0.7
血液病	1.6	1.4	1.3	1.4	0.8	1.9	1.2	0.9	0.9	0.8	0.3	0.5
传染病	5.4	3.5	2.5	2.1	1.0	1.3	3.8	2.4	1.7	1.1	0.4	0.3

疾病系统别两周患病率和构成比的变化，反映出慢性退行性疾病逐渐成为影响居民健康的主要疾病。

四、疾病别两周患病率

按照2018年第六次国家卫生服务调查两周患病率最高的前15种疾病统计（表1-2-4），高血压、感冒（含急性鼻咽炎、急性上呼吸道感染、流行性感冒等）、糖尿病、急慢性胃肠炎在最近两次调查中的两周患病率位居前4位，是拉动循环系统疾病，呼吸系统疾病，内分泌、营养和代谢疾病及消化系统疾病成为两周患病率排在疾病系统前列的主要原因。

其中，2008年以后高血压、糖尿病的两周患病率明显升高，两种疾病在两周患病中的构成比从1993年的3.2%提高到2008年的19.9%，再到2013年的52%和2018年的38.9%，而感冒、胃肠炎的两周患病率则呈明显下降趋势，两种疾病在两周患病中的构成比从1993年的48.3%下降到2018年的19.9%。椎间盘疾病和脑血管疾病的两周患病率也呈增长趋势，占比也在不断提高。

五、两周患病率的影响因素分析

以两周是否患病为因变量建立Logistic回归模型，结果表明，两周患病在不同性别、年龄、区域、收入水平、文化程度以及就业状况上的差异具有统计学意义（表1-2-5）。女性、高年龄段人群、东部地区以及西部地区人群、低收入人群、低文化程度（小学及以下）人群以及离退休人群、无业人群的两周患病率较高。两周患病率的城乡差异不具有统计学意义。从时间效应看，前三次调查时两周患病概率相对比较接近，后三次调查时两周患病概率呈现逐渐增大趋势，特别是2018年第六次国家卫生服务调查，*OR*值高达2.4。

表1-2-4　1993—2018年调查人口疾病别两周患病率及其构成比

疾病名称	两周患病率（‰）						构成比（%）					
	1993年	1998年	2003年	2008年	2013年	2018年	1993年	1998年	2003年	2008年	2013年	2018年
高血压	3.9	6.7	11.9	31.4	98.9	117.7	2.7	4.4	8.3	16.7	41.0	29.7
感冒	56.1	62.0	44.1	38.0	34.4	61.6	39.9	41.3	30.8	20.2	14.3	15.5
糖尿病	0.8	1.3	2.2	6.0	26.5	36.5	0.5	0.9	1.6	3.2	11.0	9.2
胃肠炎	11.8	11.6	10.5	13.6	7.5	17.4	8.4	7.7	7.4	7.2	3.1	4.4
其他运动系统疾病	4.4	3.7	6.7	10.6	6.5	15.6	3.1	2.5	4.7	5.6	2.7	3.9
椎间盘疾病	0.9	2.1	2.8	6.8	5.8	14.7	0.7	1.4	2.0	3.6	2.4	3.7
脑血管疾病	1.5	2.7	3.7	5.8	6.1	13.0	1.1	1.8	2.6	3.1	2.5	3.3
其他类型心脏病	1.3	1.6	2.8	4.2	4.3	8.3	0.9	1.1	2.0	2.3	1.8	2.1
其他消化系统疾病	3.7	3.2	3.2	3.9	2.2	6.9	2.6	2.1	2.2	2.1	0.9	1.7
其他缺血性心脏病	1.8	2.4	2.1	3.7	3.7	6.8	1.2	1.6	1.5	2.0	1.6	1.7
类风湿关节炎	4.2	5.0	5.1	7.6	4.1	6.3	3.0	3.3	3.6	4.0	1.7	1.6
其他神经系统疾病	3.0	2.6	2.9	2.8	2.0	5.5	2.1	1.8	2.1	1.5	0.8	1.4
牙、其他口腔或唾液腺及颌疾病	2.5	2.5	2.0	2.6	1.8	4.2	1.8	1.7	1.4	1.4	0.8	1.1
慢性阻塞性肺疾病	0.0	0.0	3.8	4.1	2.7	4.0	0.0	0.0	2.6	2.2	1.1	1.0
其他循环系统疾病	0.8	1.2	1.5	2.1	1.4	3.9	0.5	0.8	1.1	1.1	0.6	1.0

表1-2-5 两周患病影响因素的Logistic回归模型

变量	系数	OR值	95% CI	P值
性别（女性＝0）	−0.17	0.84	（−0.18～−0.16）	＜0.0001
年龄	0.04	1.04	（0.035～0.036）	＜0.0001
城乡（城市地区＝0）	0.01	1.01	（−0.01～0.02）	0.37
区域（东部地区＝0）				
中部地区	−0.11	0.90	（−0.12～−0.10）	＜0.0001
西部地区	0.07	1.07	（0.06～0.08）	＜0.0001
东北地区	−0.10	0.91	（−0.12～−0.08）	＜0.0001
收入水平（低收入人群＝0）				
中低收入人群	−0.09	0.91	（−0.11～−0.08）	＜0.0001
中高收入人群	−0.15	0.86	（−0.17～−0.14）	＜0.0001
高收入人群	−0.17	0.84	（−0.19～−0.16）	＜0.0001
文化程度（没上过学＝0）				
小学	0.08	1.08	（0.07～0.10）	＜0.0001
初中	−0.01	0.99	（−0.03～0.01）	0.18
高中/中专中技	−0.06	0.94	（−0.08～−0.04）	＜0.0001
大专	−0.18	0.84	（−0.21～−0.15）	＜0.0001
本科及以上	−0.21	0.81	（−0.25～−0.18）	＜0.0001
婚姻状况（未婚＝0）				
已婚	0.28	1.32	（0.25～0.30）	＜0.0001
离婚	0.35	1.42	（0.30～0.40）	＜0.0001
丧偶	0.14	1.16	（0.11～0.18）	＜0.0001
其他	0.15	1.16	（−0.02～0.31）	0.09
就业状况（在业＝0）				
离退休	0.51	1.66	（0.49～0.53）	＜0.0001
在校学生	0.09	1.10	（0.05～0.14）	＜0.0001
无业＋失业	0.21	1.23	（0.19～0.22）	＜0.0001
年份（1993年＝0）				
1998年	−0.01	0.99	（−0.03～0.01）	0.33
2003年	−0.06	0.94	（−0.08～−0.04）	＜0.0001
2008年	0.13	1.14	（0.11～0.15）	＜0.0001
2013年	0.21	1.23	（0.19～0.23）	＜0.0001
2018年	0.88	2.41	（0.86～0.90）	＜0.0001
截距项	−3.50	0.03		＜0.0001

第二节 慢性病患病情况

一、慢性病患病率变化趋势

1993—2018年15岁及以上调查人口慢性病患病率呈先略有降低后持续升高的趋势（表1-2-6）。在2003年及以前慢性病患病率略有下降，2003年为15.3%，之后有所升高，2008年为18.9%，2013年为25.1%，2018年达到35.1%。城乡地区调查人群慢性病患病率变化趋势相同，2013年及以前城市高于农村，但随时间推移城乡差距逐渐缩小，1993年城市地区高于农村地区9个百分点，到2018年农村地区慢性病患病率首次超过城市地区。

年龄标准化后的慢性病患病率仍然呈先略有降低、2008年起持续升高的趋势，随时间推移城乡差距逐渐缩小，2018年城乡慢性病标化患病率分别为26.9%和28.6%，仍然是农村地区高于城市地区（表1-2-6）。排除年龄影响后，从1993年到2018年间，居民两周患病率年均增长率为1.0%，其中农村居民年均增长率达到1.7%，高于城市地区。

二、不同区域及不同收入组的慢性病患病率

东部、中部、西部以及东北地区慢性病患病率变化趋势基本相同，均从2008年之后呈加速升高趋势。其中，东北地区慢性病患病率的增长速度快于其他地区，从1993年4个区域的最低到2018年变为最高，年龄标准化后仍然是东北地区最高（表1-2-6）。

不同收入群体的慢性病患病率差异有扩大趋势，低收入组不仅慢性病患病率水平明显高于其他收入组，且其增速也快于其他收入组，年龄标准化后的变化规律没有太大变化，仍然是低收入组最高。主要原因是低收入组中的贫困人群慢性病患病率明显较高所致（2018年慢性病标化患病率高于其他收入人群10个百分点以上）（表1-2-6）。

表1-2-6　1993—2018年调查人口慢性病患病率（%）

分类		慢性病患病率						慢性病标化患病率					
		1993年	1998年	2003年	2008年	2013年	2018年	1993年	1998年	2003年	2008年	2013年	2018年
城乡	城市	23.5	23.5	20.5	23.2	27.0	34.2	26.4	24.5	20.1	20.6	22.8	26.9
	农村	14.5	13.5	13.3	17.3	23.3	36.0	18.8	16.6	15.3	17.9	20.4	28.6
区域	东部	16.0	15.9	16.1	20.8	27.4	34.3	19.0	17.8	16.4	19.4	22.6	26.5
	中部	16.5	14.6	14.4	18.4	24.7	36.0	20.9	17.7	16.1	18.1	21.1	27.4
	西部	18.2	16.9	15.0	17.3	23.1	34.5	23.7	20.9	17.5	18.2	21.0	28.6
	东北	15.7	19.3	16.2	20.5	26.4	37.4	20.4	22.8	18.6	21.0	22.2	29.1
收入	高收入	15.6	15.4	14.1	16.7	20.4	28.9	20.7	19.5	16.9	18.5	20.7	26.5
	中高收入	15.8	14.6	13.7	16.8	23.0	32.5	20.6	18.4	16.3	18.2	21.4	27.2
	中低收入	15.8	14.6	13.7	16.8	23.0	32.5	20.7	19.3	17.0	18.9	21.7	27.9
	低收入	19.4	19.7	18.6	24.3	32.4	43.9	21.8	20.4	17.9	20.4	23.6	30.2
	非贫困	—	18.8	17.8	23.2	31.4	42.2	—	19.5	17.1	19.4	22.4	27.9
	贫困	—	27.1	25.2	28.9	36.7	50.2	—	27.6	25.0	25.1	28.8	39.4
合计		17.0	16.3	15.3	18.9	25.1	35.1	21.4	19.3	17.0	18.9	21.7	27.7

三、疾病系统别慢性病患病率

慢性病作为两周所患病伤中日趋重要的原因，在疾病系统别上显示出与两周患病很大的相似性。按照2018年第六次国家卫生服务调查慢性病患病率最高的前10位疾病系统统计（表1-2-7），最近3次调查中循环系统疾病，内分泌、营养和代谢疾病，肌肉骨骼系统和结缔组织疾病，消化系统疾病与呼吸系统疾病作为慢性病患病率最高的前5位，在2018年慢性病中的构成比达到88.6%。不同之处在于呼吸系统疾病位次较低，内分泌、营养和代谢疾病的患病率虽然同样上升速度较快，但排位更靠前，为第二位。

循环系统疾病在2008—2018年间快速增长，在慢性病中的构成比也明显提高，2013年和2018年分别为55.1%和50.7%，患病率分别为18.66%和25.78%。内分泌、营养和代谢疾病的患病率在1993—2018年间提高了约16倍，是所有慢性病疾病系统别中变动幅度最大的一种，构成比从1993年的2.0%提高到2018年的12.7%，排位从第十位上升到第二位。肌肉骨骼系统和结缔组织疾病的患病率在近5年有较大幅提升，明显超过了既往。消化系统疾病、呼吸系统疾病的患病率呈长期下降趋势，在慢性病中的构成比也呈明显下降趋势，两系统疾病的构成比从1993年的37.7%下降到2018年13.7%，降低了24个百分点。

疾病系统别慢性病患病率和构成比的变化反映出慢性退行性疾病逐渐成为影响居民健康的主要慢性病。

四、疾病别慢性病患病率

按照2018年第六次国家卫生服务调查慢性病患病率最高的前10种疾病统计（表1-2-8），高血压、糖尿病、椎间盘疾病、脑血管病、慢性胃肠炎是最近两次调查患病率均排名前5的病种。除慢性胃肠炎外，其他

表 1-2-7　1993—2018 年调查人口疾病系统别慢性病患病率及其构成比（%）

疾病类别	慢性病患病率						构成比					
	1993 年	1998 年	2003 年	2008 年	2013 年	2018 年	1993 年	1998 年	2003 年	2008 年	2013 年	2018 年
循环系统	4.29	5.08	6.29	10.37	18.66	25.78	20.0	24.7	33.3	42.8	55.1	50.7
内分泌	0.43	0.61	0.94	1.56	4.09	6.45	2.0	3.0	5.0	6.5	12.1	12.7
肌肉骨骼	3.49	3.06	2.90	3.76	3.73	5.86	16.2	14.9	15.4	15.5	11.0	11.5
消化系统	4.99	4.25	3.38	2.97	2.48	4.38	23.2	20.7	17.9	12.3	7.3	8.6
呼吸系统	3.10	2.59	1.94	1.78	1.56	2.61	14.5	12.6	10.3	7.4	4.6	5.1
泌尿生殖	1.14	1.09	0.89	1.13	1.03	1.63	5.3	5.3	4.7	4.7	3.0	3.2
神经系统	0.75	0.66	0.50	0.51	0.43	0.84	3.5	3.2	2.6	2.1	1.3	1.6
精神病	0.25	0.25	0.24	0.25	0.30	0.62	1.1	1.2	1.3	1.1	0.9	1.2
恶性肿瘤	0.14	0.15	0.16	0.24	0.29	0.51	0.7	0.7	0.8	1.0	0.9	1.0
血液病	0.42	0.37	0.23	0.25	0.21	0.39	2.0	1.8	1.2	1.0	0.6	0.8

表 1-2-8　1993—2018 年调查人口疾病别慢性病患病率及其构成比（%）

疾病名称	慢性病患病率						构成比					
	1993年	1998年	2003年	2008年	2013年	2018年	1993年	1998年	2003年	2008年	2013年	2018年
高血压	1.62	2.07	3.30	6.65	14.88	18.82	7.6	10.1	17.5	27.5	43.9	37.0
糖尿病	0.26	0.41	0.71	1.30	3.68	5.52	1.2	2.0	3.7	5.4	10.9	10.9
椎间盘疾病	0.34	0.62	0.63	1.16	1.47	2.97	1.6	3.0	3.4	4.8	4.3	5.8
脑血管疾病	0.54	0.77	0.83	1.17	1.22	2.29	2.5	3.7	4.4	4.9	3.6	4.5
胃肠炎	2.21	1.87	1.30	1.30	1.20	2.00	10.3	9.1	6.9	5.4	3.5	3.9
其他类型心脏病	0.54	0.49	0.72	0.90	1.01	1.74	2.5	2.4	3.8	3.7	3.0	3.4
其他运动系统疾病	1.26	0.90	1.16	1.35	1.27	1.71	5.9	4.4	6.2	5.6	3.8	3.4
其他缺血性心脏病	0.69	0.78	0.58	0.73	0.76	1.38	3.2	3.8	3.1	3.0	2.2	2.7
类风湿关节炎	1.85	1.50	1.09	1.24	0.97	1.16	8.6	7.3	5.8	5.1	2.9	2.3
慢性阻塞性肺疾病	0	0	0.94	0.84	0.71	0.96	0	0	5.0	3.5	2.1	1.9

病种的患病率都保持了持续的增长，尤其是2008年以后增长幅度加大。近5年椎间盘疾病和脑血管病的患病率呈现出加速增长的迹象，与2013年相比增加了1倍左右。

其中，尤以高血压和糖尿病最为突出。2008年以后高血压、糖尿病的患病率明显升高，分别从2008年的6.65%和1.30%升高到2013年的14.88%和3.68%、2018年的18.82%和5.52%，两种疾病的构成比从1993年的8.8%提高到2008年的32.9%，再到2013年的54.8%和2018年的47.9%。

五、慢性病患病率的影响因素分析

以是否患慢性病为因变量建立Logistic回归模型，结果表明，在性别、年龄、城乡、区域、收入水平、文化程度、就业状况以及年份等相关因素的不同类别上的差异均具有统计学意义，其中，慢性病患病率具有城乡差异，区域差异则表现为西部地区以及东北地区的慢性病患病率高于东部地区（表1-2-9）。在时间效应上，前5次调查在控制其他因素影响时没有表现出慢性病患病率提高的趋势，仅第六次国家卫生服务调查显示为慢性病患病率明显上升。

表1-2-9　慢性病患病影响因素的Logistic回归模型

变量	系数	OR值	95%置信区间	P值
性别（女性＝0）	−0.10	0.91	（−0.11～−0.09）	＜0.0001
年龄	0.05	1.05	（0.050～0.051）	＜0.0001
城乡（城市地区＝0）	−0.04	0.96	（−0.06～−0.03）	＜0.0001
区域（东部地区＝0）				
中部地区	0.01	1.01	（0.00～0.03）	0.10
西部地区	0.11	1.12	（0.10～0.13）	＜0.0001
东北地区	0.07	1.07	（0.05～0.09）	＜0.0001

续　表

变量	系数	OR值	95%置信区间	P值
收入水平（低收入人群＝0）				
中低收入人群	−0.09	0.91	（−0.11～−0.08）	＜0.0001
中高收入人群	−0.15	0.86	（−0.16～−0.13）	＜0.0001
高收入人群	−0.16	0.85	（−0.17～−0.14）	＜0.0001
文化程度（没上过学＝0）				
小学	0.04	1.04	（0.02～0.05）	＜0.0001
初中	−0.06	0.94	（−0.08～−0.04）	＜0.0001
高中/中专中技	−0.07	0.93	（−0.09～−0.05）	＜0.0001
大专	−0.20	0.82	（−0.23～−0.16）	＜0.0001
本科及以上	−0.20	0.82	（−0.24～−0.17）	＜0.0001
婚姻状况（未婚＝0）				
已婚	0.41	1.50	（0.38～0.44）	＜0.0001
离婚	0.48	1.62	（0.43～0.54）	＜0.0001
丧偶	0.19	1.21	（0.16～0.23）	＜0.0001
其他	0.38	1.46	（0.21～0.56）	＜0.0001
就业状况（在业＝0）				
离退休	0.64	1.89	（0.62～0.65）	＜0.0001
在校学生	−0.60	0.55	（−0.67～−0.54）	＜0.0001
无业＋失业	0.31	1.36	（0.30～0.32）	＜0.0001
年份（1993年＝0）				
1998年	−0.17	0.84	（−0.19～−0.15）	＜0.0001
2003年	−0.34	0.71	（−0.36～−0.32）	＜0.0001
2008年	−0.21	0.81	（−0.23～−0.19）	＜0.0001
2013年	0.01	1.01	（−0.01～0.03）	0.16
2018年	0.40	1.49	（0.38～0.42）	＜0.0001
截距项	−4.11	0.02		＜0.0001

第三节　健康自我评价

一、健康自我评价变化趋势

自2008年第四次国家卫生服务调查起，使用了VAS和EQ-5D量表对10岁或15岁及上居民进行调查。调查结果表明，2008年、2013年和2018年，15岁及以上调查人口健康自我评价VAS得分均值依次为80.4分、81.3分和77.6分，近5年间呈现出在整体较高水平上略有降低的变动趋势（表1-2-10）。

VAS得分构成结果显示，评分80分及以上者所占比例由2013年的74.3%降至2018年的64.1%，变动幅度相对最为显著，而评分60～79分者和评分40～59分者所占比例则分别相应增长5.3个和3.9个百分点（前者由20.2%增长至25.5%，后者由4.6%增长至8.5%），评分40分以下者所占比例也有所增长，由0.9%增长至1.9%（表1-2-11）。

EQ-5D各维度上无问题的比例近5年间均有不同程度下降。其中，疼痛/不适维度无问题的比例一直是最低的（2018年为79.5%），而其降幅是最高的（2013—2018年降低8.5个百分点）；行动维度和焦虑/抑郁维度无问题的比例水平次低（2018年分别为89.9%和91.2%）、降幅次高（2013—2018年分别降低4.0个百分点和3.5个百分点）；而平常活动维度和自我照顾维度无问题的比例维持在较高水平（2018年分别为95.2%和92.4%）、降幅相对较小（2013—2018年分别降低2.4个百分点和1.2个百分点）。

近5年间健康自我评价VAS得分和EQ-5D各维度上无问题的比例在城市与农村之间以及东部与中西部之间的差距略有扩大（表1-2-10）。2018年第六次国家卫生服务调查显示，城市地区各项健康自我评价指标结果优于农村地区，东部地区较之中部、西部以及东北地区指标结果更优。

表1-2-10 2008—2018年调查人口VAS得分和EQ-5D各维度上无问题的比例

分类		VAS得分			EQ-5D行动（%）			EQ-5D自我照顾（%）		
		2008年	2013年	2018年	2008年	2013年	2018年	2008年	2013年	2018年
城乡										
	城市	79.6	81.0	79.1	95.0	94.1	91.8	96.8	96.6	96.1
	农村	80.6	81.7	76.0	94.4	93.7	87.8	96.0	96.2	94.2
区域										
	东部	81.8	82.5	80.1	95.1	94.2	92.1	96.7	96.7	96.3
	中部	80.2	81.5	76.7	94.6	94.1	89.2	96.1	96.4	94.8
	西部	79.0	80.3	75.8	94.0	93.6	88.6	95.9	96.3	94.7
	东北	80.9	80.5	78.6	94.2	93.1	88.9	96.1	95.7	94.6
收入										
	高收入	82.7	83.9	81.4	96.3	96.6	94.1	97.4	98.0	97.1
	中高收入	81.6	82.6	79.2	95.7	95.4	92.4	97.1	97.4	96.5
	中低收入	80.1	81.2	77.0	94.8	94.1	89.8	96.5	96.5	95.3
	低收入	76.4	77.1	72.2	90.8	89.1	82.5	93.5	93.5	91.6
	非贫困	77.5	78.4	73.9	92.3	91.1	85.2	94.9	95.1	93.3
	贫困	74.6	74.6	69.2	87.8	84.9	78.5	90.5	89.9	88.1
合计		80.4	81.3	77.6	94.5	93.9	89.9	96.2	96.4	95.2

续　表

分类	EQ-5D平常活动（%）			EQ-5D疼痛/不适（%）			EQ-5D焦虑/抑郁（%）		
	2008年	2013年	2018年	2008年	2013年	2018年	2008年	2013年	2018年
城乡									
城市	95.6	95.2	93.9	92.5	88.2	82.9	94.9	95.0	92.5
农村	94.3	94.5	90.7	90.4	87.8	75.7	93.0	94.3	89.8
区域									
东部	95.4	95.3	94.0	92.0	89.2	83.5	95.2	95.8	93.8
中部	94.6	95.0	91.8	91.3	88.1	78.6	94.9	94.6	91.1
西部	94.1	94.5	91.5	89.9	87.1	76.6	91.0	93.9	88.8
东北	94.8	94.2	91.7	91.3	86.7	78.4	94.4	94.2	90.9
收入									
高收入	96.4	97.2	95.5	93.4	92.4	85.8	95.8	96.9	94.4
中高收入	95.9	96.2	94.3	92.7	90.0	82.4	94.8	95.8	92.8
中低收入	95.0	95.0	92.2	91.1	87.9	78.4	93.7	94.7	90.5
低收入	90.9	90.6	87.0	85.9	81.0	70.2	89.1	91.0	86.5
非贫困	92.5	92.8	89.5	87.4	83.3	72.8	91.0	92.8	88.6
贫困	87.4	85.4	81.6	83.2	76.4	66.0	84.7	86.3	81.6
合计	94.7	94.8	92.4	91.0	88.0	79.5	93.5	94.7	91.2

注：EQ-5D为无问题的比例（%）。

表1-2-11　2008—2018年调查人口VAS得分构成比（%）

年份	平均分	0～19分	20～39分	40～59分	60～79分	80分以上
2008	80.4	0.1	0.9	4.9	22.6	71.4
2013	81.3	0.1	0.8	4.6	20.2	74.3
2018	77.6	0.4	1.5	8.5	25.5	64.1

在县（区）级行政单元层面上，对家庭人均年收入四等分之后发现，收入水平越低，VAS得分也越低，EQ-5D各维度上无问题的比例也相应偏低，且在近5年间降幅越大。可以认为健康自我评价在不同收入群体之间的差距有所增加。贫困人群的VAS得分相对较低，且与同期的调查人群平均水平的差距不断扩大，EQ-5D各维度上无问题的比例均明显低于其他人群，也低于低收入非贫困人群。这表明贫困给健康自我评价带来极为不利的影响。

二、健康自我评价的影响因素

以健康自我评价VAS得分为因变量建立线性回归模型，结果表明，健康自我评价的性别差异、年龄差异、城乡差异、区域差异、收入水平差异、文化程度差异以及就业状况差异等都具有统计学意义（表1-2-12）。其中，女性、高年龄组人群、农村地区、中部地区、西部地区及东北地区人群、低收入者、低文化程度（特别是小学及以下）者，以及离退休者、无业人群的VAS得分偏低。

线性回归模型加入两周患病指标或慢性病患病指标后，年份虚拟变量对VAS得分的影响发生明显变化。未加入两周患病指标或慢性病患病指标时（模型1），2018年的VAS得分相比2008年降低0.7分，而加入后（模型2和模型3），2018年则比2008年升高0.2～0.3分，差异均有统计学意义。说明两周患病以及慢性病患病可相当程度上解释2008—2018年

表1-2-12 健康自我评价影响因素线性回归模型

变量	模型1			模型2			模型3		
	系数	95%置信区间	P值	系数	95%置信区间	P值	系数	95%置信区间	P值
性别（女性＝0）	0.67	(0.60～0.74)	0	0.51	(0.44～0.58)	0	0.60	(0.53～0.67)	0
年龄	-0.32	(-0.33～-0.32)	0	-0.26	(-0.27～-0.26)	0	-0.24	(-0.24～-0.24)	0
城乡（城市地区＝0）	-0.19	(-0.27～-0.11)	0	-0.16	(-0.24～-0.09)	0	-0.09	(-0.17～-0.01)	0.02
区域（东部地区＝0）									
中部地区	-1.77	(-1.86～-1.68)	0	-2.08	(-2.17～-2.00)	0	-1.85	(-1.94～-1.76)	0
西部地区	-3.42	(-3.50～-3.33)	0	-3.50	(-3.58～-3.41)	0	-3.41	(-3.50～-3.33)	0
东北地区	-1.68	(-1.81～-1.54)	0	-1.83	(-1.96～-1.71)	0	-1.63	(-1.76～-1.50)	0
收入水平（低收入人群＝0）									
中低收入人群	1.67	(1.57～1.77)	0	1.54	(1.45～1.64)	0	1.52	(1.43～1.62)	0
中高收入人群	2.39	(2.29～2.49)	0	2.23	(2.13～2.33)	0	2.19	(2.09～2.28)	0
高收入人群	3.13	(3.03～3.24)	0	2.94	(2.84～3.04)	0	2.91	(2.81～3.01)	0
民族（汉族＝0）	0.12	(0.00～0.23)	0.04	-0.16	(-0.27～-0.05)	0	-0.07	(-0.18～0.03)	0.18
文化程度（没上过学＝0）									
小学	2.36	(2.24～2.48)	0	2.42	(2.30～2.54)	0	2.37	(2.26～2.49)	0
初中	4.18	(4.05～4.30)	0	4.09	(3.97～4.22)	0	4.02	(3.90～4.15)	0
高中/中专中技	4.50	(4.36～4.65)	0	4.31	(4.16～4.45)	0	4.26	(4.12～4.40)	0
大专	4.90	(4.71～5.09)	0	4.58	(4.40～4.77)	0	4.52	(4.34～4.71)	0

续　表

变量	模型1			模型2			模型3		
	系数	95%置信区间	P值	系数	95%置信区间	P值	系数	95%置信区间	P值
本科及以上	4.63	（4.43～4.84）	0	4.29	（4.09～4.49）	0	4.22	（4.02～4.42）	0
婚姻状况（未婚=0）									
已婚	1.08	（0.94～1.22）	0	0.93	（0.79～1.06）	0	0.74	（0.60～0.87）	0
离婚	-0.69	（-0.99～-0.39）	0	-0.72	（-1.01～-0.42）	0	-0.91	（-1.20～-0.62）	0
丧偶	0.96	（0.75～1.17）	0	0.81	（0.61～1.01）	0	0.56	（0.36～0.76）	0
其他	-0.90	（-1.75～-0.05）	0.04	-0.99	（-1.81～-0.16）	0.02	-1.04	（-1.85～-0.22）	0.01
就业状况（在业=0）									
离退休	-1.06	（-1.19～-0.93）	0	-0.09	（-0.21～0.04）	0.17	0.19	（0.07～0.32）	0
在校学生	0.17	（-0.03～0.37）	0.10	0.65	（0.46～0.85）	0	0.72	（0.53～0.91）	0
无业+失业	-4.35	（-4.45～-4.25）	0	-3.90	（-3.99～-3.81）	0	-3.68	（-3.77～-3.59）	0
两周患病（否=0）				-8.06	（-8.14～-7.98）	0			
慢性病患病（否=0）							-8.87	（-8.95～-8.79）	0
年份（2008年=0）									
2013年	1.71	（1.62～1.80）	0	1.78	（1.69～1.86）	0	2.01	（1.92～2.09）	0
2018年	-0.69	（-0.78～-0.60）	0	0.34	（0.25～0.43）	0	0.18	（0.10～0.27）	0
截距项	91.31			90.46			89.48		

VAS得分被观测到的下降（同时，模型R^2由约25%上升至约30%），且从模型结果看，两周患病和慢性病患病使VAS得分降低8～9分，远超其他因素的影响。

三、对健康自我评价指标的进一步分析和认识

近年来健康自我评价指标呈负向变化，是包括CFPS等在内的多项全国性大规模调查的共同发现。CFPS发现，2010年、2012年和2014年3个调查时点上的健康自我评价调查居民自感"好"的比例（分别为50.8%、66.6%、71.3%）持续上升，自感"一般"的比例（分别为34.7%、18.1%、14.9%）明显下降，自感"差"的比例（分别为14.6%、15.3%、13.8%）相对稳定，略有下降。但在2016年的调查中，居民自感"好"的比例降至63.1%，低于2012年和2014年，仅高于2010年；自感"一般"和"差"的比例升至19.6%和17.4%，其中城市地区的这种负向变化相对突出。这是否反映了居民健康状况的下降？本研究对此做了进一步的分析。

（一）健康自我评价指标的特点

自评健康作为一种主观测量指标，尽管不能取代疾病、死亡等客观健康指标，但既往研究已经发现其与死亡率、机体功能、社会心理健康关联密切。根据Jylhä建立的自评健康概念框架，自身健康状况的评价是以对相关健康信息的整合和综合认知为基础，如医学诊断信息、功能状态、身体感觉和症状、疾病"符号"（开处方药、病假、伤残抚恤金）、可能影响未来健康的风险（行为、遗传）等。这些研究表明自评健康与客观健康指标关联紧密，对多种健康指标具有独特的预测效力。与单一维度的健康指标相比，自评健康整合了多种健康信息，可以涵盖多个维度的健康水平，具有更强的综合性，可以认为是一种有效的健康评价指标。

自评健康能预测包括卫生服务利用、躯体健康状态、脑卒中、住院、死亡在内的主要健康结局，因此成为世界卫生组织推荐用于测量人群健康的一项重要指标，可以作为客观健康指标的补充，加之操作简便、资料获取成本低的特点，已被广泛应用于人群健康调查中。

但自评健康作为健康指标也存在不足。一是同一个体自评健康的稳定性相对较低，主要因为自评健康的健康信息整合过程所包含的信息数量和种类不同，在不同的调查方式、语境等条件下，个体选择了部分健康信息整合，影响到评价的稳定性。二是自评健康测量的是可被个体感知到的健康信息，而对无法被感知的健康信息不敏感。三是存在不同个体自评健康的切点位移偏倚问题。由于不同文化背景、社会规范、个体特征的个体在健康评价标准上的差异，具有相同健康状况的个体可能得出不同的健康评价。反之，同样的健康评价也会对应不同的健康状况。

（二）自我健康界定标准、潜在预期及综合认知变化对自评健康的影响

健康自我评价指标与其他健康指标的不同之处就在于它源于主动的认知过程。无论使用VAS得分还是其他健康自评方法，健康自评指标反映的都是个体对其在观测时点的整体健康状况（不仅限于生理健康状况）所做的主观判别，测量结果很大程度上取决于被调查者如何筛选、处理、解析健康相关信息以及如何选取"参照对象"。

被调查者进行健康自我评价时，首先需要界定何为"健康"，包括确定"健康"是由哪些维度（要素）组成。Jylhä认为"健康"维度（要素）包括疾病临床诊断、疾病症状和感受、功能状态、疾病"符号"（开处方药、病假、伤残抚恤金）、风险因素等。然后基于这些信息，在比较健康的现时状态与理想状态（即一般化的"参照对象"）的基础上做出评价。

尽管除健康自评指标与死亡等风险关系的研究外，有关健康自评指标与生物标志物指标（不同于临床疾病诊断，通常是实验室测定，可视为对客观健康状况更确切的反映）之间关系的研究证实，健康自评指标具有明确的生物学基础，是反映生理健康的晴雨表，但显然在前述健康自评过程中，无论是健康的界定标准，还是比较的"参照对象"，都并非一成不变的。

Dowd 和 Zajacova（2010）发现，在健康自评结果相同时，文化程度较高的人群显示出更优的生物标志物指标（涉及心血管病风险指标、代谢功能指标、炎症风险指标、器官系统功能指标等四大类）结果，即便客观健康状况相同，但文化程度较低的人群更容易做出偏好的健康自我评价。由此推断，受居民文化程度提升的影响，尽管客观健康状况并未发生显著改变，健康自评结果却可能会趋于负向变化。Chaparro等（2019）指出，在性别、年龄、收入水平等因素的作用下，健康自我评价指标同生物标志物指标（涉及体重相关指标、心肺功能等方面的健康指标、疲劳指标、疾病风险指标四大类）之间的关联性会不同程度地发生变化，其中高收入者的健康自评结果与体重相关指标、心肺功能等方面的健康指标之间的关联性高于低收入者。这也提示，随着居民收入水平增长，健康自评结果也会发生变化。Frankenberg 和 Jones（2004）、Salomon 等（2004），Sen（2002）、Ferraro 和 Kelley-Moore（2001）等研究认为，健康自评指标因纵向各时期间及横向各群体间存在的异质性而影响到可比性。

健康的主观评判结果与客观测量结果之间的对应关系会因被调查者性别、年龄、文化程度、职业类型、收入水平等的不同而有所改变，而不同性别、年龄、文化程度、职业类型、收入水平等的被调查者在其生物标志物有差别的情况下也可能会做出无差别的健康自我评价。跨时期以及跨群体比较健康自评指标时，如果不能够实现"一把尺子量到底"，相同的健康自我评价VAS得分就可能代表着不同的客观健康水平。反之，不同的VAS得分也可能意味着相同的健康状况。

因此，如果健康自评结果出现了趋于消极的变动，不可否认会存在客观健康状况的"恶化"，但也不能排除多重因素变化造成健康的主观评判结果与客观测量结果不一致的影响。虽然2018年第六次国家卫生服务调查中健康自评VAS得分呈现降低趋势，但并不能说明居民的真实健康状况必定趋于恶化。结合健康自评指标前述特性来看，更应关注其背后不同特征和不同时期居民对自我健康的界定标准、潜在预期以及综合认知的变化及其对自评健康结果的影响。

随着居民医疗需求在社会医疗保险保障水平不断提升背景下的快速释放，健康意识在互联网信息富集背景下的快速增强，以及人口、社会经济特征的变化，群体的自我健康界定标准、潜在预期以及综合认知水平都会发生明显变化，影响到对健康的自我评价。如果客观健康状况的改善跟不上预期，反映在健康自评结果上不一定会有向好的变化。总之，相同的真实健康状况在更高的健康界定标准下将会有偏低的健康自我评价，如果客观健康改善水平的发展速度赶不上健康潜在预期，也会带来走低的健康自我评价。

实际上，2018年第六次国家卫生服务调查中的不少主观指标都显示出健康评价趋于不良、疾病评价趋于严重的类似情况。除了VAS得分及EQ-5D各维度上无问题的比例反映出的一致性之外，两周病伤自感"严重"的比例等指标也出现主观认定更为不佳的情况。这提示，居民对疼痛/不适等健康不良反应在标准上可能更加趋于"敏感"。这些数据部分地佐证了居民对自我健康的界定标准、潜在预期以及综合认知所发生的变化及其对健康自评结果的影响。

（三）同期压力、环境等因素对健康自评结果的影响

多层次关联性因素对健康自我评价结果产生不同影响，是既有文献资料的共识。除了生物医学上的遗传因素影响，个体健康自我评价受到的经济社会方面的影响主要源于其广义社交网络产生的信息干预、群体"压力"及无形的心理作用、有形的资源支持等几项典型机制（Uchino，2004）。其中，卫生工作的成效直接落实在有形的资源支持机制上，部分地体现为信息干预机制。尽管不同人群存在差异，但整体看，这些年无论是医保、基本公共卫生实施还是医疗资源配置等，都是在向着消除群体间差异的方向推进。相比之下，日常生活里的压力性因素（包括工作压力、养老压力、抚幼压力以及住房压力等）、环境性因素等不仅全面而深入地渗透在信息干预、群体"压力"以及无形的心理作用等机制中，且对不同人群的作用力度不同，并存在累积效应（早期的压力性因素、环境性因素等对健康所产生的影响会延后至下一期显现出效应），具有在更大程度上影响健康自我评价的可能性。

压力性因素、环境性因素等在国家卫生服务调查中难有直观的反映，但部分间接证据可提供支持。

1. 不同年龄调查人群的健康自我评价　2018年第六次国家卫生服务调查的健康自我评价VAS得分较2013年第五次调查在各年龄组均有不同程度的降低（表1-2-13、图1-2-1），与2008年第四次调查的得分比较接近，但其中40～64岁组的VAS得分明显低于2008年和2013年，而低于40岁和高于65岁组则与2013年差距相对较小，与2008年差别甚微，35岁及以下和75岁及上组得分甚至超过了2008年。40～64岁组的VAS得分明显较低是2018年整体VAS得分（77.6）低于2008年（80.4）的主要原因。

除了这一年龄段慢性病患病率近10年间出现较大幅度升高之外（升幅尚不及65岁及以上的老年人群），VAS得分较低的另一种可能就是该年龄段人群受压力因素的影响较大。该年龄段人群与其他年龄段人群最大的不同之一，就是正处于家庭、工作、生活和社会角色等多重角色交

表1-2-13　2008—2018年调查人口年龄别VAS得分

年龄组（岁）	2008年	2013年	2018年
15 ～ 19	89.8	91.4	90.6
20 ～ 24	88.4	90.4	88.6
25 ～ 29	87.1	88.8	87.3
30 ～ 34	85.1	87.6	85.7
35 ～ 39	83.8	85.6	84.3
40 ～ 44	82.2	84.2	81.6
45 ～ 49	80.2	82.3	79.1
50 ～ 54	78.1	80.3	76.7
55 ～ 59	76.1	78.4	75.0
60 ～ 64	73.6	75.9	72.9
65 ～ 69	71.1	73.7	70.8
70 ～ 74	68.8	71.5	68.6
75 ～ 79	66.6	69.4	66.9
80及以上	63.9	65.8	64.2

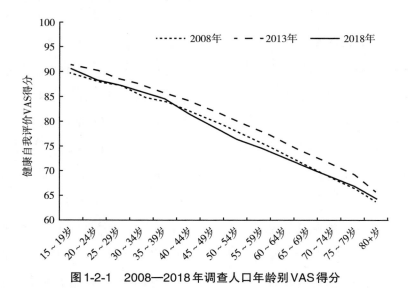

图1-2-1　2008—2018年调查人口年龄别VAS得分

织、多种压力并存的人生时期。一方面，"上有老，下有小"，既是父母一代，又是子女一代，既要抚育子女，又要赡养父母，既是家庭的经济支柱、生活（各种家务）支柱，也是精神支柱、子女教育的支撑，甚至是"陪读"；另一方面，已经工作相当年限，积累了一定的经验，通常是单位的骨干，常被赋予更多、更重要、更艰巨的工作，也会面临适应新理念、新事物、新技术层出不穷的挑战、职业巅峰期到来后的瓶颈压力。同时，还要扮演好社会角色，不仅为了更好的前途，也为了织好社会关系网，应对社会人之常情，以备孩子上学、看病就医、更换更好的工作等，从而主动或被动地进行"应酬"和多方交往。家庭、工作、生活和社会等方方面面需要平衡，难度大、压力大，加之50岁以后体力、精力开始趋于衰退，衍生出了某种意义上的"中年危机"，会直接影响到健康自我评价的得分。

2. 不同就业状况、职业类型和文化程度调查人群的健康自我评价

从就业状况看，无业或失业者VAS得分近5年降幅最大，在业者及其他人员降幅次之，离退休者、在校学生VAS得分在近10年间略有波动但变化不大（表1-2-14）。

在业者中，管理人员、专业技术人员VAS得分在不同程度上有所提高，而生产运输人员、农业人员以及其他从业人员VAS得分有明显降低趋势，农业人员尤甚。从不同文化程度看，小学及以下者VAS得分下降最多，而受过高等教育者VAS得分近5年仅有小幅降低，近10年则在上升，VAS得分随文化程度提高而升高，且随文化程度的降低，随时间推移VAS得分有明显的降低。前文不同收入水平的健康自我评价结果也显示，较之高收入者，低收入者VAS得分在偏低的基础上呈更大幅度的下降。

在EQ-5D中，更能敏感地反映身心健康状况的疼痛/不适和焦虑/抑郁维度无问题的比例也有与VAS得分较为一致的变动趋势。

表1-2-14　2008—2018年不同文化程度、职业类型调查人口VAS得分和EQ-5D部分维度上无问题的比例

社会因素	VAS得分			EQ-5D-疼痛/不适无问题的比例（%）			EQ-5D-焦虑/抑郁无问题的比例（%）		
	2008年	2013年	2018年	2008年	2013年	2018年	2008年	2013年	2018年
就业状况									
在业	81.8	83.4	80.8	93.0	91.6	84.9	94.7	96.2	93.6
离退休	73.3	75.2	75.0	85.3	80.6	75.4	92.3	93.5	91.2
在校学生	90.1	91.6	91.1	99.4	99.3	98.0	99.0	99.4	98.3
无业＋失业	78.4	78.8	73.8	89.5	84.3	75.2	91.0	91.2	86.7
其他	65.3	67.3	64.0	67.0	61.2	54.2	77.2	82.6	81.3
职业类型									
管理人员	84.1	85.3	85.4	97.3	96.3	94.6	97.5	97.7	97.0
专业技术人员	85.4	86.9	86.1	97.9	96.4	94.7	98.4	98.1	96.8
一般业务人员	85.2	86.0	85.0	97.8	96.1	93.0	98.2	97.8	96.5
农业人员	80.3	81.4	76.0	91.2	88.1	75.2	93.3	94.8	90.2
生产运输人员	83.9	86.0	83.0	96.9	95.6	89.5	97.3	98.4	95.3
其他从业人员	85.3	84.9	82.7	95.7	94.8	88.8	97.4	97.6	95.2
文化程度									
未上过学	71.5	72.2	66.6	78.6	72.4	59.3	84.4	87.1	82.0
小学	77.9	78.1	72.9	88.5	82.9	70.6	92.2	93.0	87.8
初中	83.6	83.5	79.4	95.0	91.6	82.7	96.1	96.2	92.9
高中/中专中技	84.0	84.4	82.3	95.7	93.1	88.1	96.7	97.0	94.6
大专	84.3	86.0	85.1	96.6	95.4	93.4	97.6	97.7	96.6
本科及以上	84.9	86.8	85.7	96.9	96.4	94.7	98.1	97.9	96.8

综上，无业者、农业人员和生产运输人员、教育水平为小学及以下者、低收入者VAS得分相对更低，反映出往往需承受更大生活和工作压力的低学历、低收入、体力劳动者健康自我评价相对不佳，且近期有加剧的趋势。

3. 城乡和不同区域调查人口的健康自我评价　进一步分城乡和区域（同时控制年龄影响）分析健康自我评价VAS得分在2018年第六次国家卫生服务调查与2008年第四次调查之间的变动情况，发现农村地区居民部分年龄段上近10年来发生了较为显著的VAS得分下降（表1-2-15、图1-2-2A），而城市地区居民各年龄组的变化较小（图1-2-2B）。

虽然农村地区居民，无论是东、中或西部，均表现为VAS得分在中年组（基本是从35岁开始）和老年组出现不同程度的降低，但是中西部农村地区居民相应年龄组的降幅明显要超过东部农村地区居民。其中尤以40～64岁的降幅最为突出，65岁及以上的老年人也有相当大的降幅（图1-2-2A）。除35岁以下年龄组，10年间东部城市地区居民均显示出一定幅度的VAS得分抬升，中西部城市地区居民则整体维持了既往的水平，个别年龄上呈较小幅度抬升（图1-2-2B）。

可见，引致VAS得分近10年间总体趋于负向变化的一个重要因素是农村地区。特别是中西部农村地区，中老年期的多数年龄组得分明显降低，主要原因是农村地区居民在业比例在2008—2018年出现了较大幅度的下降（相应地，无业比例发生了较大幅度的上升），且相比于东部农村地区居民，中西部农村地区居民的降幅较大（图1-2-3A和B），而城市地区居民近10年间在业比例则呈上升趋势（图1-2-3C）。城乡之间及东部地区农村与中西部地区农村之间在业比例上的变动差异同健康自我评价上的变化特征具有相当的契合性，可部分解释中西部农村地区居民VAS得分降幅最大，也同时表明面临更大生存发展压力的中西部农村地区居民自评健康结果相对较差。

表1-2-15　农村和城市地区调查人口年龄别VAS得分

年龄组（岁）	中西部农村			东部农村			中西部城市			东部城市		
	2008年	2013年	2018年	2008年	2013年	2018年	2008年	2013年	2018年	2008年	2013年	2018年
15～19	88.8	90.9	89.7	92.0	92.7	92.3	89.2	90.7	90.0	90.6	92.5	91.8
20～24	87.1	90.3	87.6	90.8	91.8	90.7	87.3	89.4	88.3	90.1	90.9	89.2
25～29	85.9	88.5	86.0	89.5	90.2	89.6	86.1	88.1	86.3	88.3	89.1	88.3
30～34	84.0	87.5	83.7	87.7	88.7	87.7	84.5	86.8	85.1	86.4	87.9	87.2
35～39	82.7	85.4	82.0	86.7	87.4	86.5	82.7	84.6	83.9	84.2	86.2	86.0
40～44	81.0	84.3	79.0	85.2	85.8	84.1	80.7	82.9	81.5	82.2	85.3	84.5
45～49	79.4	82.4	76.1	82.9	84.5	81.7	78.5	81.0	79.2	80.4	83.4	82.2
50～54	76.9	79.9	73.1	80.5	82.4	79.6	76.6	79.3	77.0	79.3	81.5	80.3
55～59	75.1	77.6	71.1	78.7	80.2	76.6	75.6	77.4	76.1	76.7	80.2	78.3
60～64	72.1	75.1	68.5	76.0	77.7	73.7	74.6	74.8	73.9	75.5	77.8	77.2
65～69	69.0	72.2	66.3	72.8	75.4	72.2	71.7	73.0	72.2	74.7	76.3	74.8
70～74	66.6	70.2	64.0	70.7	72.4	69.8	69.8	70.7	70.0	70.7	74.8	72.8
75～79	64.3	66.9	61.7	68.3	70.8	66.8	67.7	69.1	68.9	68.2	72.7	71.3
80岁+	61.6	64.2	58.2	64.8	65.6	64.9	64.7	65.3	66.2	65.9	68.5	68.0

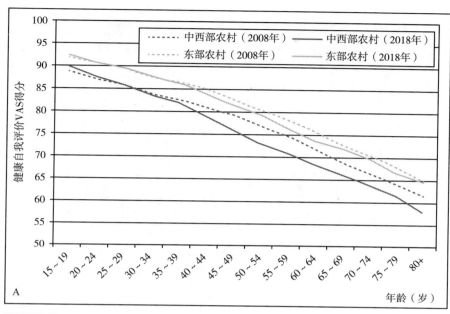

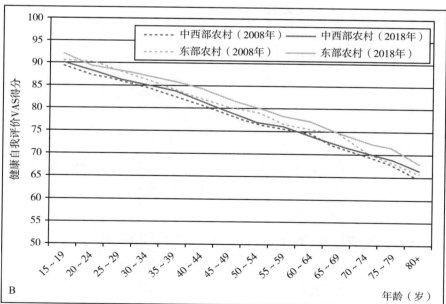

图1-2-2 农村（A）和城市（B）地区调查人口年龄别VAS得分

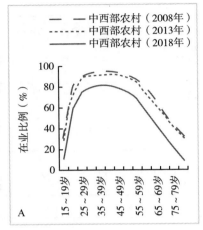

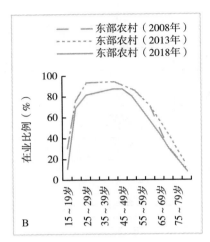

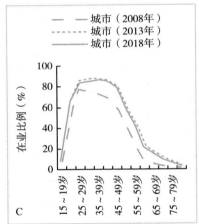

图1-2-3　2008—2018年中西部农村（A）、东部农村（B）和城市（C）
地区调查人口年龄别在业比例

（四）慢性病患病率增长趋势对健康自评结果的影响

1993—2018年15岁及以上调查人口慢性病患病率呈先略有降低、后
自2008年起持续升高的趋势（表1-2-1）。根据调查定义，是否患有慢
性病需经医务人员明确作出临床诊断，被调查者在回答相关问题时显然
对于自身所患的慢性病已有一定程度的认识。包括慢性病在内，疾病的
临床诊断对健康自我评价的影响可由"认知流"（认知过程）理论来解

释，Jylhä等（2009）曾指出，疾病临床诊断这一类相对客观的健康信息，在健康自我评价时构成了健康要素中尤为重要的一部分。这种影响在Falconer和Quesnel-Vallée（2017）的实证研究中得到了证实，他们发现将6种典型的死因疾病（多为慢性病，包括心脏疾病、肺部疾病、脑卒中、癌症、糖尿病、阿尔茨海默病）的临床确诊时间作为干预点对健康自我评价进行间断时间序列回归（ITS）分析得到的结果表明，健康自我评价的演化轨迹会因上述疾病的临床确诊而出现明显的断点，疾病临床诊断甚至对确诊前健康自我评价结果的恶化（尽管尚未确诊，但健康自我评价也会出现负向变化）也具有一定的解释力。这为健康自我评价能够预测死亡风险提供了关键支撑。显然，确诊的慢性病患病率升高是直接导致健康自评结果近些年趋差的一个主要原因。

慢性病患病率的增长对2008—2018年中西部农村地区居民健康自评出现相对大幅度的负向变化具有一定的解释力。调查显示，近10年中西部农村地区居民的慢性病患病率在各年龄均有较大幅度增长，增幅显著高于东部农村地区，由多数年龄组低于（或持平于）东部农村地区，发展为更多年龄组高于东部农村地区（图1-2-4A）。从近5年的情况看，东部农村地区居民慢性病患病率的增幅较之此前5年已经有所回落，而中西部农村地区居民慢性病患病率的增幅却还在进一步增长。特别是高血压，中西部农村地区居民的高血压患病率与东部农村地区的差距显著缩小，从2008年第四次国家卫生服务调查时显著偏低于东部农村地区，转变为2018年第六次国家卫生服务调查时基本持平于东部农村地区居民（图1-2-4B）。这会给中西部农村地区居民的健康自评带来负面影响。

在VAS得分下降尤为明显的中年组，近10年间，中西部农村地区与东部农村地区居民的慢性病患病率差距进一步拉大。2018年第六次国家卫生服务调查时，中年组已成为中西部农村地区居民慢性病患病率高出东部农村地区最明显的年龄段。在老年组，中西部农村地区居民慢性病

51

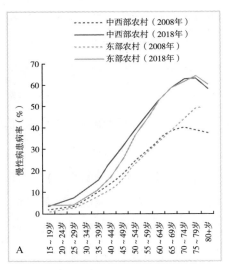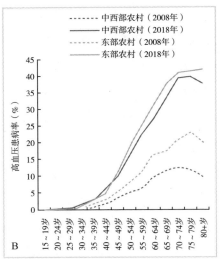

图1-2-4　不同区域农村调查人口年龄别慢性病患病率（A）和高血压患病率（B）

患病率近十年间变化同样十分突出，已经缩小了与东部地区的差距，在2018年第六次调查时接近东部农村地区。一系列的既往研究基本上都认为，在真实健康状况既定的情况下，老年人健康自评结果相比于其他年龄组要更好。这是由于老年人的健康界定标准和潜在预期明显有别于其他年龄组。Blaxter（1990）指出，60岁及以上的被调查者自定义其"健康"时，身体健康维度通常最不受重视，而精力（活力）维度则更多被纳入考虑之中；Chaparro等（2019）也发现，健康自我评价结果与疲劳指标之间的关联性在退休年龄段上要显著强于工作年龄段；Leinonen等（2001）认为，老年人有可能会将自身健康状况和同样患病的老年人进行对比，而非选择年轻人作为参照对象，这使得他们对健康自我评价往往更为乐观。上述研究表明，老年人由于健康界定标准的重心偏移、健康潜在预期的相对放松，健康自我评价并不会因患慢性病而大幅度趋于恶化。相比之下，中年人的健康自我评价则可能更易受到患有慢性病的负面影响。从几次国家卫生服务调查分年龄组的健康自评结果看，患有慢性病者与未患慢性病者的VAS得分差距体现在中青年期，进入老年期后相对缩小。

第四节　讨论与结论

一、对两周患病指标的讨论

两周患病指标所具有的两方面属性，是认识两周患病率总体变动趋势的重要视角。

（一）两周患病率介于主观健康评价与客观健康测量之间

国家卫生服务调查中的两周患病是基于个体对疾病感受的自我报告，根据调查定义，就诊、自我医疗、卧床休工休学三种情形有其一者即可视为"两周患病"。两周患病的界定聚焦于疾病感知这一特殊健康维度，以疾病症状感受为基础、以疾病"符号"（如服药、休息、就诊等）为主体、兼有部分疾病临床诊断在内的健康信息，基本不涉及功能状态、活力状况、风险因素等其他的健康维度。这区别于由被调查者基于个体认知水平自行确定健康维度且综合更多健康维度信息的健康自我评价，因涉及服药和就诊，也具备了客观健康测量的一些特性。

同时，在调查中要求个体回顾过去两周与自身疾病相关的情形（主要是疾病"符号"），被调查者只需从记忆中检索这类信息，几乎不太可能、也不需要再去同其参照对象或理想状态进行比较，回答减少了主观因素的影响。这种认知层面上的"简化"有利于在一定程度上克服主观健康评价的局限。

尽管较之健康自我评价指标，两周患病指标具有更明确的健康维度指向和更严格的调查情境限定，但调查通过自我报告的方式完成，主要根据有无服药、有无卧床休工休学、有无就诊等疾病"符号"，不是严格意义上的由临床诊断或实验室检查、检验得出的"患病"，在一些方面仍会受到主观因素的影响，在相当程度上依赖于被调查者的自我感知，不能完全同真实的健康状况——对应，并显现出群体间的异质性。一些研究发现，随着文化程度提升，居民报告两周患病的可能性也在不断提高。

两周患病指标兼具主观健康评价与客观健康测量的特性，同时受到主观和客观两方面的影响。近5年健康自我评价负向变化和慢性病患病（要求需经医务人员明确做出临床诊断）率持续增长，都构成了两周患病率升高的驱动力。

（二）两周患病率受医疗服务利用的影响

从两周患病指标的调查设计（就诊、自我医疗、卧床休工休学三种情形有其一者即可视为"两周患病"）来看，其与健康自我评价指标、慢性病患病指标等在内的健康状况测度方式存在的明显区别是它与医疗服务利用具有更直接、更密切的联系。

6次卫生服务调查发现，25年间两周患病未治疗比例最高仅为15.6%，近10年来未治疗比例仅为不到2%，绝大部分的两周患病至少采取了诸如服药、理疗等自我医疗方式。其中，门诊服务利用比例为60%～70%，相当比例自我治疗的服药者也利用过医疗机构的服务。因此，两周患病率在很大程度上与医疗服务利用关联。

两周患病是发生在医疗服务利用之前，但从调查设计来看，两周是否患病在调查中很大限度地取决于有无两周治疗、相当程度上决定于有无两周就诊。因此，两周患病指标虽处在需要侧，但是由于与利用的"挂钩"，必然会随服务利用水平的提升而提高。

总之，在居民健康综合认知能力提高、服务利用水平上升等多重因素驱动下，即使不受人口老龄化等的影响，在一定阶段两周患病率的增长几乎是必然趋势，因此，不应将两周患病率增长简单视为负面结果。

二、对健康自我评价的讨论

作为一种被调查者从主观角度对健康状况进行测量的方法，健康自我评价指标所具有的两大特质是我们认识自评结果的关键。

首先，健康自我评价是"主观"的评判，其结果取决于被调查者的界定标准、潜在预期及综合认知，当标准、预期及认知出现跨时期或跨群体的差异时，比较健康自我评价结果须更加审慎。在纵向分析健康自我评价指标时，应考虑到，Gunasekara 等（2012）提出的三方面问题：一是健康自我评价随时间的变化存在所谓的"天花板效应"，相当比例在起初自报为健康水平最高级别（健康自我评价结果偏向于较好的一侧）的人，即使自感其健康状况得到了改善，但也不能通过健康自我评价对此加以反映，结果是低估了健康自评分数；二是健康自我评价与真实健康状态两者的变化并不准确对应，即便真实健康状态发生变化，健康自我评价因具有较强的状态依赖性（稳定性），即使控制了混杂因素，当期结果受前期结果的影响也很大；三是健康自我评价还会因"参照群体效应"而出现一定偏倚，个体在与参照对象进行对比的过程中，会将其自报结果调整至他们自认为同其年龄、地位、生活阶段等相对应的健康状态，这导致一些客观健康状况较好但自以为表现不及周围人的被调查者评价结果出现相对偏差。

其次，健康自我评价是"健康"的一种表达，尽管存在不足，但仍不失为公认的真实健康状态的有效测度指标。但因多种因素影响个体的主观判断，所以对评价结果的影响不仅是客观的健康状况及卫生方面的因素。尽管患病率的显著增长将使健康自我评价呈现更负面的结果，但生存状态、生活环境等也是非常重要的影响因素，健康自我评价结果所发生的波动可在更大程度上归因于压力、环境等方面因素的影响。

三、主要结论

（一）两周患病率提高是慢性退行性疾病患病率持续增高的结果，健康自我评价、医疗服务利用的内生性也是主要影响因素

随着发生于两周前持续到两周内的慢性病取代两周内新发病成为两

周患病的主体，循环系统疾病特别是其中的高血压，已经日渐成为两周患病中占比最高的疾病，以糖尿病为代表的内分泌、营养和代谢疾病快速跃居两周患病率最高的疾病类别第三位，而呼吸系统疾病延续了患病率下降、构成比降低的趋势。慢性退行性疾病患病率持续增高构成了两周患病率升高的驱动力。

两周患病率兼具主观健康评价与客观健康测量特性，受主观和客观两方面因素的影响，同时也对健康自我评价结果产生影响。近年来，健康自我评价的负向变化，既有两周患病率增长的作用，也成为影响两周患病报告的主观因素。

两周患病既是影响两周就诊的主要因素，其调查设计又使得医疗服务利用成为决定两周患病的主要因素，随着收入增加与医疗保障水平提升，医疗服务利用水平也会上升，在一定阶段两周患病率的增长几乎是必然趋势。不应将两周患病率的增长简单地视为负面情况。

（二）健康自我评价负向变动部分是因为居民健康界定标准、潜在预期以及综合认知水平提升而受到影响，也受直接作用于健康的压力、环境等因素和与健康关联密切的慢性病患病率等因素的共同影响

健康自我评价VAS得分近5年呈现出在整体较高水平上略有降低的变动趋势，EQ-5D各维度上无问题的比例与此同时均有不同程度下降。这种负向变化特征，是包括CFPS等在内的多项全国性大规模调查共同的发现。就健康自我评价指标的特性而言，健康界定标准、潜在预期及综合认知水平的提升，以及慢性病患病率的持续增长等，都会对"主观"评判产生负向影响。受压力、环境等因素的影响，部分群体和/或部分年龄段的健康自评结果出现较为明显的负向变化，也是健康评分降低的主要原因之一。

（三）慢性病患病率呈快速上升趋势，高血压、糖尿病成为最主要的慢性病

2003年以来慢性病患病率显著增高，近些年增速未见放缓。循环系统疾病患病率在25年中提高了近6倍，在近10年的慢性病构成中已超过半数。内分泌、营养和代谢疾病患病率同期则增长了约16倍，2018年占比达到12.7%。慢性病中尤以高血压和糖尿病最为突出。2008年以后，高血压、糖尿病的患病率明显提高，两种疾病的构成比从1993年的8.8%提高到2008年的32.9%，再到2013年的54.8%和2018年的47.9%，成为拉动慢性病患病率提高的主要原因。慢性退行性疾病逐渐成为影响居民健康的最主要因素。

第三章

1993—2018年城乡调查人口医疗服务利用的变化趋势及其影响因素研究

第一节　两周患病治疗情况

一、两周患病治疗比例

1993—2018年，调查人口两周患病治疗比例呈不断上升趋势，从1993年的84.4%增长到2018年的98.3%，近10年都维持在98%以上的水平。其中，城市地区调查人口的两周患病治疗比例一直高于农村地区，但两者差距逐年缩小，从1993年的8个百分点，逐渐缩小到2018年的0.3个百分点。在不同地区中，东部地区两周患病治疗比例一直相对较高，各地区差异并不明显。在不同收入人群中，高收入群体的治疗比例略高于低收入群体，但两者差异在逐年缩小，从1993年的6个百分点缩小到2018年的1个百分点。

在两周患病治疗方式中，两周患病的自我医疗比例在25年间存在波动，波动范围在20%～45%。其中，1993—2003年呈现增长趋势，年均增长5.9%；2003—2018年呈现波动变化趋势，波动范围在27.1%～44.6%。城市地区调查人口自我医疗比例在各年份均高于农村地区，东北地区自我医疗比例高于西部地区，西部地区高于中部和东部地区。从不同收入人群的情况看，高收入组的自我医疗比例一直相对较低，低收入组相对较高，但25年间两组别差异未超过2个百分点（表1-3-1）。

表1-3-1 1993—2018年调查人口两周患病治疗与自我治疗比例（%）

分类	两周患病治疗比例						两周患病自我治疗比例					
	1993年	1998年	2003年	2008年	2013年	2018年	1993年	1998年	2003年	2008年	2013年	2018年
城乡												
城市	90.4	93.8	90.3	93.6	99.4	98.4	31.2	43.5	47.2	31.0	45.1	33.6
农村	81.7	88.5	85.5	87.6	97.6	98.1	14.9	21.4	31.4	25.3	43.9	31.5
区域												
东部	90.2	92.5	88.6	91.6	99.1	98.9	19.7	26.9	34.3	24.7	34.6	26.5
中部	78.2	86.5	84.9	86.8	97.2	97.9	17.8	20.1	34.5	22.7	45.1	29.7
西部	83.6	90.2	85.9	88.2	99.0	98.1	20.9	30.2	33.8	26.8	50.0	37.4
东北	83.4	91.0	90.6	91.1	99.2	97.3	24.5	45.4	57.8	51.7	68.0	45.2
收入												
高收入	86.9	92.2	89.2	91.4	99.0	98.8	20.2	28.0	35.2	26.3	44.4	31.4
中高收入	84.8	90.9	87.8	90.2	98.8	98.7	20.6	28.0	35.2	26.1	45.7	32.4
中低收入	85.0	90.4	87.6	89.3	98.5	98.3	19.3	28.7	36.1	26.7	42.5	33.0
低收入	81.3	87.2	83.5	87.3	98.2	97.4	20.2	28.7	36.3	28.9	45.8	33.5
非贫困	—	88.0	84.7	88.1	98.6	97.9	—	28.8	36.8	27.9	45.0	33.3
贫困	—	88.6	77.6	84.0	96.7	96.6	—	31.3	31.2	28.6	46.2	32.5
合计	84.4	90.2	86.8	89.4	98.6	98.3	20.1	28.4	35.7	27.1	44.6	32.6

二、不同患病发生时间与两周患病治疗情况

第六次卫生服务调查调查了自我医疗的原因，主要利用2018年数据分析病伤发生时间与两周患病治疗情况。不同病伤发生时间的两周患病治疗比例在97%～99%，自我治疗比例在30%～42%。其中，两周内新发疾病的治疗比例及自我治疗比例都相对较高，分别为98.6%和41.6%，而急性病两周前发病的治疗比例和慢性病持续到两周内的自我治疗比例较低，分别为97.5%和30.4%。

从自我治疗的原因来看，两周内新发、急性病两周前发病及慢性病持续到两周内采取自我治疗的原因主要是因为自感病轻及自己知道治疗方法，占比分别达到了82.1%、64.8%和72.0%。因经济困难所致自我治疗的比例仅分别为6%、14.7%和13.3%，其中不同发病时间城市地区调查人口因经济困难所致自我治疗的比例略高于农村（表1-3-2）。

第二节 门诊服务利用情况

一、两周就诊率变化趋势及其影响因素分析

（一）两周就诊率及标化两周就诊率变化趋势

1993—2018年调查人口两周就诊率基本呈先下降再上升的趋势，1993—2003年以下降趋势为主，2003—2013年略有波动，2013—2018年快速上升，2018年达到24.0%（表1-3-3）。根据2018年我国人口抽样调查数据的居民年龄构成进行标准化后，1993—2013年就诊率呈持续下降趋势，从21.1%下降为11.8%，下降了44.1%；2018年就诊率快速上升到20.5%，增长73.7%。

本研究利用国家卫生健康统计年鉴中的全国医疗卫生机构总诊疗人次数，按照两周就诊率＝医疗卫生机构总诊疗人次数/365天×14天/全国

表1-3-2 2018年不同发病时间调查人口的治疗情况

治疗情况	城市			农村			合计		
	两周内新发	急性病两周前发病	慢性病持续到两周内	两周内新发	急性病两周前发病	慢性病持续到两周内	两周内新发	急性病两周前发病	慢性病持续到两周内
两周患病治疗比例（%）	98.5	97.7	98.4	98.7	97.3	97.9	98.6	97.5	98.2
两周患病自我治疗比例（%）	45.4	36.6	30.1	38.1	27.8	30.7	41.6	32.4	30.4
自我治疗的原因（%）									
自感病轻	54.7	32.7	18.9	53.6	28.4	17.9	54.2	30.9	18.4
经济困难	6.2	13.6	11.2	5.7	16.4	16.0	6.0	14.7	13.3
就诊麻烦	4.9	6.9	4.5	4.6	6.2	4.0	4.7	6.6	4.3
无时间	2.7	3.0	1.6	3.6	5.7	2.9	3.1	4.1	2.2
交通不便	0.7	1.3	0.8	0.9	2.5	1.2	0.8	1.8	0.9
无有效措施	0.6	3.8	3.2	0.6	3.7	3.4	0.6	3.8	3.3
自己知道治疗方法	27.6	33.8	55.8	28.1	34.1	51.0	27.9	33.9	53.6
其他	2.7	5.0	4.0	2.8	3.2	3.7	2.7	4.2	3.9

表1-3-3 1993—2018年两周就诊率及标化两周就诊率（%）

分类		两周就诊率						标化两周就诊率					
		1993年	1998年	2003年	2008年	2013年	2018年	1993年	1998年	2003年	2008年	2013年	2018年
城乡	城市	19.9	16.2	11.8	12.7	13.3	23.0	24.4	18.2	11.7	11.6	11.8	19.4
	农村	16.0	16.5	13.9	15.2	12.8	25.0	19.7	19.5	15.7	15.6	11.8	21.7
区域	东部	21.4	17.6	14.9	16.9	16.5	26.1	22.5	19.1	15.3	16.3	14.3	21.9
	中部	14.7	16.0	11.4	13.6	9.9	22.1	16.8	17.9	12.4	13.5	9.0	18.9
	西部	20.0	18.3	14.4	14.6	13.2	25.2	23.8	21.6	16.7	15.3	12.5	22.3
	东北	14.5	11.7	7.7	7.4	10.0	16.7	16.9	13.1	8.5	7.7	9.1	14.0
收入	高收入	18.6	16.4	13.0	13.4	11.0	20.1	21.5	19.0	14.8	14.1	11.1	19.1
	中高收入	17.1	15.5	12.5	13.3	11.9	22.2	19.3	18.0	14.1	14.0	11.4	20.1
	中低收入	19.2	17.1	13.2	14.8	13.3	24.8	21.9	19.5	14.7	15.0	12.0	21.1
	低收入	19.9	19.7	14.8	16.9	16.4	30.1	21.3	20.4	14.9	15.0	12.5	22.5
	非贫困	—	19.2	14.6	16.9	15.7	29.0	—	19.9	14.7	15.1	11.8	21.3
	贫困	—	23.1	16.6	17.0	19.4	34.4	—	23.8	16.6	14.8	15.5	27.1
合计		17.0	16.4	13.4	14.5	13.0	24.0	21.1	19.3	14.7	14.6	11.8	20.5

总人口数×100%的公式，对2008—2018年的我国居民两周就诊率进行估算，得到的2008年、2013年和2018年两周就诊率分别为14.2%、20.6%及22.8%，即2008—2018年我国居民两周就诊率呈现比较规律的增长趋势，除了2013年以外，2008年和2018年的估算数据与同期卫生服务调查人口的两周就诊率相差不大，具有较好的一致性。因此，在排除了年龄的影响后，可以认为1993—2003年我国居民两周就诊率呈下降趋势，下降了30.3%；2003—2008年间基本没有变化；2008—2018年呈上升趋势，增长了40.4%。到2018年，我国居民两周就诊率达到20.5%，其中农村地区两周就诊率达到21.7%，高于城市（19.4%）。

（二）城乡及不同区域、收入组的两周就诊率

城乡调查人口两周就诊率变化趋势与总体变化趋势比较一致（表1-3-3）。排除年龄影响后，1993—2003年城市地区两周就诊率下降了52.0%，2003—2008年基本变化不大，到2018年增长了67.2%。1993—2003年农村地区两周就诊率下降了20.3%，2003—2008年也基本没有变化，到2018年增长了39.1%。1998年后，农村调查人口两周就诊率超过了城市，2018年两者差异有所减小。

从地区分布情况看（表1-3-3），25年间，东部和西部地区的两周就诊率相对较高，中部和东北地区的就诊率相对较低，排除年龄的影响后，东部与东北地区差距最多可达8个百分点。从变化趋势看，1993—2003年东、中、西部和东北地区的两周就诊率也均呈现下降趋势，排除年龄的影响后，两周就诊率相对较低的东北地区下降最多，下降了49.7%；两周就诊率最低的中部地区下降最少，下降了26.2%。2003—2008年四个地区的两周就诊率呈两类变化，东部、中部地区略有上升，西部和东北地区略有下降。2008—2018年所有地区调查人口的两周就诊率均上升，其中两周就诊率较低的东北地区上升最多，但上升后其两周就诊率仍旧最低（16.7%）。两周就诊率较高的东部地区上升较多，2018年东部调查人口两周就诊率达到最高（26.1%）。

从收入水平来看（表1-3-3），排除年龄影响后，1993—2003年不同收入组两周就诊率也出现下降，其中中低收入组下降最多，下降32.9%。这期间，不同收入组的两周就诊率主要呈现出"两头高，中间低"的趋势，即高收入组及低收入组的两周就诊率相对较高，而中间收入组相对较低。从2008年起，不同收入组的两周就诊率开始上升，到2018年上升最多的是低收入贫困人群，增加了83%；上升最少的是高收入组，增加35.4%。从"两头高，中间低"的趋势变成了收入水平越低两周就诊率越高的趋势。排除年龄的影响后，2018年低收入组两周就诊率比高收入组高出3个百分点，其中低收入贫困组比高收入组高出8个百分点。相比未标化组，排除年龄影响后不同收入组两周就诊率差距缩小。

（三）慢性病与两周就诊率

患慢性病调查人口的两周就诊率高于15岁及以上无慢性病的调查人口，前者为后者的4～7倍（表1-3-4）。农村地区15岁及以上无慢性病调查人口的两周就诊率普遍高于城市地区无慢性病者。东部地区城乡患慢性病调查人口的两周就诊率高于其他地区，中部和东北地区相对较低。

从变化趋势看，患慢性病调查人口两周就诊率在25年间的变化趋势与总体基本一致，呈先持续下降、2013年后又明显上升的趋势，但患慢性病调查人口的两周就诊率一直保持在较高水平，其中患糖尿病调查人口的两周就诊率高于高血压及患慢性病调查人口的平均水平。

以调查区县为单位统计，发现随着地区人均高血压、糖尿病随访次数的增加，调查区县高血压和糖尿病患者的两周就诊率呈增长趋势（表1-3-5）。与患者主动就医计为1次随访服务有关，也可能与医务人员随访患者促进了患者就医有关，后者有助于增加患者的依从性。

表1-3-4　1993—2018年15岁及以上慢性病患者及无慢性病者的
两周就诊率与变化率（％）

分类	两周就诊率						变化率		
	1993年	1998年	2003年	2008年	2013年	2018年	1993—2003年	2003—2008年	2008—2018年
无慢性病者	10.2	9.0	7.3	7.1	5.4	11.7	−28.4	−2.7	64.8
患慢性病者	57.2	59.0	51.4	47.2	38.6	51.4	−10.1	−8.2	8.9
患高血压	56.7	61.0	46.4	41.1	38.2	56.6	−18.2	−11.4	37.7
患糖尿病	76.4	64.2	51.8	51.8	47.1	69.7	−32.2	0	34.6

表1-3-5　2018年区县水平高血压、糖尿病随访次数与两周就诊率
（区县数量＝156）

人均随访次数	高血压随访			糖尿病随访		
	区县数量	比例（％）	两周就诊率（％）	区县数量	比例（％）	两周就诊率（％）
0 ～	44	6.4	20.7	36	23.1	20.3
0.5 ～	84	12.2	24.8	61	39.1	25.4
1.0 ～	23	3.3	26.6	37	23.7	22.8
1.5 ～	4	0.6	27.2	15	9.6	28.5
2.0 ～	1	0.1	18.0	6	3.8	29.1
2.5 ～	0	0.0	—	1	0.6	18.0

注：最后一组只有1个调查地区，高随访次数下两周就诊率下降具有偶然性。

（四）疾病别两周就诊率

从变化趋势看，1993—2013年，感冒、急慢性胃肠炎、脑血管疾病、类风湿性关节炎等病种的两周就诊率均呈下降趋势，而高血压、糖尿病、椎间盘疾病、缺血性心脏病、慢性阻塞性肺疾病和牙齿疾患等呈上升趋势，到2018年均有明显的提高（表1-3-6）。其中，感冒一直排名第一，两周就诊率从1993年的76.1‰下降到2018年的48.2‰，下降了近28个千

表1-3-6　1993—2018年城乡调查人口前十位疾病的两周就诊率（‰）

疾病名称	城市						农村						合计					
	1993年	1998年	2003年	2008年	2013年	2018年	1993年	1998年	2003年	2008年	2013年	2018年	1993年	1998年	2003年	2008年	2013年	2018年
感冒	83.2	58.5	26.5	21.7	32.3	42.4	73.5	75.8	47.2	42.7	36.6	54.6	76.1	71.8	41.9	37.2	34.5	48.2
高血压	8.7	10.6	12.8	19.3	28.6	47.8	2.5	3.7	6.4	9.9	24.1	44.0	4.1	5.4	8.0	12.3	26.3	46.0
糖尿病	2.4	3.3	3.3	7.6	9.4	17.4	0.2	0.4	0.7	1.3	4.1	10.2	0.8	1.2	1.4	2.9	6.7	14.0
急、慢性胃肠炎	11.0	10.9	7.5	6.3	5.7	10.9	15.0	13.9	11.8	13.9	7.1	14.7	14.1	13.2	10.7	11.9	6.4	12.7
椎间盘疾病	2.1	3.8	3.5	5.3	3.8	10.5	0.9	2.3	1.8	4.9	4.5	12.0	1.2	2.7	2.2	5.0	4.2	11.2
脑血管病	10.6	12.9	3.6	3.6	3.2	5.1	7.1	6.4	2.7	4.6	3.2	7.0	7.9	8.0	2.9	4.3	3.2	6.0
缺血性心脏病	6.5	5.9	4.4	5.3	2.6	4.3	0.5	1.4	1.5	2.5	1.9	4.1	2.1	2.5	2.2	3.3	2.2	4.2
类风湿性关节炎	5.3	4.2	2.9	2.2	2.3	3.3	4.8	6.2	4.1	6.4	3.2	4.9	4.9	5.7	3.8	5.3	2.7	4.1
慢性阻塞性肺疾病	0	0	3.6	3.0	2.7	3.3	0	0	4.6	4.5	2.9	4.7	0	0	4.4	4.1	2.8	3.9
牙齿疾患	0	0	1.7	2.6	1.9	3.7	0	0	2.0	2.6	1.7	3.5	0	0	1.9	2.6	1.8	3.6

注：病种排位为2018年前十位最高的两周就诊率病；疾病两周就诊率＝某疾病两周就诊次数／被调查总人数。

分点；排名第二的病种从急慢性胃肠炎变为高血压，从1993年的4.1‰增长到2018年的46.0‰，增加了近42个千分点；排名第三的病种从脑血管疾病变为糖尿病，虽然糖尿病从2008年才开始进入排名前十，但近年来两周就诊率增长较快，从2008年的2.9‰增长为2018年14.0‰，增长了11个千分点；椎间盘疾病的就诊率上升也比较快，从2003年第十上升至2018年的第五位，15年间就诊率增加了9个千分点。

从城乡分布情况来看，1993—2018年农村调查人口的高血压、椎间盘疾病的两周就诊率增长幅度大于城市，分别增长了约41个和11个千分点；城市增长了39个和9个千分点。城市调查人口的糖尿病、牙齿疾患的两周就诊率增长幅度高于农村，1993—2018年分别增长了约15个和3.7个千分点。城市调查人口的缺血性心脏病的两周就诊率出现下降趋势，从6.5‰下降到了4.3‰，但农村地区呈上升趋势，从0.5‰上升到了4.1‰。

（五）人口、社会因素与两周就诊率

女性调查人口的两周就诊率在各个调查年份都普遍高于男性约3个百分点；文化程度较低的调查人口两周就诊率较高，其中没上过学者最高；65岁及以上无业和离退休人员的两周就诊率较高。

从变化趋势来看，1993—2003年不同因素下的两周就诊率都呈下降趋势，其中本科以上文化程度调查人口两周就诊率下降最快，从22.3%下降到7.9%，下降了64.6%，低于2003年平均水平；没上过学者下降最少，仅下降3.3%，两周就诊率为23.8%，高于2003年的平均水平。2008—2018年调查人口两周就诊率上升较快，不同性别、文化程度、就业状况人口的两周就诊率也都全面升高，其中无业＋失业人员增加较多，且2018年就诊率达到35.4%，与离退休人员的两周就诊率接近（表1-3-7）。

表1-3-7　1993—2018调查人口不同人口社会因素的两周就诊率（％）

社会因素	两周就诊率						变化率		
	1993年	1998年	2003年	2008年	2013年	2018年	1993—2003年	2003—2008年	2008—2018年
性别									
女性	20.4	18.6	14.6	16.0	14.1	26.0	−28.4	9.6	62.5
男性	17.1	15.6	12.2	13.1	11.9	21.9	−28.7	7.4	67.2
文化程度									
没上过学	24.6	24.7	23.8	25.6	22.8	39.4	−3.3	7.6	53.9
小学	18.4	18.2	16.6	18.4	18.6	33.5	−9.8	10.8	82.1
初中	13.8	13.2	10.0	10.7	11.5	23.4	−27.5	7.0	118.7
高中/中专/技校	14.9	13.3	8.8	9.5	10.0	19.3	−40.9	8.0	103.2
大专	—	15.5	8.7	8.0	7.9	13.6	—	−8.0	70.0
本科及以上	22.3	19.9	7.9	8.2	5.9	12.5	−64.6	3.8	52.4
就业状况									
在业	16.7	15.4	13.7	13.3	11.5	19.3	−18.0	−2.9	45.1
离退休	37.8	33.7	25.6	24.3	21.4	37.2	−32.3	−5.1	53.1
在校学生	7.9	7.3	4.3	4.9	3.1	7.2	−45.6	14.0	46.9
无业＋失业	24.3	22.4	14.1	19.3	19.9	35.4	−42.0	36.9	83.4
其他	30.2	32.1	26.5	29.3	28.2	44.6	−12.3	10.6	52.2

（六）医疗保险与两周就诊率

1993—2018年有社会医疗保险调查人口的两周就诊率普遍高于无社会医疗保险者，两者的两周就诊率差异不断增大，从1993年的2个百分点增加到2018年的7个百分点。

从变化趋势看，1993—2003年有社会医疗保险调查人口的两周就诊率呈下降趋势，无社会医疗保险者和无医疗保险者两周就诊率的下降速度低于有社会医疗保险者。2003—2008年无社会医疗保险和无医疗保险调查人口的两周就诊率仍呈下降趋势，下降了3个百分点，而有社会医疗保险调查人口的两周就诊率略有上升。2008—2018年无社会医疗保险和无医疗保险调查人口的两周就诊率增长速度与有社会医疗保险者相当，分别为58.9%、58.9%和60.3%，2018年有社会医疗保险调查人口的两周就诊率比前两者高7个百分点（表1-3-8）。

年龄标准化后，2003—2008年有社会医疗保险调查人口的两周就诊率上升，主要是2003—2008年新农合覆盖全国，参保者的年龄结构年轻化所致；无社会医疗保险调查人口的两周就诊率出现明显下降，也与人群年龄结构的变化有关。2008—2018年有社会医疗保险调查人口与无社会医疗保险调查人口的两周就诊率增长速度基本相同。

表1-3-8　1993—2018年城乡有无医疗保险调查人口的两周就诊率与变化率（%）

分类	两周就诊率						变化率		
	1993年	1998年	2003年	2008年	2013年	2018年	1993—2003年	2003—2008年	2008—2018年
有社会医疗保险	20.2	19.3	14.4	15.1	13.3	24.2	−28.7	4.9	60.3
城市	22.5	20.3	14.9	13.9	12.9	21.7	−33.8	−6.7	56.1
农村	15.8	16.9	13.3	15.2	12.4	23.3	−15.8	14.3	53.3
无社会医疗保险	18.1	16.5	13.1	10.7	8.3	17.0	−27.6	−18.3	58.9
城市	22.5	13.8	8.5	8.2	6.6	13.5	−62.2	−3.5	64.6
农村	17.6	16.9	14.0	14.1	12.6	22.8	−20.5	0.7	61.7
无医疗保险	18.1	16.5	13.4	10.7	8.8	17.0	−26.0	−20.1	58.9
城市	22.5	13.8	8.5	8.1	6.9	13.3	−62.2	−4.7	64.2
农村	17.6	16.9	14.4	14.2	13.1	22.8	−18.2	−1.4	60.6

（七）两周就诊率的Logistic回归分析

建立两周就诊率的Logistic回归模型，因变量为两周是否就诊，影响因素中的个体因素包括性别、年龄、文化程度、就业状况、家庭人均年收入，需要因素包括是否患有慢性病和自评健康分数，环境因素包括城乡、区域、家庭距最近医疗机构的时间和距离、社会医疗保险参保情况、年份，以及保险和年份的交互作用。为了控制需要因素，在模型中纳入可以较好反映就诊需要的自评健康分数，但该指标只有3年数据，故同时纳入慢性病患病指标。

分析结果表明，纳入模型的各类因素对两周就诊率的影响均具有统计学意义。其中，年龄越高就诊率越高，东部地区就诊率最高，低收入组的就诊率高于中高收入和中低收入组，在业组的就诊率高于其他组，家庭距离最近医疗机构不足1km的调查人口就诊率高于5km以上的，自评健康分数越低者就诊率越高，患慢性病者的就诊率高于无慢性病者，有医保者就诊率高于无医保者，参加社会医疗保险人群的就诊率在2003年之后明显上升（表1-3-9）。

表1-3-9 调查人口是否就诊的Logistic回归模型

分类	项目	模型1			模型2		
		OR	95% CI		OR	95% CI	
年龄		1.01*	1.01	1.01	1.01*	1.01	1.01
性别（对照：女性）	男性	0.84*	0.83	0.85	0.87*	0.86	0.89
城乡（对照：城市）	农村	1.14*	1.12	1.16	1.10*	1.08	1.12
区域（对照：东部）	中部	0.81*	0.80	0.82	0.73*	0.71	0.74
	西部	0.99	0.97	1.00	0.87*	0.86	0.89
	东北	0.54*	0.53	0.56	0.48*	0.46	0.50
家庭人均年收入（对照：低收入）	高收入	1.00	0.98	1.02	1.00	0.98	1.02
	中高收入	0.95*	0.93	0.97	0.97*	0.94	0.99
	中低收入	0.96*	0.94	0.98	0.97*	0.95	1.00
文化程度（对照：没上过学）	小学	1.05*	1.03	1.07	1.09*	1.06	1.12
	初中	0.96*	0.94	0.98	1.01	0.98	1.04
	高中/中专/技校	0.91*	0.88	0.93	0.95*	0.91	0.98
	大专	0.86*	0.82	0.90	0.88*	0.83	0.92

续　表

分类	项目	模型1			模型2		
		OR	95% *CI*		*OR*	95% *CI*	
	本科及以上	0.84*	0.80	0.88	0.85*	0.80	0.90
就业状况	离退休	0.95*	0.93	0.97	0.96*	0.93	0.98
（对照：在业）	在校学生	0.84*	0.80	0.89	0.86*	0.80	0.92
	无业＋失业	0.93*	0.91	0.95	0.89*	0.87	0.91
家庭最近医疗机构距离	1～1.9	1.00	0.98	1.02			
（对照：不足1km）	2～2.9	0.99	0.97	1.01			
	3～3.9	0.97	0.94	1.01			
	4～4.9	0.99	0.94	1.04			
	5km及以上	0.89*	0.86	0.93			
家庭距最近医疗机构 时间					1.00*	0.99	1.00
慢性病患病（对照：否）	是	5.80*	5.72	5.89	4.39*	4.30	4.48
自评健康分数					0.98*	0.98	0.99
社会医疗保险 （对照：未参保）	参保	1.10*	1.06	1.15	1.21*	1.12	1.30
年　份（对照：1993年/ 2008年）	1998年	1.07*	1.04	1.11			
	2003年	0.91*	0.88	0.94			
	2008年	0.62*	0.57	0.67			
	2013年	0.63*	0.56	0.70	1.03	0.90	1.17
	2018年	1.18*	1.07	1.31	1.90*	1.68	2.14
社会医疗保险＊年份 （对照：参保1993年）	参保1998年	0.92*	0.87	0.97			
	参保2003年	0.87*	0.82	0.92			
	参保2008年	1.09*	1.00	1.19			
	参保2013年	1.17*	1.04	1.31	1.10	0.96	1.26
	参保2018年	1.07	0.96	1.19	1.00	0.88	1.13
截距		0.04*	0.04	0.04	0.12*	0.11	0.14

注：* 为P＜0.05。年龄OR的95%置信区间为（1.0085～1.0097），四舍五入后均为（1.01～1.01）。

二、就诊机构

（一）就诊机构构成

6次卫生服务调查填报的就诊机构有所不同，1993年和1998年填报的是"每次就诊的医疗机构"；2003年填报的是"治某病的最高级别医疗机构"；2008—2018年填报的是"为某病第一次就诊的医疗机构"。三种界定之间的统计结果不具有可比性，趋势分析只能利用2008—2018年的数据，但只反映了第一次就诊机构构成，并没有反映所有就诊的流向情况。

1993—2018年两周患病者在基层医疗卫生机构就诊/就诊最高级别是基层/第一次就诊在基层的比例基本维持在69%～74%。无论哪种指标界定，城市地区两周患病在基层就诊的比例有随时间增加趋势，但均明显低于农村地区，在高层级医院就诊的比例有降低趋势，但明显高于农村（表1-3-10）。

（二）第一次就诊机构构成分析

1. 第一次就诊机构构成　2008—2018年城市地区两周患病者第一次就诊选择基层医疗卫生机构的比例增加了13个百分点，农村地区减少了8个百分点，但仍然是农村高于城市，2018年城市调查人口在基层医疗卫生机构就诊的比例为61.3%，农村地区为73.6%（表1-3-10）。城市调查人口两周患病第一次就诊选择区县医院和市级医院的占比较高，2018年分别为19.9%和8.4%，但10年间呈降低趋势，前者下降了3.9个百分点，后者下降了7个百分点；也有一定比例的人选择省级医院，但占比从11.3%下降到6.0%。农村地区调查人口两周患病第一次就诊选择县医院的占比也较高，2018年为19.2%，比2008年增加了3.8个百分点；选择省市级医院的占比虽然有增高趋势，但占比很低。如果以县为单位来看，农村地区调查人口两周患病第一次就

表1-3-10　1993—2018年城乡调查人口就诊医疗机构构成（%）

就诊机构	城市						农村						合计					
	1993年	1998年	2003年	2008年	2013年	2018年	1993年	1998年	2003年	2008年	2013年	2018年	1993年	1998年	2003年	2008年	2013年	2018年
基层	37.1	38.1	36.6	48.1	65.2	61.3	85.1	85.5	79.3	81.6	80.1	73.6	71.2	73.3	69.4	73.6	72.7	67.5
县级	15.8	10.4	13.3	23.8	17.6	19.9	11.1	10.3	10.7	15.4	16.1	19.2	12.5	10.3	11.3	17.4	16.9	19.5
市级	24.4	29.3	28.5	15.4	10.8	8.4	1.1	1.5	2.0	1.3	1.7	1.8	7.8	8.6	8.1	4.7	6.2	5.0
省级	14.3	16.3	13.4	11.3	3.3	6.0	0.6	0.4	0.9	0.8	0.7	1.0	4.6	4.5	3.8	3.3	2.0	3.5
其他	8.2	5.9	8.2	1.4	3.1	4.5	2.2	2.2	7.0	0.9	1.4	4.4	3.9	3.2	7.3	1.1	2.2	4.4

注：6次调查询问就诊机构的问题有所不同，1993年和1998年填报的是第一次为某病就诊的医疗机构；2003年填报的是治某病的最高级别医疗机构；2008—2018年填报的是每次就诊的医疗机构。

诊选择县域内医疗机构的比例从2008年的97.0%降低到2018年92.8%
（表1-3-10）。

2. 病伤发生时间与第一次就诊机构　2018年调查人口不同病伤发
生时间的第一次就诊机构选择基层医疗卫生机构比例最高的是两周内新
发疾病，占所有机构的75.2%，其次是慢性病持续到两周内（64.8%），
急性病两周前发病占55.4%。其中，农村调查人口两周内新发疾病选择
基层医疗卫生机构的占比较高，达到80.7%，城市调查人口占比为68.8%
（表1-3-11）。

表1-3-11　2018年病伤发生时间与第一次就诊机构构成（%）

就诊机构	城市			农村			合计		
	两周内新发	急性病两周前发病	慢性病持续到两周内	两周内新发	急性病两周前发病	慢性病持续到两周内	两周内新发	急性病两周前发病	慢性病持续到两周内
基层	68.8	48.7	59.9	80.7	62.4	70.6	75.2	55.4	64.8
县级	16.5	27.3	20.5	13.8	29.2	21.5	15.0	28.2	21.0
市级	6.0	10.7	9.1	0.8	2.7	2.0	3.2	6.8	5.8
省级	4.3	6.7	6.4	0.3	1.3	1.3	2.2	4.0	4.0
其他	4.4	6.7	4.1	4.4	4.4	4.5	4.4	5.6	4.3

3. 选择第一次就诊机构的原因　总体来看，距离近、收费合理、技
术水平高、设备条件好、有信赖的医生、医保定点单位，是调查人口选
择第一次就诊机构的最主要原因。其中，选择基层医疗卫生机构为第一
次就诊机构的原因主要是距离近/方便、技术水平高以及有信赖的医生，
2018年占比分别为67.2%、10.0%和6.9%，技术水平高占比比2008年增
加了3个百分点（表1-3-12）。

表 1-3-12 2008 年、2018 年两周患病调查人口选择第一次就诊机构原因构成（%）

就诊原因	2008年					2018年				
	基层	县级	市级	省级	其他	基层	县级	市级	省级	其他
城市										
距离近/方便	72.7	36.9	27.4	16.5	28.6	66.0	31.5	32.1	25.8	41.3
收费合理	9.7	3.3	2.8	1.0	4.1	5.3	1.6	1.3	0.7	7.2
技术水平高	4.5	24.5	32.5	43.5	16.3	9.3	33.1	36.1	42.8	14.5
设备条件好	0.5	6.8	7.3	6.9	0.0	0.4	5.9	4.5	3.8	1.9
有信赖医生	5.9	8.6	7.8	6.9	6.1	7.3	8.3	5.9	7.6	9.9
定点单位	1.9	11.2	13.1	15.0	16.3	3.3	7.6	9.4	9.0	3.9
其他	4.8	8.7	9.1	10.2	28.6	8.4	12	10.7	10.3	21.3
农村										
距离近/方便	68.3	11.2	5.4	0.0	31.4	68.3	18.3	9.1	9.8	37.3
收费合理	5.1	1.9	0.7	0.0	6.7	4.4	1.6	2.5	0.0	5.2
技术水平高	7.6	50.4	60.4	74.1	8.6	10.7	44.8	62.6	65.6	19.6
设备条件好	1.1	15.7	10.1	7.1	0.0	0.7	10.6	7.5	9.3	2.4
有信赖医生	9.8	9.2	6.0	7.1	10.5	6.5	7.0	4.7	4.7	7.4
定点单位	2.6	2.2	4.0	1.2	8.6	1.1	4.2	2.2	0.9	1.6
其他	5.5	9.4	13.4	10.5	34.2	8.3	13.5	11.4	9.7	26.5
合计										
距离近/方便	69.0	19.6	22.6	13.6	30.5	67.2	25.1	28.3	23.5	39.3
收费合理	5.8	2.4	2.3	0.8	5.8	4.8	1.6	1.5	0.6	6.2
技术水平高	7.1	41.9	38.5	49.0	11.0	10.0	38.7	40.5	46.1	17.0
设备条件好	1.0	12.8	7.9	6.9	0.0	0.6	8.2	5.0	4.6	2.1
有信赖医生	9.2	9.0	7.4	6.9	9.1	6.9	7.7	5.7	7.2	8.7
定点单位	2.5	5.2	11.1	12.6	11.0	2.1	5.9	8.2	7.8	2.8
其他	5.4	9.1	10.2	10.2	32.6	8.4	12.8	10.8	10.2	23.9

注：2008—2018 年填报两周内第一次就诊机构，其中只有 2008 和 2018 年填报了选择该就诊机构的原因。

从城乡调查人口选择第一次就诊机构原因变化来看，2008—2018年城市地区调查人口第一次就诊选择基层医疗卫生机构的比例增加27.4%，主要原因是选择技术水平高、有信赖医生、定点单位等原因的占比上升，分别增加了5个、1个和1个百分点（表1-3-12）。农村地区调查人口第一次就诊选择县级以上医疗机构的比例增加，主要原因是县级、市级和省级机构的技术水平高，2008年占比分别为50.4%、60.4%和74.1%；到2018年该比例有升有降，分别为44.8%、62.6%和65.6%（表1-3-12）。

城市地区调查人口因技术水平高选择基层医疗卫生机构就诊的比例增长最快，从2.2%增长到5.8%，增加了166.4%；此外城市地区调查人口因定点单位选择基层就诊的比例增长也较快，增长了123.9，有信赖的医生增长了59.5%。而农村地区调查人口因技术水平高选择县级医疗机构就诊的比例增加最多，从3.8%增长到6.3%，增加了67.6%；因距离近/方便选择市级和省级医疗机构的比例也增长较多，分别增加了44.2%和75.9%（表1-3-13）。可见，城市地区调查人口选择基层医疗卫生机构占比增加的主要因素包括技术水平高、定点医疗机构及有信赖的医生；而农村地区调查人口选择县级以上医疗机构就诊比例增长的主要原因不仅是技术水平高，距离近/方便也是主要原因之一。

表1-3-13　2008年、2018年城乡调查人口因不同原因选择第一次就诊机构的占比（%）

就诊原因	选择基层机构的城市调查人口		选择县级机构的农村调查人口		选择市级机构的农村调查人口		选择省级机构的农村调查人口	
	2008年	2018年	2008年	2018年	2008年	2018年	2008年	2018年
距离近/方便	35.0	40.9	5.7	6.0	0.36	0.51	0.13	0.23
收费合理	4.7	3.3	0.5	0.3	0.04	0.02	0.01	0.01
技术水平高	2.2	5.8	3.8	6.3	0.42	0.58	0.35	0.39
设备条件好	0.2	0.2	1.0	1.1	0.09	0.07	0.06	0.03
有信赖医生	2.8	4.5	1.3	1.6	0.10	0.09	0.06	0.07
定点单位	0.9	2.0	1.7	1.5	0.17	0.15	0.12	0.08
其他	2.3	5.2	1.3	2.3	0.12	0.17	0.08	0.09
合计	48.1	62.0	15.4	19.2	1.3	1.6	0.8	0.9

从不同发病时间下选择第一次就诊机构的原因来看，2018年无论是两周内新发还是急性病两周前发病或者慢性病持续到两周内，调查人口选择基层医疗卫生机构就诊的主要原因仍旧是距离近/方便，占比分别为68.6%、58.5%及67.2%。选择县级以上医院的主要原因还是因为技术水平高（表1-3-14）。

（三）不同医疗机构的就诊疾病类型

从不同就诊机构的疾病构成来看，除其他医疗机构以外，2018年感冒、高血压、糖尿病在各类医疗机构的就诊疾病构成中均位列前三。感冒占比在逐年下降，而高血压和糖尿病占比却在逐年上升。其中，高血压在基层医疗卫生机构就诊比例上升的幅度最大，1993—2018年上升了23个百分点；其次是在市级医院，高血压就诊比例上升了15个百分点，在省级医疗机构上升了13个百分点（表1-3-15）。总体上，从省级医院到县级医院，不同医疗机构就诊的病种差异不大，稍有不同的有三类病，皮炎、类风湿性关节炎、肾炎和肾病变。即从就诊机构的疾病类型来看，省级医院、市级医院、县级医院的差异不大，没有显示出各级医疗机构的功能定位有所不同。

从城乡调查人口的两周就诊疾病构成情况来看，城市地区调查人口在市级以上医疗机构因常见疾病（如感冒）就诊的比例，虽然有下降的趋势，但仍旧远高于农村地区；2018年城市地区调查人口在市级和省级医院因感冒就诊的例数分别有142例和101例，分别占7.8%和8.1%，而农村地区调查人口仅有14例和8例，占比为3.9%和3.7%，前者的绝对数量是后者的10倍多，相对数量是后者的2倍左右。

三、两周患病未治疗情况

总体上，1993—2018年两周患病未治疗比例不断下降，从15.6%下降至1.7%，下降了89%，且近10年都维持在非常低的水平（低于2%）。

表1-3-14 2018年不同发病时间的调查人口选择第一次就诊机构的原因构成（%）

就诊原因	城市					农村					合计				
	基层	县级	市级	省级	其他	基层	县级	市级	省级	其他	基层	县级	市级	省级	其他
两周内新发															
距离近/方便	67.0	34.8	35.3	33.3	47.5	69.8	20.8	20.6	28.6	52.0	68.6	27.9	33.4	32.9	49.9
技术水平高	10.9	39.4	40.1	49.5	18.4	11.1	48.7	61.9	60.7	19.1	11.0	43.9	43.0	50.5	18.8
急性病两周前发病															
距离近/方便	57.4	27.7	27.2	17.3	41.8	59.5	17.7	7.9	11.1	30.6	58.5	22.6	23.5	16.4	37.5
技术水平高	16.9	41.1	51.3	61.2	13.3	19.2	49.4	71.1	66.7	25.8	18.1	45.3	55.1	62.1	18.1
慢性病持续到两周内															
距离近/方便	66.2	30.8	32.2	24.4	38.0	68.1	17.4	7.3	7.3	28.5	67.2	24.5	28.2	21.9	33.4
技术水平高	7.6	29.2	32.3	37.8	12.7	9.4	42.1	60.3	64.0	18.9	8.5	35.3	36.8	41.7	15.7

表1-3-15　1993—2018年调查人口在各类医疗机构就诊的疾病构成（%）从高到低排序

疾病名称	1993年	1998年	2003年	2008年	2013年	2018年	疾病名称	1993年	1998年	2003年	2008年	2013年	2018年
基层医疗卫生机构							**县级医疗机构**						
感冒	49.6	51.0	39.8	32.3	31.0	25.5	高血压	2.9	4.2	7.2	8.8	12.6	14.3
高血压	2.0	2.9	5.8	8.9	27.5	24.5	感冒	27.4	25.1	13.8	11.4	11.7	8.7
糖尿病	0.2	0.4	0.4	1.2	5.9	6.4	糖尿病	0.8	1.1	2.8	3.9	6.3	7.6
急、慢性胃肠炎	8.8	8.4	8.9	9.8	4.8	5.6	急、慢性胃肠炎	8.3	7.8	7.2	7.2	5.1	5.2
椎间盘疾病	0.4	1.0	1.1	2.6	2.3	3.5	椎间盘疾病	0.7	1.9	2.8	4.9	4.4	4.6
脑血管病	3.5	3.7	1.7	2.3	1.9	2.2	脑血管病	3.8	3.8	3.4	3.7	4.3	3.7
类风湿性关节炎	2.5	3.2	2.9	3.7	1.9	1.6	缺血性心脏病	2.5	2.4	2.2	3.0	2.1	2.6
缺血性心脏病	0.5	1.0	1.0	1.6	1.3	1.5	泌尿系统结石	0.4	1.2	1.5	1.6	1.5	1.4
牙齿疾患	0.0	0.0	1.6	1.8	1.4	1.5	慢性阻塞性肺疾病	0.0	0.0	1.6	1.6	2.2	1.3
慢性阻塞性肺疾病	0.0	0.0	3.3	3.0	1.9	1.4	肾炎和肾病变	0.9	1.2	1.4	0.9	1.1	1.3
市级医疗机构							**省级医疗机构**						
高血压	3.3	6.7	13.3	14.0	18.3	17.8	高血压	3.4	7.7	10.3	16.9	20.2	16.8
糖尿病	1.6	2.4	4.4	4.7	8.2	7.8	感冒	26.0	24.8	10.0	11.3	8.3	7.5
感冒	35.8	27.9	14.8	11.0	7.7	7.1	糖尿病	0.9	3.2	6.0	4.6	8.7	6.9
脑血管病	4.3	6.4	4.4	3.2	4.1	3.3	急、慢性胃肠炎	5.8	6.9	4.3	2.7	3.2	4.5
急、慢性胃肠炎	4.6	5.9	5.0	4.1	4.9	3.2	缺血性心脏病	3.0	3.2	4.5	2.1	3.6	3.6

疾病名称	1993年	1998年	2003年	2008年	2013年	2018年
椎间盘疾病	1.2	1.9	2.2	3.8	3.4	3.2
缺血性心脏病	4.0	4.4	4.7	3.9	3.1	2.6
皮炎	1.7	1.0	0.4	1.3	0.7	1.3
类风湿性关节炎	1.7	2.5	1.6	1.6	1.8	1.3
慢性阻塞性肺疾病	0.0	0.0	2.6	2.5	1.2	1.2

续 表

疾病名称	1993年	1998年	2003年	2008年	2013年	2018年
椎间盘疾病	1.1	2.0	3.6	2.9	3.0	3.0
脑血管病	4.6	5.4	5.6	3.3	3.2	2.2
慢性阻塞性肺疾病	0.0	0.0	3.0	1.9	1.0	2.0
皮炎	1.3	1.8	0.2	0.4	0.0	1.6
肾炎和肾病变	1.3	0.7	0.9	2.1	2.2	1.5

注：由于就诊医疗机构填报的是其中某次的就诊机构，因此不对病种进行加权，表中的数值为各类疾病的占比（%）。1993年和1998年为某次就诊机构的疾病构成；2003年为治某病的最高级别医疗机构疾病构成；2008—2018年为首诊机构的疾病构成。

从三个阶段的变化趋势看，1993—2003年未治疗比例下降速度最慢，10年下降了15.4%，2008—2018年下降最快，下降了84%，其中农村下降速度高于城市，东北地区下降速度慢于东中西部地区，低收入人群下降速度略低于其他收入人群（表1-3-16）。

表1-3-16 1993—2018年调查人口两周病伤未治疗情况（%）

分类	未治疗比例						变化率		
	1993年	1998年	2003年	2008年	2013年	2018年	1993—2003年	2003—2008年	2008—2018年
城乡									
城市	9.6	6.2	9.7	6.4	0.6	1.6	1.0	−34.0	−75.0
农村	18.3	11.5	14.5	12.4	2.4	1.9	−20.8	−14.5	−84.7
区域									
东部	9.8	7.5	11.4	8.4	0.9	1.1	16.3	−26.3	−86.9
中部	21.8	13.5	15.1	13.2	2.8	2.1	−30.7	−12.6	−84.1
西部	16.4	9.8	14.1	11.8	1.0	1.9	−14.0	−16.3	−83.9
东北	16.6	9.0	9.4	8.9	0.8	2.7	−43.4	−5.3	−69.7
收入									
高收入	13.1	7.8	10.8	8.6	1.0	1.2	−17.6	−20.4	−86.0
中高收入	15.2	9.1	12.2	9.8	1.2	1.4	−19.7	−19.7	−85.7
中低收入	15.0	9.6	12.4	10.7	1.5	1.8	−17.3	−13.7	−83.2
低收入	18.7	12.8	16.5	12.7	1.8	2.6	−11.8	−23.0	−79.5
非贫困	—	12.0	15.2	11.9	1.4	2.1	—	−21.7	−82.4
贫困	—	17.3	24.8	15.8	3.2	4.0	—	−36.3	−74.7
合计	15.6	9.8	13.2	10.6	1.4	1.7	−15.4	−19.7	−84.0

注：未治疗包括未就诊和未自我医疗。

2018年两周患病未治疗比例略有上升，增加了0.3个百分点。从城乡来看，2018年城市未治疗比例上升1个百分点，农村下降0.5个百分点。从不同地区和收入情况看，2018年东北地区及低收入人群的未治疗比例比较高，比2013年增长了1.9个和0.8个百分点。总体上，从城乡、不同地区、不同收入人群的未治疗比例来看，近5年都维持在非常低的水平，且各组间差异进一步缩小（表1-3-16）。

四、第一次就诊满意度

2008—2018年两周患病者对第一次就诊机构的总体满意度不断上升，不满意的比例下降，从2008年的39.3%下降到2018年的1.8%，其中，城市地区不满意的比例普遍高于农村地区，下降幅度也高于农村地区（表1-3-17）。对第一次就诊机构不满意的前三位原因从2008年的设备条件（34.4%）、医疗费用（24.6%）、技术水平（12.5%）变为2018年的医疗费用（39.5%）、技术水平（24.6%）及服务态度（12.6%）。其中，2018年对医疗费用和服务态度不满意占比较2013年有所下降，分别下降了7个和1个百分点，但对技术水平不满意的比例一直上升，2018年比较2008年增长了约12个百分点。由于70%左右的患者第一次就诊在基层医疗卫生机构，对技术水平不满意占比上升间接反映了基层医疗卫生机构能力水平不能达到患者预期。

对环境的满意度方面，认为就诊机构环境好的比例逐年上升，从2008年的44.6%增长到2018年的68.9%，增加了24个百分点。其中2013年起，农村地区对就诊机构环境满意者的比例高于城市地区，2018年达到72%。在候诊时间上，认为候诊时间长的比例略有降低，从2008年的9.1%下降到2018年的8.1%。其中，城市地区认为候诊时间长的比例高出农村地区4～5个百分点。

从不同就诊机构的情况看，患者对各类机构的满意度都呈上升趋势，其中对基层医疗卫生机构满意的比例最高，2018年达到84.0%，其次是县级医疗机构为72.7%。城乡患者对不同机构的满意度分布情况跟总体基本一致，农村地区对省级医疗机构满意的比例高于城市地区及总体水平，2018年达到80.5%（表1-3-17）。

从调查人口对第一次就诊机构就诊不满意的原因来看，基层医疗卫生机构排名前三的原因仍旧是从2008年的设备条件、医疗费用、技术水平变为2018年的医疗费用、技术水平及服务态度，而县级以上医疗机构排名前三的原因一直为医疗费用、技术水平及服务态度。这也反映了2013年后基层医疗卫生机构设备条件得到改善。

表1-3-17　2008—2018年调查人口对第一次就诊机构的满意情况构成（%）

就诊机构	2008年		2013年			2018年		
	满意＋一般	不满意	满意	一般	不满意	满意	一般	不满意
城市	59.3	40.7	73.3	24.4	2.3	76.7	21.2	2.1
基层	66.9	33.1	79.2	19.7	1.1	81.6	17.2	1.2
县级	52.2	47.8	63.0	32.4	4.6	69.5	26.9	3.6
市级	48.4	51.6	60.3	35.0	4.7	67.2	28.8	3.9
省级	56.1	43.9	60.8	34.7	4.5	66.3	29.0	4.7
其他	66.7	33.3	66.1	29.7	4.2	71.1	26.3	2.6
农村	61.1	38.9	79.7	18.9	1.5	83.5	15.1	1.4
基层	61.9	38.1	82.3	16.9	0.8	86.1	12.8	1.0
县级	57.2	42.8	69.1	26.5	4.4	76.1	21.4	2.5
市级	50.0	50.0	73.2	23.9	2.8	73.7	24.1	2.2
省级	48.8	51.2	66.3	27.2	6.5	80.5	15.8	3.7
其他	67.3	32.7	62.2	36.6	1.2	76.7	20.7	2.6
合计	60.7	39.3	76.5	21.6	1.9	80.0	18.2	1.8
基层	62.7	37.3	80.9	18.1	1.0	84.0	14.9	1.1
县级	55.6	44.4	65.9	29.6	4.5	72.7	24.2	3.1
市级	48.8	51.2	62.1	33.5	4.4	68.3	28.1	3.7
省级	54.8	45.2	61.8	33.3	4.8	68.4	27.1	4.5
其他	67.1	32.9	64.9	31.8	3.3	73.9	23.5	2.6

第三节　住院服务利用情况

一、住院率变化趋势及其影响因素分析

（一）住院率及标化住院率变化趋势

1998—2018年调查人口住院率呈逐年上升趋势，从2.6%增长为13.8%，增长了4.3倍。年龄标准化后，2018年住院率为12.1%，比1998年增长了约3倍。排除年龄影响后，2003—2008年住院率增长最快，增长了77.5%，2013—2018年增长了44.0%（表1-3-18）。

根据国家卫生健康统计年鉴数据，2008年、2013年和2018年的住院率分别为8.6%、14.1%和18.2%，同样呈递增趋势，且2008—2013年增速也高于2013—2018年，但各年份的住院率高于同期国家卫生服务调查的结果。两者差异可能与入户调查的被调查者存在回忆偏倚，受医保支付和补偿的影响部分门诊患者被统计为住院等有关。总之，1998—2018年卫生服务调查的住院率呈现规律上升趋势，能够较好反映我国居民的住院服务利用情况。

（二）城乡及不同区域、收入组的住院率

1998—2018年城乡调查人口住院率均呈逐年上升趋势，且城乡差异逐年缩小，到2018年农村调查人口住院率达到14.7%，超过了城市（12.9%）。在排除了年龄影响后，1998—2003年城市住院率高于农村，差异不超过1个百分点，2008年起农村住院率开始超过城市，且差异逐渐扩大，2018年差异达到2个百分点（表1-3-18）。

从区域分布情况看，1998—2018年各地区调查人口住院率均呈逐年上升的趋势，东部地区住院率一直最低（2.2%～11.2%），西部地区相对较高（2.8%～15.3%）。在排除了年龄影响后，两者差异从1998年的1个百分点扩大到2018年的4个百分点，并且西部地区住院率的增长速度

在各阶段都超过了东部地区。结合两周就诊率来看，东部地区的两周就诊率比较高，但住院率较低，而西部地区的两周就诊率和住院率都比较高（表1-3-18）。

从收入情况看，1998—2018年不同收入组的住院率均呈逐年上升趋势。在排除了年龄影响后，高收入组的住院率高于中高收入、中低收入及低收入组（2018年除外），且差异有所扩大。2018年低收入贫困组的住院率达到最高，标化住院率为16.9%，比高收入组高4个百分点（表1-3-18）。

表1-3-18　1998—2018年城乡调查人口不同区域和收入组的住院率（%）

分类	住院率					标化住院率				
	1998年	2003年	2008年	2013年	2018年	1998年	2003年	2008年	2013年	2018年
城乡										
城市	3.6	4.2	7.1	9.1	12.9	3.7	4.1	6.2	8.0	11.0
农村	2.3	3.4	6.8	9.0	14.7	2.7	3.8	7.2	8.7	13.3
区域										
东部	2.2	3.5	6.2	7.8	11.2	2.4	3.6	6.0	6.9	9.7
中部	2.9	3.3	7.3	9.4	15.1	3.4	3.7	7.6	8.7	13.0
西部	2.8	3.9	7.2	10.0	15.3	3.4	4.4	7.6	9.7	14.1
东北	2.7	3.4	6.3	8.5	12.4	3.2	3.5	6.5	7.4	10.1
收入										
高收入	2.9	4.2	7.3	8.3	12.6	3.6	4.8	7.9	8.5	12.3
中高收入	2.4	3.5	6.7	8.7	13.1	2.9	4.0	7.2	8.6	12.2
中低收入	2.5	3.2	6.4	8.9	13.4	3.0	3.6	6.6	8.3	11.8
低收入	2.7	3.4	7.0	10.4	16.5	2.8	3.5	6.4	8.2	12.4
非贫困	2.6	3.4	6.9	9.9	15.0	2.7	3.4	6.4	7.8	11.2
贫困	4.1	4.1	7.5	12.4	22.3	4.5	4.4	6.5	9.9	16.9
合计	2.6	3.6	6.8	9.0	13.8	3.1	4.0	7.1	8.4	12.1

（三）慢性病与住院率

1998—2018年，15岁及以上慢性病患者的住院率是同年龄段无慢性病调查人口的4～10倍，两者差异不断增大，到2018年15岁及以上患慢性病调查人口住院率为28.9%，同年龄段无慢性病人群仅为7.7%。从变化趋势看，慢性病患者与无慢性病人口的住院率均呈增长趋势，且无慢性病人口的住院率增长速度高于慢性病患者。慢性病患者的住院率在1998—2003年增长最少，在2003—2008年增长最多。2003—2018年间，高血压患者住院率的增长率超过了慢性病患者（表1-3-19）。

以调查区县为单位进行分析，发现随着调查区县高血压和糖尿病人均随访次数的增加，调查区县高血压和糖尿病患者的住院率呈增长趋势（表1-3-20），与两周就诊率的规律一致。

表1-3-19   1998—2018年调查慢性病患者的住院率（%）

分类	住院率					变化率		
	1998年	2003年	2008年	2013年	2018年	1998—2003年	2003—2008年	2008—2018年
15岁及以上无慢性病	1.3	2.4	4.2	5.4	7.7	84.6	75.0	83.3
患慢性病	12.0	13.8	21.2	23.4	28.9	15.0	53.6	36.3
患高血压	12.8	11.6	18.6	21.5	28.3	−9.4	60.3	52.2
患糖尿病	21.4	21.1	31.3	29.5	37.5	−1.4	48.3	19.8

表1-3-20   2018年调查区县高血压、糖尿病随访次数与住院率

人均随访次数	高血压随访			糖尿病随访		
	县数量	比例（%）	住院率（%）	县数量	比例（%）	住院率（%）
0～	44	6.4	10.6	36	23.1	11.2
0.5～	84	12.2	13.6	61	39.1	12.7
1.0～	23	3.3	17.2	37	23.7	14.4
1.5～	4	0.6	27.0	15	9.6	18.1
2.0～	1	0.1	27.3	6	3.8	22.9
2.5～	0	0	—	1	0.6	27.3

（四）疾病别住院率

除正常分娩和感冒以外，2018年住院率排名前十的疾病包括脑血管疾病、高血压、椎间盘疾病、肺炎、慢性阻塞性肺疾病、缺血性心脏病、糖尿病、急慢性胃肠炎、骨折、胆石症和胆囊炎，且在1998—2018年这些疾病的住院率都在不断上升。其中脑血管疾病的住院率增长最多，从3.0‰上升为9.6‰，增加了220%，其次是高血压从0.8‰增长为6.8‰，增加了750%，椎间盘疾病增长也非常迅速，从0.4‰增长到5.5‰（表1-3-21）。

（五）人口、社会因素与住院率

从不同性别、文化程度、就业状况等调查人口的住院率来看（表1-3-22），各调查年女性住院率均高于男性，且两者差距有扩大趋势，从0.3个百分点增长到2.5个百分点。没上过学的人群住院率最高，且增长速度最快。在不同就业状况下，离退休、无业＋失业和其他组的住院率均相对较高，且无业＋失业组的住院率在2003年后增长速度最快。

（六）医疗保险与住院率

有社会医疗保险人群的住院率高于无社会医疗保险、无医疗保险者。从变化趋势看，无社会医疗保险者在1998—2003年住院率增长了50%，明显高于有社会医疗保险者（11.4%）；2003—2008年有社会医疗保险者的住院率增长了46.9%，高于无社会医疗保险人群，在2008—2018年有社会医疗保险调查人口住院率增长速度仍高于无社会医疗保险人群（表1-3-23）。这种变化规律与2003年起推进新农合和2007年起推进城镇居民医保的时间相一致，社会医疗保险是影响住院率的重要因素。

表1-3-21　1998—2018年调查人口住院排名前十病种的住院率（‰）

疾病名称	城乡合计					城　市					农　村				
	1998年	2003年	2008年	2013年	2018年	1998年	2003年	2008年	2013年	2018年	1998年	2003年	2008年	2013年	2018年
正常分娩	0	4.9	7.8	8.7	10.6	0	4.2	5.6	8.4	12.0	0	5.2	8.6	8.9	9.2
脑血管病	3.0	1.8	4.1	6.9	9.6	6.4	3.3	5.9	7.1	7.7	1.9	1.3	3.4	6.7	11.7
感冒	2.5	1.5	3.8	5.4	8.7	2.4	1.2	1.4	3.9	6.1	2.5	1.6	4.7	6.9	11.6
高血压	0.8	1.2	3.2	4.9	6.8	2.1	2	4.6	5.1	7.0	0.4	1.0	2.7	4.7	6.7
椎间盘疾病	0.4	0.4	1.1	2.7	5.5	0.7	0.6	1.2	2.8	5.1	0.3	0.3	1.0	2.5	6.0
肺炎	1.5	1.0	2.6	2.9	5.0	1.5	0.9	1.4	2.8	5.0	1.5	1.0	3.0	3.1	4.9
慢性阻塞性肺病	0	0.9	2.1	2.8	4.8	0	1.3	2.0	2.7	4.0	0	0.7	2.2	2.9	5.7
缺血性心脏病	1.5	1.2	2.0	3.1	4.8	4.9	3.1	4.2	3.7	4.5	0.4	0.6	1.2	2.5	5.1
糖尿病	0.4	0.6	1.6	2.6	4.4	1.2	1.6	3.9	3.6	5.4	0.1	0.2	0.7	1.6	3.3
急、慢性胃肠炎	1.6	0.9	1.9	2.3	3.3	1.0	0.6	1.1	1.9	2.8	1.7	1.1	2.3	2.8	3.9
骨折	1.3	1.7	2.6	3.5	3.3	1.5	1.4	2.2	3.1	2.4	1.2	1.8	2.7	3.8	4.2
胆石症和胆囊炎	1.4	1.2	1.9	1.9	2.3	2.3	1.8	2.4	2.0	2.1	1.1	1.1	1.8	1.9	2.4

注：同一病种可多次住院，均纳入统计。由于正常分娩不算疾病，感冒可能引起歧义，因此纳入了排名前十二位的病种。

表 1-3-22 1998—2018 年不同人口社会因素的住院率及变化率（%）

项目	住院率					变化率		
	1998年	2003年	2008年	2013年	2018年	1998—2003年	2003—2008年	2008—2018年
性别								
女性	2.8	4.0	7.6	10.1	15.0	42.9	90.0	97.4
男性	2.5	3.2	6.0	8.0	12.5	28.0	87.5	108.3
文化程度								
没上过学	3.8	5.0	10.0	14.7	22.4	31.6	100.0	124.0
小学	3.1	4.6	8.8	12.8	19.1	48.4	91.3	117.0
初中	2.4	3.5	6.5	8.7	13.4	45.8	85.7	106.2
高中/中专/技校	2.9	3.6	5.5	7.4	11.9	24.1	52.8	116.4
大专	4.5	3.4	6.8	6.8	10.5	−24.4	100.0	54.4
本科及以上	4.7	4.5	5.5	6.2	10.1	−4.3	22.2	83.6
就业状况								
在业	2.5	3.7	6.5	7.7	10.2	48.0	75.7	56.9
离退休	8.6	10.1	14.8	17.7	22.7	17.4	46.5	53.4
在校学生	0.9	1.1	1.4	1.3	2.2	22.2	27.3	57.1
无业＋失业	3.3	3.6	8.3	12.7	20.0	9.1	130.6	141.0
其他	5.0	7.2	13.1	19.3	29.6	44.0	81.9	126.0

表 1-3-23 1998—2018 年城乡调查人口有无医疗保险者的住院率及变化率（%）

医保情况	住院率					变化率		
	1998年	2003年	2008年	2013年	2018年	1998—2003年	2003—2008年	2008—2018年
有社会医疗保险	4.4	4.9	7.2	9.2	13.9	11.4	46.9	93.1
城市	4.9	5.7	8.3	9.4	13.1	16.3	45.6	57.8
农村	3.5	3.8	6.9	9.1	14.8	8.6	81.6	114.5
无社会医疗保险	2.2	3.2	4.3	5.1	7.4	50.0	30.3	72.1
城市	2.3	2.8	4.0	4.4	6.2	21.7	42.9	55.0
农村	2.2	3.3	4.8	6.8	9.5	50.0	45.5	97.9
无医疗保险	2.2	3.4	4.3	5.3	7.4	54.5	26.5	72.1
城市	2.3	2.9	3.9	4.6	6.0	26.1	34.5	53.8
农村	2.2	3.4	4.9	6.9	9.7	54.5	44.1	98.0

（七）住院率的 Logistic 回归分析

以是否住院为因变量建立 Logistic 回归模型，影响因素中的个体因素包括性别、年龄、家庭人均收入、文化程度、就业状况；需要因素为是否患有慢性病、两周是否患病；环境因素包括城乡、区域、基本医疗保险参保情况、年份以及保险和年份的交互作用。

回归结果表明，纳入模型的各类因素对住院率的影响均具有统计学意义（表 1-3-24）。其中，女性住院率高于男性，65 岁及以上老人和 34 岁及以下人口住院率高于 35～64 岁人口；西部地区的住院率最高，东部地区最低；高收入人群住院率最高，而低收入非贫困组的住院率最低；小学学历的住院率最高；患慢性病和两周患病调查人口的住院率高于无慢性病和无两周患病人群；有医保的住院率高于无医保；与 1993 年相比，2008—2018 年的住院率逐年上升，2018 年最高。

表 1-3-24　调查人口是否住院的 Logistic 模型回归结果

分类	项目	系数	OR 值	95%CI	P 值
性别（对照：女性）	男性	−0.136	0.873	（0.86～0.88）	＜0.0001
年龄（对照：85 岁以上）	15～24 岁	0.126	1.134	（1.11～1.32）	＜0.0001
	25～34 岁	0.184	1.202	（1.20～1.28）	＜0.0001
	35～44 岁	−0.371	0.690	（0.63～0.71）	＜0.0001
	45～54 岁	−0.373	0.689	（0.63～0.70）	＜0.0001
	55～64 岁	−0.180	0.835	（0.79～0.86）	＜0.0001
	65～74 岁	0.124	1.132	（1.08～1.14）	＜0.0001
	75～84 岁	0.285	1.330	（1.30～1.39）	＜0.0001
城乡（对照：农村）	城市	−0.078	0.925	（0.91～0.95）	＜0.0001
地区（对照：东北）	东部	−0.185	0.831	（0.80～0.93）	＜0.0001
	中部	0.099	1.104	（1.03～1.17）	＜0.0001
	西部	0.173	1.189	（1.10～1.23）	＜0.0001
收入	高收入	0.066	1.068	（1.03～1.08）	＜0.0001

分类	项目	系数	OR值	95%CI	P值
（对照：低收入贫困）	中高收入	0.000	1.000	（0.98～1.01）	0.9591
	中低收入	−0.040	0.961	（0.95～0.99）	＜0.0001
	低收入非贫困	−0.099	0.906	（0.90～0.94）	＜0.0001
文化程度	没上过学	−0.092	0.912	（0.90～0.95）	＜0.0001
（对照：本科及以上）	小学	0.059	1.061	（1.05～1.09）	＜0.0001
	初中	−0.003	0.997	（0.99～1.03）	0.6964
	高中/中专/技校	−0.031	0.969	（0.94～0.98）	0.0039
	大专	0.020	1.020	（0.96～1.04）	0.2449
就业（对照：其他）	在业	0.130	1.139	（1.13～1.21）	＜0.0001
	离退休	0.360	1.433	（1.46～1.56）	＜0.0001
	在校学生	−1.219	0.296	（0.21～0.34）	＜0.0001
	无业＋失业	0.509	1.664	（1.61～1.93）	＜0.0001
慢性病（对照：否）	是	0.558	1.747	（1.59～1.83）	＜0.0001
两周患病（对照：否）	是	0.223	1.250	（1.24～1.29）	＜0.0001
社会医疗保险（对照：否）	是	0.224	1.251	（1.24～1.29）	＜0.0001
年份（对照：1993年）	1998年	−0.415	0.660	（0.64～0.68）	＜0.0001
	2003年	−0.220	0.803	（0.78～0.83）	＜0.0001
	2008年	0.045	1.046	（1.01～1.09）	0.0202
	2013年	0.288	1.334	（1.27～1.40）	＜0.0001
	2018年	0.436	1.547	（1.47～1.63）	＜0.0001
年份＊保险	参保1998年	0.093	1.097	（1.06～1.13）	＜0.0001
（对照：参保1993年）	参保2003年	−0.106	0.899	（0.87～0.93）	＜0.0001
	参保2008年	−0.021	0.979	（0.94～1.02）	0.2693
	参保2013年	−0.026	0.974	（0.93～1.02）	0.2748
	参保2018年	−0.012	0.988	（0.94～1.04）	0.6413
截距		−2.776	0.062	（0.061～0.064）	＜0.0001

二、住院医疗机构

（一）住院医疗机构构成

1998—2008年填写的是某疾病最近一次住院机构，1993年、2013—2018年填写的是每一次住院机构。考虑到住院机构选择在不同程度上受患者"偏好"和相同影响因素的影响，对于1998—2008年住院机构占比较高的机构可能存在一定程度上对构成比的高估，对于占比较低的机构可能会低估构成比，会在一定程度上影响到构成比变化的程度。但因1998—2008年城乡调查人口住院次数2次及以上的比例为11%～15%，故对结果的影响不会很大。

城市调查人口在区县级医院和市级医院住院的比例都比较高，但变化趋势正好相反，前者呈上升趋势，从1993年的22.1%增长到2018年的44.9%；后者呈下降趋势，从1993年的34.2%下降到2018年的22.7%，并且在2008年分别有一个明显的增长和下降。近15年城市调查人口在省级医院住院的比例存在下降的趋势，2018年占比为13.5%；而在基层医疗卫生机构住院的比例虽然不高，但呈增加趋势，2018年占比为10.2%（表1-3-25）。

农村调查人口在县级医院住院的比例最高，且呈逐年增加趋势，从1993年的37.1%增加到2018年56.4%；在基层医疗卫生机构住院比例次之，但占比有下降趋势，从1993年的46.6%下降到2018年的24.6%。农村调查人口在市级和省级医院住院的占比都不高，但有一定的增长趋势（表1-3-25）。

（二）农村地区调查人口县域内住院情况

从表1-3-26中农村地区县域内住院人次数可见，2013年县域内（基层和县级医疗机构）住院人次数占比在70.0%及以上的县占所有调查县数的93.6%，2018年该比例下降到87.2%，减少了约7个百分点。2013年

表1-3-25 1993—2018年城乡调查人口住院医疗机构构成及变化情况（%）

机构类型	城市						农村						合计					
	1993年	1998年	2003年	2008年	2013年	2018年	1993年	1998年	2003年	2008年	2013年	2018年	1993年	1998年	2003年	2008年	2013年	2018年
基层	4.7	5.3	5.1	6.7	11.8	10.2	46.6	35.5	28.8	36.6	29.8	24.6	31.6	25.2	21.7	28.7	21.0	17.8
县级	22.1	13.8	17.0	43.4	47.3	44.9	37.1	42.3	42.6	50.0	55.7	56.4	31.7	32.6	35.0	48.2	51.6	51.0
市级	34.2	41.2	46.5	25.6	27.3	22.7	4.7	8.5	10.0	6.7	8.9	8.0	15.3	19.7	20.9	11.9	17.9	14.9
省级	19.4	19.9	21.4	20.1	10.8	13.5	2.3	2.6	4.1	3.9	4.0	4.2	8.5	8.6	9.3	8.2	7.3	8.6
其他	19.6	19.8	10.0	3.2	2.8	8.7	9.3	11.1	14.5	2.8	1.6	6.8	12.9	14.0	13.1	2.9	2.2	7.7

注：1998—2008年是某疾病最近一次住院机构；1993年、2013—2018年是每一次住院机构。

90%患者住院不出县的县占30.8%，2018年为17.1%，减少了44.5%（表1-3-26）。

2013—2018年农村地区调查人口在基层医疗卫生机构住院比例下降了5个百分点，在县级医疗机构住院比例仅增加了1个百分点，而在市级以上医疗机构住院比例变化不大，在其他医疗机构住院比例增长了5个百分点。因此，农村地区县域内住院比例下降可能主要是流向了其他医疗机构。从农村不同年龄调查人口在其所在县域内的住院情况来看，15～35岁的农村地区调查人口在本县住院的比例比较低，不超过80%，65岁及以上农村地区调查人口在本县住院的比例基本达到90%。

表1-3-26　2013年和2018年农村地区县域内住院人次数构成分布

县域内住院人次数占比（%）	2013年		2018年		变化率（%）
	县数	比例（%）	县数	比例（%）	2013—2018年
40～	0	0	3	4.3	—
50～	0	0	1	1.4	—
60～	5	6.4	5	7.1	10.9
70～	13	16.7	20	28.6	71.3
80～	36	46.2	29	41.4	-10.4
90～	24	30.8	12	17.1	-44.5
合计	78	100.0	70	100.0	—

注：1998—2008年填报每个病种的住院次数，以及最近一次住院的机构，因此机构与住院次数不能一一对应，2013—2018年每次住院都填报住院机构，因此可以计算2013—2018年的农村地区基层和县级医疗卫生机构住院人次数构成。计算县水平按机构类型算住院人次数的构成比。

（三）不同医疗机构的住院疾病类型

2018年正常分娩在县级、市级和省级医疗机构的占比都是最高的，

2008—2018年在县级医疗机构正常分娩住院的比重有所下降，从17.6%下降为10.1%，而在市级以上医疗机构的比重有所上升。脑血管病、高血压、缺血性心脏病、糖尿病都是各级医院住院的主要构成疾病，省级医院、市级医院、县级医院的疾病类型排序存在一定的差异（表1-3-27）。相较于就诊病种的分布情况，各级医疗机构的住院病种分布在一定程度上更能体现出各级医疗机构的功能定位的不同。

三、需住院未住院情况

（一）需住院未住院比例变化趋势

1998—2018年调查人口需住院未住院比例呈下降趋势，从1998年的35.9%下降到2018年的21.5%，下降了40.1%，下降幅度逐年变小。其中，1998—2003年需住院未住院比例从35.9%下降到27.5%，下降了23.4%；2003—2008年需住院未住院比例继续下降至23.2%，下降了15.6%；2008—2018年需住院未住院比例继续降至21.5%，下降了7.3%。

（二）城乡和不同区域、收入组的需住院未住院比例

从城乡看，除2008—2013年外，城市需住院未住院的比例低于农村，下降幅度略低于农村。其中，城市在1998—2008年下降速度小于农村，2008—2018年下降速度大于农村。2018年农村调查人口需住院未住院比例略高于城市（表1-3-28）。

从地区看，东部地区需住院未住院比例较低，而东北地区较高，两者差异最大达到14个百分点。从变化趋势看，各地区的需住院未住院比例均呈下降趋势，其中东部地区需住院未住院比例降低幅度较大，而东北地区降幅较小，在2003—2008年和2008—2018年，仅分别下降了3.4%和1.9%。

从收入水平来看，随着收入水平下降，需住院未住院比例上升，高收入人群的需住院未住院比例最低，而低收入贫困人群的需住院未住

表1-3-27 1993—2018年各类医疗机构住院病种构成（％）

住院病种	1993年	1998年	2003年	2008年	2013年	2018年
基层医疗卫生机构						
感冒	10.7	14.1	7.7	11.8	12.8	13.9
脑血管病	3.9	7.3	2.5	4.3	8.0	9.6
高血压	0.7	1.2	3.1	5.9	8.2	7.2
椎间盘疾病	0.3	0.4	0.5	1.3	3.3	6.6
慢性阻塞性肺疾病	0	0	3.1	4.3	6.3	6.4
急、慢性胃肠炎	10.6	10.2	4.9	5.0	4.8	4.0
肺炎	6.4	5.2	2.5	5.1	3.4	3.7
缺血性心脏病	0.5	1.2	0.9	1.6	3.4	3.1
正常分娩	8.6	0	26.1	13.8	6.7	2.1
糖尿病	0.0	0.3	0.3	1.2	2.1	1.9
泌尿系统结石	0.7	1.4	1.4	1.8	1.6	1.8
类风湿性关节炎	0.8	1.6	0.3	1.1	2.0	1.6
市级医疗机构						
正常分娩	12.9	0.1	10.0	6.3	6.6	7.2
脑血管病	7.7	9.9	6.6	9.1	7.3	5.5

住院病种	1993年	1998年	2003年	2008年	2013年	2018年
县级医疗机构						
正常分娩	9.8	0.1	17.6	17.7	12.6	10.1
脑血管病	4.1	7.3	3.6	5.6	7.8	7.0
感冒	6.7	6.6	4.0	3.4	4.8	5.5
高血压	1.4	2.5	3.0	3.5	4.8	4.5
肺炎	6.5	5.9	3.6	3.5	3.6	3.9
缺血性心脏病	1.4	2.2	2.4	2.3	3.2	3.5
糖尿病	0.5	0.4	1.1	2.2	2.9	3.4
椎间盘疾病	0.5	1.1	0.8	1.7	2.8	3.2
慢性阻塞性肺疾病	0.0	0.0	1.7	1.8	2.5	3.1
骨折	3.6	6.3	5.8	5.2	4.5	2.6
急、慢性胃肠炎	5.0	4.7	1.8	2.2	2.1	2.2
胆石症和胆囊炎	3.8	4.9	3.0	3.2	2.2	1.7
省级医疗机构						
正常分娩	6.0	0.0	3.8	3.6	4.0	7.2
缺血性心脏病	3.3	3.6	3.6	5.5	5.4	4.5

住院病种	1993年	1998年	2003年	2008年	2013年	2018年
高血压	1.3	3.7	3.3	4.3	4.5	4.6
缺血性心脏病	2.6	3.8	6.0	4.9	3.8	4.1
糖尿病	1.1	2.0	2.6	3.2	3.5	4.0
肺炎	4.4	3.8	1.6	2.2	3.0	3.6
感冒	7.0	5.8	2.7	1.1	2.7	3.0
椎间盘疾病	1.3	1.9	1.2	2.4	2.3	2.9
骨折	3.4	4.8	4.6	4.4	4.4	2.6
慢性阻塞性肺疾病	0	0	1.5	1.8	2.0	2.2
急、慢性胃肠炎	4.1	3.6	2.4	1.8	1.9	1.8
泌尿系统结石	0.8	1.1	1.3	1.0	1.4	1.7

续 表

住院病种	1993年	1998年	2003年	2008年	2013年	2018年
脑血管病	6.0	8.7	7.2	5.6	6.7	4.2
高血压	2.2	2.1	4.7	5.0	4.6	3.9
糖尿病	0.8	2.5	3.6	3.6	3.4	3.8
乳房恶性肿瘤	0.3	0	0.5	1.3	1.3	2.9
肺炎	2.8	2.5	1.6	2.5	1.6	2.8
椎间盘疾病	1.2	1.3	1.8	1.6	2.9	2.6
感冒	4.5	4.6	2.4	1.3	2.4	2.2
胆石症和胆囊炎	5.0	5.1	5.8	4.4	2.3	2.1
气管支气管炎/肺恶性肿瘤	0	0.2	1.3	1.0	2.5	2.0
慢性阻塞性肺疾病	0	0	3.3	1.5	1.5	1.8

注：1998—2008年每个病种多次住院，但填报的住院机构为最近一次住院的机构，如果住院2次及以上者，住院病种计入最近一次住院机构。

比例最高，但1998—2018年不同收入组的需住院未住院比例均呈下降趋势，且高收入人群与低收入贫困人群两者差异在逐年缩小，从1998年的19个百分点降低为2018年的14个百分点，2018年两组的需住院未住院比例分别为15.6%和30.0%。1998—2003年高收入组需住院未住院比例下降最多，下降了32.2%，2008年以后为低收入贫困组下降较多。

表1-3-28　1998—2018年调查人口需住院未住院比例（%）

分类	需住院未住院比例					变化率		
	1998年	2003年	2008年	2013年	2018年	1998—2003年	2003—2008年	2008—2018年
城乡								
城市	30.4	26.1	25.0	17.7	21.0	−14.1	−4.2	−16.0
农村	38.5	28.1	22.6	16.8	21.9	−27.0	−19.6	−3.1
区域								
东部	32.7	23.2	19.9	13.5	16.2	−29.1	−14.2	−18.6
中部	36.2	29.1	23.5	17.9	21.0	−19.6	−19.2	−10.6
西部	36.8	28.8	23.7	17.9	23.3	−21.7	−17.7	−1.7
东北	39.7	32.1	31.0	23.5	30.4	−19.1	−3.4	−1.9
收入								
高收入	27.6	18.7	15.6	13.2	15.6	−32.2	−16.6	0
中高收入	32.2	22.6	19.4	14.5	19.2	−29.8	−14.2	−1.0
中低收入	36.9	28.2	24.2	17.5	23.4	−23.6	−14.2	−3.3
低收入	46.4	39.7	34.5	22.9	26.7	−14.4	−13.1	−22.6
非贫困	44.1	37.9	31.1	20.6	25.5	−14.1	−17.9	−18.0
贫困	55.4	51.1	45.6	29.7	30.0	−7.8	−10.8	−34.2
合计	35.9	27.5	23.2	17.2	21.5	−23.4	−15.6	−7.3

注：以上指标按人数计算。

（三）就业状况与需住院未住院比例

在校学生的需住院未住院比例相对较低，其余人员的需住院未住院比例都比较高，差异存在缩小趋势。2018年在业人员的需住院未住院比例相对最高，为25.3%，高于总体水平。

从变化趋势看，1998—2018年不同就业状况人群的需住院未住院比例均呈下降趋势。1998—2003年在业人员的需住院未住院比例下降最多，从42.4%下降到30.7%，下降了27.6%；2003—2008年在校学生下降最多，下降了14%，2008年达到19.0%；2008年后无业＋失业人员的需住院未住院比例下降最多，到2018年下降了31.6%，但其需住院未住院比例仍较高，为24.5%（表1-3-29）。

（四）需住院未住院的原因

2013—2018年调查人口需住院未住院比例略有上升，从17.2%增长到21.5%，增长约4个百分点，城乡分别增长3个和5个百分点（表1-3-28）。高收入人群增长较少，而中低收入和低收入非贫困人群的需住院未住院增长较多。以下将对需住院未住院比例上升的原因进行分析。

1. 需住院未住院人群与住院人群的比较　研究对需住院未住院人群与住院人群情况进行了分析，发现未住院人群的年龄普遍高于住院人群，差异在5～10岁；未住院人群中男性比例、居住在西部地区比例、低收入者比例以及初中以下学历比例、农业人员比例、慢性病患病比例高于住院人群，自评健康分数均低于住院人群。可见，相对于住院人群，需住院未住院人群健康需要水平相对高，但获取医疗服务的条件相对较差。

2. 需住院未住院原因的构成　1998—2018年经济困难导致未住院的占比在城乡调查人口未住院原因中都是最高的，2018年城市地区调查人口达到42.9%，农村为46.4%，农村略高于城市。从变化趋势

表1-3-29 1998—2018年城乡不同就业状况的需住院未住院比例（%）

就业状况	城市					农村					合计				
	1998年	2003年	2008年	2013年	2018年	1998年	2003年	2008年	2013年	2018年	1998年	2003年	2008年	2013年	2018年
在业	29.5	21.3	25.2	18.5	23.1	44.9	31.9	28.3	17.9	26.6	42.4	30.7	28.0	18.1	25.3
离退休	35.0	27.7	27.5	17.6	22.0	29.5	21.1	20.2	16.0	15.3	34.3	27.0	26.6	17.4	21.1
在校学生	21.4	42.3	26.1	11.5	14.8	27.8	17.3	17.9	11.0	21.3	25.4	22.1	19.0	11.3	18.8
无业＋失业	47.1	37.8	36.0	23.1	23.4	50.7	40.4	35.7	21.5	25.3	49.0	38.7	35.8	22.3	24.5
其他	50.0	34.3	36.2	18.8	23.8	56.7	46.8	37.0	19.8	22.1	54.7	41.9	36.8	19.4	22.7

看，1998—2018年经济困难导致未住院的占比总体呈下降趋势。其中，1998—2003年有所增加，从62.7%增长到70.0%，增加了11.6%；2003—2008年基本没有变化，维持在70.0%左右；2008年经济困难导致未住院占比大幅下降，从70.2%下降到2018年的44.7%，下降了36.3%。此外，没必要住院的原因在2008—2018年有所上升，从10.8%上升到20.5%，上升了89.8%（表1-3-30）。

3. 不同原因导致的需住院未住院比例 从不同原因导致的需住院未住院比例来看，1998—2018年经济困难、没有必要及其他原因导致未住院比例均呈下降的趋势，其中经济困难导致的未住院比例下降最多，从22.5%下降到2018年的9.6%；无时间、没有床位原因导致的未住院比例呈上升趋势，其中无时间上升较多，从1.9%上升到3.8%（表1-3-31）。

2013—2018年调查人口需住院未住院比例增长了4.3个百分点，其中因经济困难导致未住院比例增加了2.2个百分点，而没必要、无时间原因导致的未住院比例总共增长了2.1个百分点。由此可见，2013—2018年需住院未住院比例有小幅度上涨的原因一半是由于经济困难，另一半主要是没有时间和没必要住院所致。

4. 城乡、不同地区、收入居民因经济困难导致的需住院未住院比例 2013—2018年因经济困难导致的需住院未住院比例总体增加了2.2个百分点，其中城市增加了1.7个百分点，农村增加2.6个百分点；东北地区因经济困难未住院比例最高，且增长幅度也最大，增加了3个百分点。从不同收入组看，除低收入贫困人群外，其余收入组因经济困难导致未住院比例都有增加，其中中低收入和低收入非贫困人群增加较多，分别增加了3.8和3.6个百分点（表1-3-32）。提示在收入相对较低且无相关贫困救助政策的情况下，易出现经济原因导致住院服务利用相对不足的情况。

表1-3-30　1998—2018年调查人口需住院未住院原因构成（％）

未住院原因	城市					农村					合计				
	1998年	2003年	2008年	2013年	2018年	1998年	2003年	2008年	2013年	2018年	1998年	2003年	2008年	2013年	2018年
没必要	20.8	30.7	13.7	24.9	24.0	20.0	15.1	9.6	22.6	17.2	20.2	19.5	10.8	23.7	20.5
无时间	4.4	3.2	4.5	9.9	14.0	5.6	4.4	9.0	13.1	21.5	5.3	4.1	7.7	11.5	17.9
经济困难	60.1	56.1	67.7	41.3	42.9	63.6	75.4	71.3	45.2	46.4	62.7	70.0	70.2	43.2	44.7
服务差	0.4	0.8	0.1	0.5	0.6	0.4	0.1	0.1	0.1	0.3	0.4	0.3	0.1	0.3	0.4
无床位	0.9	1.0	1.4	2.4	1.8	0.1	0.2	0.6	1.4	0.7	0.4	0.4	0.8	1.9	1.3
其他	13.4	8.2	12.6	21.1	16.7	10.2	4.8	9.5	17.6	13.9	11.1	5.7	10.4	19.3	15.3

表 1-3-31 1998—2018 年城乡调查人口不同原因需住院未住院的比例 (%)

未住院原因	城市					农村					合计				
	1998年	2003年	2008年	2013年	2018年	1998年	2003年	2008年	2013年	2018年	1998年	2003年	2008年	2013年	2018年
没必要	6.3	8.0	3.4	4.4	5.0	7.7	4.2	2.2	3.8	3.8	7.3	5.4	2.5	4.1	4.4
无时间	1.3	0.8	1.1	1.8	2.9	2.2	1.2	2.0	2.2	4.7	1.9	1.1	1.8	2.0	3.8
经济困难	18.3	14.6	16.9	7.3	9.0	24.5	21.2	16.1	7.6	10.2	22.5	19.3	16.3	7.4	9.6
服务差	0.1	0.2	0	0.1	0.1	0.2	0	0	0	0.1	0.1	0.1	0	0.1	0.1
无床位	0.3	0.3	0.4	0.4	0.4	0.0	0.1	0.1	0.2	0.2	0.1	0.1	0.2	0.3	0.3
其他	4.1	2.1	3.2	3.7	3.5	3.9	1.3	2.1	3.0	3.0	4.0	1.6	2.4	3.3	3.3
合计	30.4	26.1	25.0	17.7	21.0	38.5	28.1	22.6	16.8	21.9	35.9	27.5	23.2	17.2	21.5

表 1-3-32　1998—2018 年不同调查人群因经济困难需住院未住院比例（%）

分类	因经济困难需住院未住院比例					变化率		
	1998 年	2003 年	2008 年	2013 年	2018 年	1998—2003 年	2003—2008 年	2008—2018 年
城乡								
城市	18.3	14.6	16.9	7.3	9.0	−20.2	15.8	−47.9
农村	24.5	21.2	16.1	7.6	10.2	−13.5	−24.1	−38.5
区域								
东部	17.8	12.8	12.2	4.2	5.4	−28.1	−4.7	−55.7
中部	22.6	20.7	15.8	7.8	8.8	−8.4	−23.7	−44.3
西部	24.2	21.7	17.7	7.8	10.5	−10.3	−18.4	−40.7
东北	28.1	25.8	24.3	15.0	18.5	−8.2	−5.8	−23.9
收入								
高收入	12.5	9.5	7.0	3.1	4.0	−24.0	−26.3	−42.9
中高收入	17.9	13.3	12.6	5.1	6.7	−25.7	−5.3	−46.8
中低收入	24.5	21.5	17.7	7.4	11.2	−12.2	−17.7	−36.7
低收入	34.5	32.1	28.4	13.2	15.6	−7.0	−11.5	−45.1
非贫困	31.3	29.3	24.3	10.2	13.8	−6.4	−17.1	−43.2
贫困	36.7	43.4	33.4	17.8	16.4	18.3	−23.0	−50.9
合计	22.5	19.3	16.3	7.4	9.6	−14.2	−15.5	−42.3

四、调查人口住院满意度评价

2013—2018 年住院患者对住院机构的总体满意度占比上升，从 67.2% 增长到 75.0%；不满意的占比下降，从 4.4% 下降为 3.1%。其中，农村住院患者对住院机构的总体满意的比例高于城市，每年均高于城市约 9 个百分点（表 1-3-33）。

2013—2018 年住院患者对住院机构不满意的前三位原因包括医疗费用、技术水平和服务态度。其中，对医疗费用不满意的占比在下降，从 2013 年的 47.3% 下降到 2018 年的 33.2%；而对技术水平和服务态度不满意的比例在上升，分别增加了 12 个和 3 个百分点。其中，认为医护人员

表1-3-33　2013—2018年住院患者对医护人员态度和机构的总体满意度评价（%）

机构类型	2013年态度满意度			2018年态度满意度			2013年总体满意度			2018年总体满意度		
	好	一般	差	好	一般	差	满意	一般	不满意	满意	一般	不满意
城市	77.0	21.2	1.8	81.5	16.9	1.6	62.3	32.0	5.6	70.3	25.7	4.0
基层	78.4	20.0	1.6	84.2	14.9	0.8	75.0	21.7	3.4	80.3	18.0	1.7
县级	77.4	20.8	1.8	81.1	17.2	1.7	63.6	31.0	5.4	69.3	26.7	4.0
市级	75.6	22.4	1.9	81.5	16.7	1.8	58.3	35.3	6.4	68.2	26.9	4.9
省级	76.9	21.3	1.8	79.3	18.7	2.1	53.1	39.8	7.1	67.8	28.0	4.2
其他	76.5	21.7	1.8	83.6	15.5	0.9	63.7	30.7	5.7	72.0	24.3	3.6
农村	81.6	17.3	1.1	84.3	14.5	1.2	71.9	24.8	3.3	79.4	18.2	2.4
基层	80.5	18.5	1.0	83.4	15.9	0.7	76.4	21.3	2.4	84.7	14.1	1.2
县级	80.7	18.1	1.3	84.0	14.5	1.5	70.2	26.4	3.4	77.8	19.6	2.6
市级	87.8	11.6	0.5	87.6	11.7	0.7	70.2	25.6	4.2	78.1	19.2	2.7
省级	92.3	7.1	0.6	89.0	9.9	1.0	71.0	25.2	3.8	81.2	15.4	3.5
其他	80.5	18.5	1.0	82.5	16.1	1.4	61.0	31.5	7.5	75.2	21.4	3.4
合计	79.3	19.2	1.4	82.9	15.7	1.4	67.2	28.4	4.4	75.0	21.9	3.1
基层	79.9	18.9	1.2	83.7	15.6	0.8	76.0	21.4	2.6	83.3	15.3	1.4
县级	79.2	19.3	1.5	82.8	15.7	1.6	67.2	28.5	4.3	74.1	22.7	3.2
市级	78.7	19.7	1.6	83.1	15.3	1.5	61.3	32.9	5.8	70.8	24.9	4.3
省级	81.2	17.4	1.4	81.8	16.4	1.8	58.1	35.7	6.2	71.2	24.8	4.0
其他	75.9	22.6	1.5	83.1	15.8	1.1	62.7	31.0	6.3	73.5	23.0	3.5

注：2013年态度满意度调查为住院医护人员向患者解释问题的态度。

态度差的比例在5年间维持在1.4%的水平，认为服务态度好的比例上升了4个百分点，2018年达到82.9%；认为住院费用贵的比例从36.0%下降为33.8%。

住院患者对各级医疗机构满意的比例都呈上升趋势，其中对基层医疗卫生机构满意的比例最高，2018年达到83.3%，其次是县级医疗机构为74.1%，对市级和省级医疗机构满意的比例在71%左右。城市住院患者对不同机构满意的比例同总体基本一致，农村住院患者对省级医疗机构满意的比例高于总体水平，2018年达到81.2%。

从对不同机构不满意的比例来看，2018年对医疗费用不满意占比最高的机构是市级医疗机构，对技术水平和服务态度不满意占比最高的均是基层医疗卫生机构。但与2013年相比，2018年对各类机构医疗费用不满意的比例均呈下降趋势，其中对县级、市级、省级医疗机构不满意的比例下降较多，分别下降了15个、17个、17个百分点。对技术水平不满意的比例上升，其中基层和市级医疗机构上升较多，分别上升了14个和15个百分点。对服务态度的不满意比例也在上升，上升最多的是基层医疗卫生机构，上升了7个百分点，其次是省级医疗机构，上升了5个百分点。

第四节 讨 论

一、有关两周就诊率的变化趋势

从前面的分析可知，1993—2003年调查人口两周就诊率呈下降趋势，标化就诊率下降了30.3%，2003—2008年基本没有变化，2008—2018年呈上升趋势，标化就诊率增长了40.4%。2018年调查人口的两周就诊率达到24.0%，标化两周就诊率为20.5%。对于两周就诊率的变化可以从以下几个方面来理解。

（一）与国家卫生统计年鉴数据推算的两周就诊率进行比较

卫生服务调查人口在2008年、2013年和2018年的两周就诊率分别为14.5%、13.0%和24%。利用国家卫生统计年鉴的全国医疗卫生机构总诊疗人次数对2008—2018年的我国居民两周就诊率进行估算，得到2008年、2013年和2018年两周就诊率分别为14.2%、20.6%和22.8%。可以认为卫生服务调查获得两周就诊率与国家卫生统计年鉴测算结果基本一致，可以反映我国居民对门诊服务的利用情况和变化趋势。

（二）居民两周患病未治疗比例持续下降，就诊率上升

1993—2018年调查人口的两周患病未治疗比例在不断下降，从15.6%下降至1.7%。其中2008—2018年下降最快，下降了84.0%，且近5年都保持在非常低的水平。与此同时，调查人口的两周就诊率也从2008年开始由下降转为上升，到2018年增长了40.4%。由此可见，两周患病未治疗比例持续下降，促使两周就诊率上升，居民的就诊需求得到较好满足。

（三）慢性病就诊率增高拉动了两周就诊率上升

从两周就诊病种来看，2018年高血压、糖尿病、椎间盘疾病的两周就诊率增长较多，分别比1993年增长了4.2个、1.3个、1.0个百分点，即高血压、糖尿病、椎间盘疾病三种疾病的两周就诊率在25年间一共增加了约6.5个百分点。而调查人口的两周就诊率从1993—2018年总共增长了7.0个百分点，可见高血压、糖尿病、椎间盘疾病三种慢性病对25年间居民两周就诊率增长的贡献已经超过90%。

由此可见，调查人口两周就诊率增长主要是门诊医疗服务需求不断被满足，尤其是慢性病两周就诊率大幅提升所致。

二、有关住院率的变化趋势

1998—2018年调查人口住院率呈逐年上升趋势，从2.6%增长为

13.8%，增长了4.3倍。根据2018年人口抽样调查数据进行年龄结构标化后，2018年住院率达到12.1%，比1998年增长了约3倍，年均增长7.1%。对住院率的变化可以从以下几个方面来理解。

（一）与国家卫生统计年鉴数据计算的年住院率比较

卫生服务调查人口在2008年、2013年和2018年的住院率分别为6.8%、9.0%和13.8%。根据国家卫生统计年鉴的数据，我国居民在2008年、2013年和2018年的住院率分别为8.6%、14.1%和18.2%，同样呈现出递增趋势，但根据卫生统计年鉴计算的住院率高于卫生服务调查的住院率。造成两者数据差异的主要原因，一是入户调查的被调查者存在回忆偏倚，可能存在一定的漏报；二是受医保支付和补偿政策影响，部分门诊患者被统计为住院。尽管卫生服务调查也存在住院1天的情况，但是比医院直接将部分门诊统计为住院的情况要少很多，尤其是在近10年比例已经非常低。总之，1998—2018年卫生服务调查的住院率呈现规律性上升趋势，能够较好反映被调查人口的实际住院服务利用情况。

（二）居民需住院未住院比例长期保持较低水平，促进住院率增长

从1993年起，调查人口的需住院未住院比例在持续下降，从35.9%下降到21.5%，下降了14个百分点，并且2008—2018年都保持在20.0%左右的较低水平。与此同时，住院率持续上升，从2.6%增长到13.8%，排除年龄的影响后，住院率增加了9个百分点，年均增长7.1%。这反映调查人口的住院需求得到了较好的满足，很多既往需住院未住院的居民都能够利用住院服务，住院需求的持续释放推动了住院率的增长。

（三）不合理住院情况仍不同程度存在

从住院病种分布情况来看，1993—2018年调查人口因感冒住院的情况不仅没有下降，反而增多。1993年感冒的住院率为2.5‰，到2018年达到了8.7‰，增加了0.6个百分点，即25年间因为感冒住院的患者不仅没有减少反而增加了。此外，各类原因导致住院1天的情况也比较常见，其中1993年住院1天的病例占2.8%，到2003年增长到3.6%，2008年为2%，2013和2018年保持在0.8%的水平。这些住院病例可能是由于补偿政策的限制而将本属于门诊的治疗作为住院服务进行补偿，比如门诊化疗等治疗服务。因此，这些不合理的住院也在一定程度上推动了住院率的增长。

综上，调查人口住院率的快速上升主要还是需住院未住院比例在25年中持续下降并保持较低水平，居民住院需求得到较大释放所致。尽管也存在不合理的住院情况，但从总体看，卫生服务调查获得的住院率增长总体上是合理的，是住院需求不断被满足的结果。

第四章
1993—2018年城乡调查人口医疗保障水平变化趋势和公平性研究

第三章的分析结果表明，医保是影响住院服务利用的主要因素之一。数据显示2008年起医疗服务可及性有了明显提高，因经济困难需住院而未住院的比例有明显下降，与医保制度建立和保障水平提高密切相关。本章将医保作为医疗服务利用的主要影响因素之一单独进行分析，以反映其对促进医疗服务利用和保障公平性的作用。

第一节　调查人口医疗保险基本情况和医疗费用影响因素分析

一、医疗保险参保情况

（一）医疗保险参保总体情况

1993—2003年调查人口社会医疗保险参保率在20%～28%，2008年有一个大幅度提升达到87.1%，2013年和2018年参保率持续提升，分别达到95.6%和97.1%（表1-4-1，表1-4-2）。商业医疗保险参保率从2003年的9.5%增长到2018年的13.6%。无医疗保险的占比2003年之后明显下降，从2003年的70.0%下降到2018年的2.5%。

表1-4-1 1993—2018年城乡各类医疗保险参保率（%）

医保情况	城市						农村					
	1993年	1998年	2003年	2008年	2013年	2018年	1993年	1998年	2003年	2008年	2013年	2018年
社会医疗保险	69.0	52.1	49.7	71.9	93.7	96.5	13.7	9.9	12.7	92.5	97.5	97.8
商业医疗保险	—	—	9.4	6.9	7.7	14.8	—	—	9.5	6.9	6.1	12.4
无医疗保险	—	—	44.4	26.5	5.3	2.9	—	—	78.8	7.0	2.3	2.0

（二）不同人群社会医疗保险参保情况

城市地区调查人口社会医疗保险的参保率在1993—2003年间维持在50%以上的水平，2008年有一个较大幅度的上升，达到71.9%，此后持续提高，到2018年已达96.5%。农村地区的社会医疗保险参保率在2003年之前一直维持在一个较低水平，在2008年有一个较大幅度的上升，达到92.5%，2018年达到97.8%（表1-4-2）。城乡参保率的变动趋势与2003年新农合试点、2008年制度全覆盖和2007年城镇居民医保试点、2010年制度全覆盖的发展历程密切相关。

从不同地区看，东北地区的参保率明显低于东、中、西部地区，自2008年以来这一差距逐渐缩小。不同收入组的社会医疗保险参保率的变化规律相同，参保率水平基本相当，低收入组参保率略低。从不同年龄段的参保情况看，0～4岁组的参保率最低，主要是新生儿参保率相对较低，15～24岁组的参保率也较低。

（三）商业医疗保险参保情况

整体看，商业医疗保险参保率维持在一个较低水平，2018年有明显提升，其中城市地区增长速度快于农村地区。商业医保的参保率与收入水平存在明显的正向关系，高收入人群的商业医疗保险参保率明显高于低收入人群。在地区分布上，东部和西部的参保率高于中部和东北地区（表1-4-2）。

表1-4-2　1993—2018年各类人群社会医疗保险及商业医疗保险参保率（%）

分类	社会医疗保险参保率						商业医疗保险参保率					
	1993年	1998年	2003年	2008年	2013年	2018年	1993年	1998年	2003年	2008年	2013年	2018年
城乡												
城市	69.0	52.1	49.7	71.9	93.7	96.5	—	—	9.4	6.9	7.7	14.8
农村	13.7	9.9	12.7	92.5	97.5	97.8	—	—	9.5	6.9	6.1	12.4
区域												
东部	39.4	32.2	32.1	89.9	96.3	97.3	—	—	11.2	7.8	8.9	14.4
中部	29.1	19.6	15.8	85.4	95.8	97.2	—	—	8.2	6.2	5.0	12.2
西部	15.0	13.6	19.3	89.6	96.2	97.7	—	—	9.2	6.6	6.7	14.4
东北	31.6	12.5	15.7	68.7	90.0	93.5	—	—	7.4	6.9	6.6	12.3
收入												
高收入	30.2	23.9	28.0	88.5	95.6	97.2	—	—	13.6	10.0	10.5	19.2
中高收入	26.7	20.9	23.0	88.1	95.9	97.3	—	—	10.0	7.3	6.9	13.9
中低收入	23.9	20.0	20.6	87.3	96.0	97.1	—	—	8.4	5.9	5.9	11.7
低收入	27.6	16.6	16.8	84.2	94.9	96.8	—	—	5.4	3.8	4.2	8.9
合计	27.6	20.5	22.2	87.1	95.6	97.1	—	—	9.5	6.9	6.9	13.6

二、住院费用及其补偿比

（一）住院费用变化趋势

总体看，次均住院费用呈逐年增长趋势，2008—2013年次均住院费用增幅较大，增加了3977元，增长了79%；而近5年增幅趋于平稳，次均住院费用增加了1345元，增长率为15%。从年均增长率来看，1998—2018年有较大波动，但总体呈下降趋势，尤其是2013—2018年年均增长率仅为2.8%，明显低于2008—2013年12.3%的年均增长率（表1-4-3）。

表1-4-3　1993—2018年调查人口次均住院费用及年均增率

分类		次均住院费用（元）						次均住院费用年均增长率（%）			
		1993年	1998年	2003年	2008年	2013年	2018年	1993—2003年	2003—2008年	2008—2013年	2013—2018年
城乡	城市	1599	4381	7606	8933	10 852	12 490	16.9	3.3	4.0	2.9
	农村	541	1557	2649	3676	7268	8460	17.2	6.8	14.6	3.1
区域	东部	1235	3613	6284	7489	11 881	13 479	17.7	3.6	9.7	2.6
	中部	718	1889	3016	3796	8556	9140	15.4	4.7	17.6	1.3
	西部	706	2110	2927	3979	7176	8943	15.3	6.3	12.5	4.5
	东北	1435	2828	5151	5595	10 234	11 926	13.6	1.7	12.8	3.1
收入	高收入	1321	4159	7076	8009	11 464	12 801	18.3	2.5	7.4	2.2
	中高收入	885	2243	3508	4609	9241	10 895	14.8	5.6	14.9	3.3
	中低收入	639	1699	2418	3686	8097	9624	14.2	8.8	17.0	3.5
	低收入	829	1431	2218	3239	7462	8496	10.3	7.9	18.2	2.6
合计		916	2515	4123	5045	9022	10 367	16.2	4.1	12.3	2.8

从城乡看，2008年之前城乡间次均住院费用差距逐渐拉大，到2008年城乡间次均住院费用的差额是5257元，城市是农村的2.4倍；2008—2013年差距缩小，城乡间次均住院费用的差额是3584元，城市是农村的1.5倍，主要是农村地区住院费用增长快于城市。

从地区看，在历次调查中东部地区费用最高，2018年次均住院费用已达到13 479元，中部和西部除2013年外次均住院费用基本相当。东西部之间次均住院费用绝对值的差距仍在不断增大，2008年是3510元，2018年差距增大到4536元，但相对差距逐渐缩小，2008年东部是西部的1.9倍，到2018年下降到1.5倍。

对于不同收入人群，次均住院费用与收入水平呈正向相关关系，在2003年之前高收入人群与其他人群的住院费用差距逐渐拉大，2003年高收入组是低收入组的3.1倍，绝对差额为4858元，但2003年后，各收入水平人群的住院费用均有所增长，尤其是非高收入人群的增长幅度更大，到2018年高收入组是低收入组的1.5倍，绝对差额减少到4305元。

（二）住院费用补偿情况

自2003年后，随着医保覆盖面的逐渐扩大和社会医疗保险筹资水平和保障水平的逐步提高，住院费用补偿水平逐年提升，2008—2013年提升幅度最大，到2018年补偿比已达到55.1%。

从城乡看，城市地区住院费用补偿比例高于农村地区，但两者的差距在逐年缩小，1998年城乡补偿比分别为55.9%和9.6%，2008年已经有了明显缩小，到2018年城乡分别为57.1%和52.5%，差距已缩小至4.6个百分点。

从不同地区看，东北地区补偿比一直低于其他地区，但与全国平均水平不断接近，已缩小至3.3个百分点；西部地区的补偿比不断提高，近10年增加超过22个百分点，已超越东部成为全国补偿比最高的地区。

从不同收入组看，高收入组的补偿比一直居于最高水平，但低收入组和中低收入组补偿比与高收入组的差距显著缩小，2018年也都超过

50%（表1-4-4）。

表1-4-4　1993—2018年调查人口次均住院费用补偿比例

分类	1998年	2003年	2008年	2013年	2018年
城乡					
城市	55.9	39.9	51.2	57.1	57.1
农村	9.6	11.9	26.3	46.7	52.5
区域					
东部	40.0	29.4	41.5	54.2	54.9
中部	33.1	27.4	37.0	51.1	54.2
西部	39.6	26.8	34.6	53.9	56.8
东北	19.8	18.0	24.8	48.2	51.8
收入					
高收入	49.4	36.1	45.2	57.1	58.5
中高收入	34.9	24.5	34.4	53.9	54.4
中低收入	21.2	13.6	27.9	48.1	52.9
低收入	8.9	6.1	29.9	49.7	53.2
合计	37.2	26.5	38.2	52.8	55.1

三、住院费用的影响因素及其控制分析

（一）住院费用的影响因素

以每次住院费用作为因变量，建立对数线性回归模型。结果表明，男性次均住院费用高于女性，城市地区高于农村地区，手术病例次均住院费用更高，住院天数越多、医疗机构的级别越高、补偿比越高，次均住院费用越高。

对次均住院费用影响程度较大是医院层级、是否手术以及住院天数。手术患者的次均住院费用比非手术患者高63.1%；选择在县级以上的医疗机构住院比卫生院/服务中心住院的次均住院费用高1倍以上，在省级医院要高1.5倍；住院天数在5～9天，次均住院费用比住院天数小于2天的患

者病例高出66.6%，住院天数10～19天费用将高出1.1倍。补偿比每增加一个百分点，次均住院费用提升0.1个百分点。高收入组比低收入组次均住院费用高13.1%。东部的次均住院费用比中、西部高35.7%。城市比乡村高19.7%。自评健康分数每上升1分，次均住院费用下降0.4%（表1-4-5）。

表1-4-5　住院费用对数线性回归模型

分类	项目	回归系数	T值	P值
性别（对照：女性）	男性	0.06	9.69	＜0.0001
年龄（对照：15岁～）	25岁～	0.017	1.04	0.299
	35岁～	0.003	0.17	0.861
	45岁～	0.0003	0.02	0.985
	55岁～	0.043	2.81	0.005
	65岁～	0.055	3.58	＜0.0001
城乡（对照：城市）	农村	−0.197	−31.34	＜0.0001
区域（对照：东部）	中部	−0.357	−45.34	＜0.0001
	西部	−0.357	−48.2	＜0.0001
	东北	−0.246	−20.53	＜0.0001
收入（对照：低收入）	中低收入	0.058	7.17	＜0.0001
	中高收入	0.084	10.23	＜0.0001
	高收入	0.131	15.61	＜0.0001
住院天数（对照：＜2天）	2天～	0.256	8.33	＜0.0001
	5天～	0.666	22.12	＜0.0001
	10天～	1.105	36.42	＜0.0001
	20天～	1.769	56.68	＜0.0001
	100天～	2.925	46.86	＜0.0001
住院机构（对照：基层）	县级医院	0.943	116.73	＜0.0001
	地市级医院	1.278	120.21	＜0.0001
	省级医院	1.505	118.1	＜0.0001
	其他	0.647	48.61	＜0.0001
补偿比		0.122	10.59	＜0.0001
手术（对照：否）	是	0.631	90.95	＜0.0001
自评健康分数		−0.004	−23.94	＜0.0001
年份（对照：2008年）	2013年	0.459	47.01	＜0.0001
	2018年	0.716	75.14	＜0.0001
常数项		6.499	175.02	＜0.0001

注：调整 R^2 = 0.6136。

（二）医疗费用控制分析

回归模型结果显示，在可控因素中，医院层级、住院天数等是对次均住院费用影响程度较大的因素。新医改之后，尤其是近五年，控费措施密集出台，并取得了一定成效。数据分析显示，县级以上医疗机构住院比例进一步下降，从2013年的25.2%下降到2018年的23.5%；平均住院天数进一步缩短，从2003年的11.6天降低到2018年的10.5天。这会直接作用于次均住院费用的降低。

调查结果表明，次均住院费用五年变化率从第五次调查的78.8%降低到14.9%。虽然人口老龄化、疾病谱改变、医疗技术进步与广泛应用、经济社会发展和居民健康意识的提高等客观因素会促进医疗费用的增长，但是次均住院费用增长率的降低，反映了实施相关政策可以在一定程度上控制既往不合理的医疗费用。

尽管次均住院费用的增长率近5年明显降低，但2013—2018年住院率增长53.3%，高于2008—2013年（32.4%）。从被调查人群人均住院费用看，2003—2013年费用变化率都超过了125.0%，2013—2018年费用变化率是76.2%，人均费用增速明显下降。这表明，虽然住院率增长较快，但主要是住院人次数增长所致，次均住院费用增长得到了控制，两者叠加的最终效果是人均住院费用增速下降，控费措施的整体效果显现出向好的趋势（表1-4-6）。

表1-4-6　1998—2018年调查居民的人均住院费用

住院情况	1998年	2003年	2008年	2013年	2018年
住院率（%）	2.6	3.6	6.8	9.0	13.8
住院率变化率（%）	—	38.5	88.9	32.4	53.3
次均住院费用（元）	2515	4123	5045	9022	10 367
次均住院费用变化率（%）	—	63.9	22.4	78.8	14.9
调查人口人均住院费用（元）	65	148	343	812	1431
调查人口人均住院费用变化率（%）	—	127.0	131.1	136.7	76.2

注：受调查人口人均住院费用=住院率×次均住院费用。

第二节 医保资金利用的公平性分析

一、医保资金在不同收入群体的配置情况

（一）不同收入群体医保资金的配置情况

由表1-4-7可见，1998—2018年高收入组与低收入组获得的医保资金补偿额的相对差距在逐渐缩小。1998年高收入组获得的医保补偿额占各组之和的39.9%，低收入组仅占16.1%，差距为23.8个百分点；2008年高收入组占比为34.5%，低收入组占比提高到18.3%，两者差距为16.2个百分点，较1993年明显缩小；而到了2018年，高收入组占比为25.4%，低收入组占比提高至23.9%，差距仅为1.5个百分点，两者的医保资金补偿额基本相当，且各组获得的医保补偿额占比都在25.0%左右，即医保资金的最终流向在各个收入群体中的分布趋于平均，综合反映低收入组对医保资金的可及程度提高。

表1-4-7　1998—2018年不同收入组住院费用补偿比及住院费用医保补偿额

不同收入人群	住院费用补偿比（%）					住院费用医保补偿额（万元）				
	1998年	2003年	2008年	2013年	2018年	1998年	2003年	2008年	2013年	2018年
高收入组	49.4	36.1	45.2	57.1	58.5	238	265	607	3070	5070
中高收入组	34.9	24.5	34.4	53.9	54.4	147	181	428	2880	5070
中低收入组	21.2	13.6	27.9	48.1	52.9	115	154	401	3090	5040
低收入组	8.9	6.1	29.9	49.7	53.2	96	71	321	2730	4760

注：收入按照四等分划分。

（二）医保资金在不同收入群体中配置的变动趋势

从变动趋势看，1998年高收入组的医保资金配置额分别是中高收入

组、中低收入组和低收入组的1.62倍、2.07倍和2.48倍，反映40%的医保资金被高收入人群使用，而其他收入组获得医保资金配置相对少，尤其是低收入组。随着2008—2013年新农合和城镇居民医保制度全覆盖，各收入组医保资金配置额的差距在不断缩小，到2018年各组几乎相同（表1-4-7）。这反映医保资金在各收入组的配置逐渐趋于"平均"。

当然，平均并不等于公平，因为没有考虑不同收入组对医疗服务的需要程度。但是从"完全不平均"的医保资金配置一边倒（向高收入组），到逐渐趋于平均，反映出公平性是有所改善的。医保基金的公平性体现在不以收入水平和支付能力而区别对待，更好的公平性则要求基于患者的健康需要进行医保资金配置。完全达到按健康需要分配是我国医保制度长期追求的目标，而从目前经济社会的发展阶段来看，社会医疗保险的筹资能力还达不到那一水准。在这样的背景下，医保资金从按支付能力分配（至少与支付能力有明显相关性），到从群体的角度看支付能力不是影响资金分配的主要因素，本身就体现了内在公平性的改善。

二、不同特征调查人口住院费用的医保补偿情况

（一）城乡调查人口住院费用的医保补偿

1998年城市地区患者单次住院可获得的医保补偿额是农村患者的16倍，到了2018年变成1.6倍。从绝对差额看，2008年城市患者单次住院比农村患者多获得3607元医保补偿，2013年变为2802元，到2018年进一步减少至2695元。无论是相对差值还是绝对差额，城乡之间差距都有了明显缩小。主要原因之一是农村地区补偿比例不断提高，尤其是2008年以后提高速度加快，城乡之间补偿比例不断接近，两者之间从2008年相差24.9个百分点到2018年相差4.6个百分点，差距越来越小。这反映城乡之间在医保资金可及程度上的公平性变好（表1-4-8）。

表1-4-8　1998—2018年城乡调查人口次均住院费用及补偿比例

分类	地区	1998年	2003年	2008年	2013年	2018年
次均补偿额（元）	城市	2451	3033	4574	6193	7133
	农村	150	315	967	3391	4438
次均住院费用（元）	城市	4381	7606	8933	10 852	12 490
	农村	1557	2649	3676	7268	8460
次均补偿比例（%）	城市	55.9	39.9	51.2	57.1	57.1
	农村	9.6	11.9	26.3	46.7	52.5

（二）不同收入群体住院费用的医保补偿

1998年高收入组次均住院费用医保补偿额是低收入群体的16倍，2003年扩大到19倍，此后差距逐渐缩小，2018年这一比值降为1.7倍。主要是各个收入组间的补偿比例趋同，1998年高收入组和低收入组的补偿比例相差40.5个百分点，2008年减少到15.3个百分点，到2018年高收入和低收入组仅差5.3个百分点（表1-4-9）。这反映不同收入组之间在医保资金可及程度上的公平性变好。

表1-4-9　1998—2018年不同收入组次均住院费用及补偿比例

分类	分组	1998年	2003年	2008年	2013年	2018年
次均住院费用（元）	高收入组	4159	7076	8009	11 464	12 801
	中高收入组	2243	3508	4609	9241	10 895
	中低收入组	1699	2418	3686	8097	9624
	低收入组	1431	2218	3239	7462	8496
次均补偿额（元）	高收入组	2056	2555	3617	6541	7493
	中高收入组	782	858	1584	4981	5930
	中低收入组	360	328	1028	3896	5088
	低收入组	128	135	970	3706	4519
次均补偿比例（%）	高收入组	49.4	36.1	45.2	57.1	58.5
	中高收入组	34.9	24.5	34.4	53.9	54.4
	中低收入组	21.2	13.6	27.9	48.1	52.9
	低收入组	8.9	6.1	29.9	49.7	53.2

（三）不同地区住院费用的医保补偿

1998年次均住院费用补偿额最高的东部地区是补偿额最低的东北地区的2.6倍，而到了2018年最高和最低的地区之间这一比值为1.5倍。从补偿比例来看，各地区补偿比例逐年提升，且不同地区间差距逐步缩小。2008年东北地区补偿比例是24.8%，东部地区是41.5%，东北地区比东部低了16.7个百分点，而2018年差异降为3.1个百分点（表1-4-10）。这反映不同地区之间在医保资金可及程度上的公平性变好。东北地区的补偿数额并不低，但是补偿比例在各地区中是最低的，主要是次均住院费用较高。

表1-4-10　1998—2018年不同地区调查人口次均住院费用及补偿比例

分类	地区	1998年	2003年	2008年	2013年	2018年
次均住院费用（元）	东部	3613	6284	7489	11 881	13 479
	中部	1889	3016	3796	8556	9140
	西部	2110	2927	3979	7176	8943
	东北	2828	5151	5595	10 234	11 926
次均补偿额（元）	东部	1445	1849	3108	6440	7400
	中部	626	826	1405	4376	4953
	西部	836	783	1376	3869	5084
	东北	559	928	1385	4935	6176
次均补偿比例（%）	东部	40.0	29.4	41.5	54.2	54.9
	中部	33.1	27.4	37.0	51.1	54.2
	西部	39.6	26.8	34.6	53.9	56.8
	东北	19.8	18.0	24.8	48.2	51.8

（四）不同医保类型住院费用的医保补偿

各类医保的补偿比和补偿额在2008—2018年都有明显提升。城镇职工医保的补偿比近5年略有下降，但仍然是各类医保中补偿比和补偿额最高的医保类型。2008年城镇居民医保和新农合（之后合并为城乡居民医保）的补偿比和补偿额明显低于城镇职工医保，新农合低于城镇居民医保，但随时间推移，各类医保间的补偿差距正在逐渐缩小，2018年城乡居民医保的补偿比达到50%及以上，补偿额也有显著提升（表1-4-11），表现出较好的公平性趋势。

三、医保补偿水平对收入再分配的影响

基尼系数是国际上通用的、用以衡量一个国家或地区居民收入差距的常用指标。基尼系数越大，居民收入的差距也越大。医疗保险具有收入再分配的功能，这种收入再分配的效应会使得收入差距发生变化。本研究采用模拟分析方法，分析在没有医保的情况下，保持当期的住院服务利用水平对基尼系数的影响，以及用医保补偿前后的基尼系数之差来衡量医保的收入再分配效果。其中，基尼系数是根据家庭人均收入计算；住院后基尼系数（医保补偿前）是指用收入减去住院总费用后的剩余家庭人均收入所计算的基尼系数，住院医保补偿后基尼系数是指用收入减去住院自付费用后的剩余家庭人均收入所计算的基尼系数。

从历次卫生服务调查结果看，如果没有医保，1998—2018年各调查年的住院后基尼系数（医保补偿前）分别比收入基尼系数高0.013、0.023、0.024、0.041和0.055（表1-4-12），反映如果保持当期的住院服务利用水平，会导致基尼系数变大，即利用住院服务使人群的收入差距拉大，且差距呈逐年递增趋势，2018年因为住院导致基尼系数提高了11.6%。

表1-4-12可见，住院后基尼系数（医保补偿前）都高于住院医保补偿后的基尼系数，提示在居民利用医疗服务后，医保有助于缩小人群的收入差距水平。而且基尼系数之差在明显增大，从1998年医保补偿前后基尼系数相差0.004，到2008年相差0.008，再到2013年和2018年相差

表1-4-11 2003—2018年不同类型医保次均住院费用及补偿情况

医保 类型	次均住院费用（元）					次均补偿费用（元）					次均补偿比例（%）				
	2003年	2008年	2013年	2018年		2003年	2008年	2013年	2018年		2003年	2008年	2013年	2018年	
城镇职工医保	8471	10 201	12 995	14 066		4168	6012	8677	9206		49.2	58.9	66.8	65.4	
城镇居民医保	—	6224	9909	11 234		—	2157	4686	5814		—	34.7	47.3	51.8	
新农合	—	3653	6911	8659		—	946	3056	4355		—	25.9	44.2	50.3	
城乡居民医保	—	—	8645	8968		—	—	—	—		—	—	46.1	49.1	

0.024 和 0.034。可以看出 2010 年医保制度全覆盖后，以及近年来医保筹资水平不断提高，医保补偿前后基尼系数之差有了较大幅度增加。2018年住院费用的医保补偿促使基尼系数下降了 6.4%。这反映出医保对于调节收入差距，实现收入再分配的正向作用越来越大。当然，也得益于各类医保之间的差距在逐渐缩小以及医疗救助、健康扶贫等工作的开展。

目前医保补偿后基尼系数仍然比收入基尼系数大，一方面是因为只是计算了住院医保补偿的作用，因各年门诊费用和补偿的调查口径不一，可比性差，没有纳入本研究的计算，但门诊服务利用频次高，门诊服务的医疗支出至少与住院相当（根据国家卫生健康统计年鉴数据，公立医院的门诊费用大约占医疗费用的 50% ～ 60%，基层占比会更高），虽然目前门诊补偿比例不高，但也会对降低基尼系数有较大贡献；另一方面，也充分说明医保补偿对于降低基尼系数、调节收入差距起到了很大的作用，以后随着医保筹资水平的不断加大、保障水平不断提高，会对调节收入差距起到越来越大的作用。

表 1-4-12　1998—2018 年住院及医保补偿对基尼系数的影响

分类	1998年	2003年	2008年	2013年	2018年
收入基尼系数	0.404	0.471	0.439	0.419	0.473
住院后基尼系数（医保补偿前）	0.417	0.494	0.463	0.460	0.528
住院医保补偿后基尼系数	0.412	0.489	0.455	0.436	0.495
医保补偿前后基尼系数之差	−0.004	−0.005	−0.008	−0.024	−0.034

第三节　贫困人口医疗保障

本研究中的贫困人口是指低收入家庭被认定为贫困户或低保户的人口。根据国家卫生服务调查的指标解释，贫困户指家庭人均年收入低于贫困线的家庭，低保户是指家庭人均收入低于低保标准、享受国家最低生活保障补助的家庭。

一、医保参保率

贫困人口社会医疗保险的参保率逐年上升，2008年有显著的提升。参保率与全人口的差距在逐渐缩小，从2008年相差5.6个百分点，到2013年两者相当，再到2018年贫困人口的参保率略高于调查人口平均水平0.8个百分点，达到97.9%（表1-4-13）。贫困人口的医保类型构成上，以城乡居民医保和新型农村合作医疗为主，城镇职工医保占比较低。

表1-4-13　1998—2018年贫困人口医疗保险参保率（%）

医保类型	低收入贫困人口					低收入非贫困人口				
	1998年	2003年	2008年	2013年	2018年	1998年	2003年	2008年	2013年	2018年
社会医疗保险	22.1	18.3	81.5	95.6	97.9	16.9	16.9	85.7	94.9	96.6
城镇职工医保	—	3.7	6.3	6.4	4.3	—	5.5	9.0	16.1	17.9
城镇居民医保	—	—	9.1	17.0	9.3	—	—	3.7	13.5	12.4
新农合	—	—	64.2	62.3	39.4	—	—	71.8	55.9	29.3
城乡居民医保	—	—	—	10.4	49.6	—	—	—	10.0	38.2
其他社会医保	22.1	14.6	1.9	1.8	3.5	16.9	11.4	1.2	2.2	3.1
商业医疗保险	—	5.6	4.0	4.3	10.2	—	6.2	4.5	4.5	9.3

二、贫困人口的医疗服务利用

贫困人口的门诊服务利用和住院服务利用水平都在不断上升，尤其是近5年增幅很大（表1-3-3和表1-3-18）。与低收入组中的非贫困人口相比，贫困人口的标化两周就诊率和标化住院率均较高，一方面，可能贫困人口的需要程度高，另一方面，也反映贫困人口并没有因为收入较低而对其医疗服务的可及性产生较大的负向影响。

在就诊机构选择方面，选择县域内基层医疗卫生机构就诊的比例在逐渐提升，其中，1998年门诊服务选择县域内就诊的比例为70.1%，到2013年和2018年，比例为90.8%和90.3%。在住院服务方面，1998年县域内住院的比例为48.2%，2018年这一比例达到79.2%。

三、住院费用补偿情况

2003年之后，贫困人口的次均住院费用出现了较大幅度增长，2018年略有下降。在住院费用的医保补偿方面，2003—2008年贫困人口的住院补偿比较低，但随着医保覆盖面的扩大和补偿水平的提升，以及医疗救助等政策不断开展，2013年住院费用的补偿比有一个较大幅度的提高，到2018年贫困人口的住院费用补偿比达到了64.3%，远远超过同期低收入非贫困人口的补偿比例，甚至明显超过了调查人口总的补偿比（55%）（表1-4-4和表1-4-14）。

表1-4-14　1998—2018年贫困人口次均住院费用及补偿比例

分类	低收入贫困人口					低收入非贫困人口				
	1998年	2003年	2008年	2013年	2018年	1998年	2003年	2008年	2013年	2018年
住院天数（天）	19.18	15.98	14.51	13.05	11.51	14.96	11.72	11.24	12.04	10.48
次均住院费用（元）	3080	3350	5583	8075	7806	2112	3881	4434	8485	10 370
次均补偿数额（元）	1327	356.3	1602	4231	5022	687.7	569.8	1608	4399	5441
次均补偿比例（%）	43.1	10.6	28.7	52.4	64.3	32.6	14.7	36.3	51.8	52.5

四、应利用而未利用医疗服务情况

贫困人口两周患病未治疗的比例在不断降低，2003年未治疗比例为24.8%，而到了2013年降低为3.2%，此后在基本保持这一水平的基础上略有上升（表1-3-16）。

贫困人口需住院未住院比例持续下降，且近5年保持在30%左右的水平（2013年为29.7%），主要是无时间住院的情况增多所致（表1-3-28和表1-3-32）。虽然经济困难仍然是导致贫困人口需住院未住院发生的主要因素，但贫困人口中因经济困难导致的应住院未住院的情况在逐年减少，从1998年的36.7%下降至2018年的16.4%（表1-3-32）。与之相反，低收入非贫困人口在2013—2018年因经济困难导致的应住院未住院比例有所增多，从2013年的10.2%增长到2018年的13.8%（表1-3-32）。

第四节 医保的财务保护作用分析

医保的财务保护作用主要体现在三个方面。一是提高了医疗服务的可及性，因经济困难应利用医疗服务而未利用的情况有所减少；二是因病致贫问题得到缓解；三是患者的医疗费用负担减轻。此外，对医疗费用的满意度评价可以反映患者对医疗费用的主观感知，能间接反映医保的财务保护作用。

一、医保对医疗服务可及性的影响

（一）医保提高了调查人口医疗服务的利用水平

我国医保主要保"大病"，因而对住院服务利用的影响最大。卫生服务调查数据显示，城市调查人口住院率从1998年的3.6%提高到2018年的12.9%，相应的标化住院率从3.7%提高到11.0%，其中2008年起住院率快速提升；农村调查人口从1998年的2.3%提高到2018年14.7%，相应的标化住院率从2.7%提高到13.3%，同城市的变化规律相同，也是从2008年起快速提升，且从2013年起标化住院率高于城市（表1-3-18）。住院的Logistic模型回归分析结果也显示出与1993年相比，2008年后住院率逐年明显上升。

住院率的变化规律与城镇居民医保和新农合的推进时间高度吻合，体现出随着城乡居民医保制度的建立及医保筹资水平和补偿水平的不断提高，城乡调查人口住院服务利用水平的提高。

（二）医保降低了因经济困难需利用而未利用医疗服务的比例

1993—2018年两周病伤未治疗比例不断下降（表1-3-16），从15.6%下降至1.7%，下降了89%，2008年后有了一个大幅度降低，并在近10年都维持在非常低的水平（低于2%）。虽然25年来两周患病未治疗原因中因经济困难的占比一直维持在1/3左右，但因未治疗比例明显降低，则因经济困难未治疗比例呈显著降低趋势，2018年保持在很低水平。

尽管1998—2018年经济困难导致未住院的占比在城乡调查人口未住院原因中都是最高的，2008年达到最高，城乡占比分别为67.7%和71.3%，但2013年经济困难导致未住院的占比大幅下降，2018年分别为42.9%和46.4%（表1-3-30）。城乡调查人口因经济困难应住院而未住院比例从1998年的18.3%和24.5%下降到2018年的9.0%和10.2%（表1-3-32）。

因经济困难未遵医嘱出院的情况也明显好转。2003年这一占比达到27.67%，而随着新农合的建立及医保补偿水平的提升，2008年该比重明显下降了一半以上，为13.00%；随着城镇居民医保的推开，在2013年这一比重又进一步下降到6.17%（表1-4-15）。

表1-4-15　1998—2018年因经济困难而未遵医嘱出院的比例（%）

分类	项目	1998年	2003年	2008年	2013年	2018年
出院类型	遵医嘱	53.20	53.50	59.30	72.40	87.40
	未遵医嘱	42.10	43.30	36.80	25.20	11.60
	其他	4.73	3.18	3.88	2.45	0.99
自己要求出院原因	久病不愈	3.68	2.44	2.16	2.21	1.44
	经济困难	23.62	27.67	13.00	6.17	2.81
	医院条件	1.69	1.67	0.28	0.16	0.15
	服务态度	0.35	0.22	0.04	0.06	0.06
	其他	12.76	11.30	21.32	16.61	7.14

综上，各类因为经济困难不利用医疗服务的变化规律与医保覆盖情况和医保补偿水平表现出了明显的联动趋势。体现出随着城乡居民医保制度的建立及医保筹资水平和补偿水平的不断提高，医保财务风险保护的成效逐步显现，医保对于实现"病有所医"目标起到了较大的促进作用。

二、医保对减少因病致贫的作用

2003—2018年调查家庭中贫困家庭占比呈上升趋势，到2018年贫困家庭占比11.3%，主要是农村地区占比的升高。在致贫原因中，因疾病或损伤致贫的比例有升高趋势，从1998年的15.2%增长到2018年的58.5%，2013年起城市高于农村，成为致贫的主因（表1-4-16）。分析原因有二。

第一，近年来各地政府积极开展扶贫工作，产业扶贫促进就业、扶贫搬迁、加大贫困救助力度、教育扶贫等使得部分贫困家庭脱离了贫困，尽管在健康扶贫方面也开展了大量工作，但是，对于家庭主要劳动力因疾病、损伤等而丧失劳动能力的家庭，难以从产业扶贫中获得更多的"受益"，这类家庭脱贫的比例会低于其他原因致贫家庭的比例。因此，客观上放大了因病致贫的作用，表现为相对于其他原因，因病致贫在致贫原因中的占比提高。

表1-4-16　1998—2018年调查家庭中贫困家庭占比及因病致贫的比例（%）

分类	调查家庭中贫困家庭占比					贫困家庭因病致贫的比例				
	1998年	2003年	2008年	2013年	2018年	1998年	2003年	2008年	2013年	2018年
城乡										
城市	7.2	6.1	10.2	7.0	5.9	4.4	24.6	28.5	45.9	64.8
农村	5.1	3.8	8.7	12.0	17.3	21.6	32.8	37.7	44.1	56.1
区域										
东部	3.5	2.9	5.4	5.0	4.7	17.9	34.6	41.3	51.6	67.5
中部	5.3	4.1	9.0	10.1	13.3	24.3	29.9	39.3	52.0	60.8
西部	7.8	5.6	12.6	13.2	15.9	10.3	25.2	28.6	34.4	51.4
东北	6.0	7.2	9.2	8.6	9.9	15.0	35.9	42.9	65.6	76.6
合计	5.7	4.5	9.2	9.5	11.3	15.2	29.5	34.6	44.8	58.5

第二，与其他贫困原因相比，减少因病致贫的难度更大。对于一些主要劳动力患比较严重慢性病或者已经因损伤、疾病失能者，即使医保和贫困医疗救助显著降低了就医的经济负担，不存在因经济困难不去治疗或者不全程治疗的情况，但因慢性病难以治愈，即使采取医疗措施控制也会使疾病进行性加重，以及很多失能的不可逆性，会有相当比例的人难以恢复劳动能力，而致使家庭长期处于贫困，即存在因病导致的贫困"刚性"，使得医疗扶贫更为艰巨、挑战更大，相对于其他致贫原因，成效相对不显著。

但是，除了因为是相对数外，也不能因此而否定医疗保障在减少因病致贫方面的作用。在没有医保的情况下，家庭成员患了大病，尤其是收入不高的家庭，如果住院治疗需要支付很高的医疗费用，会有相当比例的家庭因为支付不起而放弃（住院）治疗，如果是家庭的主要劳动力因此而不能恢复健康，甚至最终导致劳动能力的丧失，则会成为新的贫困家庭。但是有了医保和贫困医疗救助后，尤其是随着医保和医疗救助的补偿比例越来越高，会有其中相当比例的家庭利用医疗服务。卫生服务调查数据显示，有了医保后因经济困难不住院的情况和不全程治疗的情况显著减少，因此让本来想治疗但没有支付能力治疗的家庭"病有所医"，保护了家庭的主要劳动力，使家庭免于陷入贫困，尽管在调查的致贫原因中在数据上没有显示出医疗保障的"成效"，但其对减少因病致贫的作用不能否定。

三、家庭医疗费用负担分析

（一）家庭人均年医药费支出

从1993年到2018年，调查人口家庭人均年医药费支出增长了32倍，年均增速是15%。尤其是2003年以来，家庭人均年医药费支出基本上每5年翻一番。其中农村地区的人均年医药费支出增速快于城市，而同期，农村地区的医疗服务利用水平快速增加、因经济困难未利用医疗服务的比例快速降低，提示与医保在农村地区的推进释放了农村人口的医疗服务需求相关。

分地区来看，东北地区自2003年后家庭人均年医药费支出高于其他各地区；在增速方面，西部和中部增速相对较快，东部地区增速相对平稳。

对于不同收入人群的家庭人均年医药费支出，2003—2013年随着医保覆盖面和补偿水平的提升，低收入群体和中低收入群体的需求释放，支出增速加大；2013—2018年低收入群体的家庭人均年医药费支出增速放缓，而高收入群体家庭人均年医药费支出增速明显加快（表1-4-17）。

表1-4-17　1993—2018年家庭人均年医药费支出（元）

分类	1993年	1998年	2003年	2008年	2013年	2018年
城乡						
城市	137	391	547	988	1561	3137
农村	66	141	261	544	1170	2382
区域						
东部	94	283	434	811	1478	2751
中部	81	191	253	527	1189	2549
西部	75	162	301	612	1273	2818
东北	116	241	444	839	1871	3436
收入						
高收入	105	337	578	981	1617	3431
中高收入	91	211	337	667	1414	2916
中低收入	78	172	231	557	1257	2570
低收入	77	150	229	504	1218	2320
合计	86	213	344	675	1365	2779

（二）医药费支出占家庭收入的比重

家庭医药费支出占收入的比重在2003—2013年相对稳定并略有下降，约为9.0%的水平，2013—2018年这一占比出现了较大幅度的提升，其中2003年后农村地区家庭医药费支出占比高于城市地区，2013—2018年城乡差距进一步拉大（表1-4-17），主要原因是虽然城乡医药费支出的增速大致相当（城市为101.0%，农村为103.6%），但农村地区收入增速低于城市地区，最终表现出城乡间家庭医药费支出占年收入比重的差距变大。

从不同地区看，东北地区家庭医药费支出占收入的比重自1998年到2018年一直高于其他地区，中、西部地区这一占比在近5年的增速有所加快，东部地区增速相对平稳（表1-4-18）。

从不同收入群体看，收入水平越低，其家庭医药费支出占收入的比重越高（表1-4-18）。1993—2013年除低收入组家庭医药费支出占收入的比重相对较高并保持增长趋势外，其他收入组这一占比低于10.0%，稳中有增。2013—2018年，这一占比在各个收入组都出现了较大幅度的提升，而且提升幅度与收入水平倒挂，收入水平越低的群体这一占比的提升幅度越高，尤其是低收入群体这一占比达到了24.7%。

表1-4-18　1993—2018年家庭医药费支出占收入的比重（％）

分类	1993年	1998年	2003年	2008年	2013年	2018年
城乡						
城市	6.8	8.5	7.7	8.0	8.0	11.2
农村	7.3	6.7	10.8	9.8	9.9	15.6
区域						
东部	6.5	7.6	8.4	8.1	7.7	9.9
中部	9.2	8.0	8.4	8.3	8.8	13.6
西部	8.3	6.8	9.6	9.9	9.0	14.7
东北	5.1	8.3	11.7	11.1	12.1	16.0
收入						
高收入	4.6	7.1	8.1	7.1	5.7	8.1
中高收入	7.7	7.1	8.4	8.4	8.3	12.3
中低收入	8.6	7.5	8.0	9.7	10.0	15.6
低收入	11.8	9.0	12.4	13.6	15.8	24.7
合计	7.2	7.5	9.1	8.9	8.7	12.7

（三）虽然家庭医药费支出占收入的比重提高，但医疗服务可及性明显改善，且绝大多数家庭可负担

尽管城乡调查人口家庭医药费支出占收入的比重从1993年的7.2%增加到2018年的12.7%，其中农村地区自2003年起有比较明显的提高，数字上显示调查人口家庭医疗经济负担加重，但是，需要客观分析和评价这一结果。

一方面，如前分析，如果没有医保，会有相当比例的患者因为支付不起医疗费用而放弃就医或住院治疗。不利用医疗服务，医药费支出及其在家庭收入中的占比肯定不高，但相当比例的人有病不治或治疗不充分，健康改善受到影响。而有了医保，因为经济困难不治疗或不完全治疗的比例显著降低。但是，即使近年来医保的保障水平不断提高，因筹资水平增长有限，仍然需要患者自付一定水平的医疗费用，表现为医疗费用对家庭支出的影响增大，显示为家庭医药费支出在收入中的占比增加。

另一方面，还要看家庭医药费支出在收入中的占比增加是否会导致家庭的不可负担。本研究认为即使医药费支出在家庭收入中占较高比例，但是如果未影响到家庭的正常生活，不存在吃药还是吃饭之间的选择，即为可负担。本研究将家庭食品支出作为家庭最基本支出，计算家庭食品支出/（家庭收入－医药费用支出）（即排除支付的医药费用外，家庭用于维持基本生活的可支配收入），如果超过80%，则认为影响到家庭的基本生活。计算结果表明因医药费支出影响到家庭正常生活的比例仅占调查户的4%，表明绝大多数家庭可负担。

综上，卫生服务调查数据显示有了医保以及医保补偿水平的提高，因为经济困难不治疗或不完全治疗的比例显著降低，充分反映出基本医保释放需求和维护健康的作用。虽然数据显示家庭医疗支出及其占比因此而增加，但是对医疗服务的利用率也在增加，反映医疗服务可及性明显提高，健康得到改善，如果是可负担，一定程度的医疗支出及其在家庭收入中的比重增加，则属正常范畴。

四、门诊和住院的医疗费用满意度

一是患者对医疗费用最不满意的发生率有了明显下降。2003年门诊患者对费用不满意的占比达19.70%，住院患者对费用不满意的占比达30.70%，但到2013年对费用最不满的比例分别下降到0.84%和2.01%，降幅明显；到2018年，这一情况的发生率在低水平上继续下降，分别为0.71%和1.05%（表1-4-19）。

表1-4-19　就医中最不满意方面的变动趋势（%）

分类	最不满意方面	2003年	2013年	2018年
门诊	服务态度	1.23	0.25	0.23
	技术水平	3.74	0.29	0.44
	设备条件	7.44	0.02	0.03
	医疗费用	19.70	0.84	0.71
	看病手续	1.71	0.07	0.03
	等候时间	1.09	0.10	0.07
	提供不必要服务	0.64	0.04	0.04
	其他	7.36	0.17	0.25
	无不满意方面	57.09	98.22	98.20
	合计	100.00	100.00	100.00
住院	服务态度	3.18	0.63	0.58
	技术水平	2.45	0.69	0.90
	设备条件	6.48	0.15	0.04
	医疗费用	30.70	2.01	1.05
	看病手续	1.48	0.06	0.03
	等候时间	0.60	0.05	0.05
	提供不必要服务	1.70	0.21	0.14
	其他	9.12	0.47	0.37
	无不满意方面	44.29	95.73	96.84
	合计	100.00	100.00	100.00

注：调查中问到"本次就诊是否满意"，回答"满意"和"一般"的情况在本表中归为"无不满意方面"。

二是从最不满意的原因构成比来看，医疗费用仍然是不满意的主因，但是构成比持续下降。2003年对就诊不满意的患者中，门诊方面45.91%

是对医疗费用最不满意，住院方面55.11%对医疗费用最不满意。而到了2018年，这一占比分别下降为39.44%和33.23%。

此外，对于少量不满意患者（2018年门诊1.80%，住院3.10%），尽管费用问题仍然是他们最不满意的方面，但服务态度和技术水平越来越成为患者不满意的主要原因，占比有所提高，2018年门诊为37.22%，住院为46.83%。患者不满意的原因间接反映了问题正逐渐从"看病贵"转向"看好病"。

第五章
医改背景下的医疗服务利用变化趋势分析

本章将以医疗卫生领域重大改革推进过程作为背景，分析医疗保险改革、基本公共卫生实施、公立医院改革等主要改革措施与城乡调查人口医疗服务利用水平、需求满足程度、公平性等变化趋势的关联性，研究改革措施的影响，为完善相关政策提供信息。

第一节　国家卫生服务调查时间段的相关医改政策

根据1993—2018年6次国家卫生服务调查的时间点，将与医疗服务利用相关的医改分为三个阶段（图1-5-1）：第一阶段为1993—2003年，第二阶段为2003—2008年，第三阶段为2008—2018年。

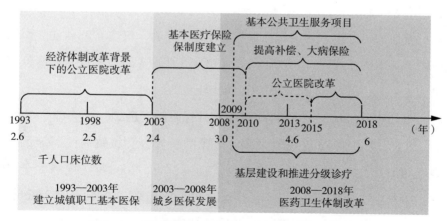

图1-5-1　影响居民医疗服务利用的主要政策及阶段

第一阶段：1993—2003年，经济体制改革背景下的公立医院改革

改革开放后，一方面，经济体制转轨，市场机制逐步成为调节资源配置的主要方式；另一方面，在20世纪80年代中期，因多种原因出现医疗资源数量短缺而导致的"看病难、住院难、手术难"问题急需解决。在这样的背景下，提出了"卫生部门也要按经济规律办事，运用经济手段管理卫生事业"的改革思路。1985年《关于卫生工作改革若干政策问题的报告》提出"放宽政策、简政放权、多方集资，开阔发展卫生事业的路子"的指导思想，全国开始了以扩大医院经营自主权为核心的公立医院改革。

公立医院分权改革的推进，迅速调动了医院的积极性。在政府财力有限、投入增加不多的当时，在20世纪90年代中后期就极大缓解或基本解决了大部分城市地区和部分农村地区的医疗资源短缺问题，医疗服务提供能力迅速提升，医疗技术水平快速提高，医院效率明显改善，公立医院得到迅速发展，因资源短缺导致的看病难问题得到有效缓解。但同时因为约束不足，也出现公立医院过度追求经济利益，提供不必要服务，导致医疗资源配置不合理、相当比例不合理医疗费用、医疗费用增长速度过快等问题。

但在2003年前我国的医疗保障制度还不完善，仅在1998年建立了城镇职工基本医疗保险，农村居民和城镇非在职职工没有医保，大部分居民仍然自费看病，出现了居民就医负担较重的问题。

第二阶段：2003—2008年，基本医疗保险制度建立

2003—2008年覆盖我国大部分居民的新农合和城镇居民医疗保险制度相继建立。2003年建立新农合，推进试点，2008年实现制度全覆盖。2007年建立城镇居民基本医疗保险制度进行试点，2008年扩大试点，2010年实现制度全覆盖。至此，我国已经建立起世界上最大规模医疗保障网。

随着基本医疗保障制度的建立、发展和覆盖范围迅速扩大，筹资水平和保障水平也在不断提高。新农合和城镇居民医保的筹资水平逐年提高，政府不断加大对城乡居民医保的财政投入，医疗保障的力度不断加强，对于提高城乡居民就医的支付能力、缓解"看病贵"起到了十分显著的作用。

第三阶段：2009—2018年，新一轮医疗卫生体制改革

2009年3月，中共中央、国务院发布《关于深化医药卫生体制改革的意见》，拉开了新一轮医改的序幕。对我国居民医疗服务利用产生较大影响的政策主要有四个方面。

一是继续推进基本医疗保障制度相关改革。除了提高参保率以外，重点之一是提高城乡居民医保的筹资水平，并建立了大病保险，加大贫困医疗救助的力度，保障水平有了进一步的提高。同步推进医保支付制度改革，发挥撬动公立医院改革的杠杆作用；加强医保基金管理，控制医院医药总费用和次均医疗费用，减少不合理医疗费用的发生，促使医保基金的有效使用。

二是实施国家基本公共卫生服务项目。由政府财政出资，免费向城乡全体居民提供基本公共卫生服务，目的是提高居民的健康意识，减少主要健康危险因素，预防和控制疾病发生。人均经费补助标准从2009年的15元增长为2018年的55元，服务项目也逐年扩大。其中，通过老年人健康体检、慢性病管理项目对居民进行健康管理，特别是对高血压、糖尿病等慢性病的管理，不仅提高了居民疾病的发现率，也促进了居民医疗服务利用水平的提高。

三是加强基层医疗卫生机构建设和推进分级诊疗制度建设。2009—2011年主要是完善农村县、乡、村三级医疗卫生服务网络，重点支持城乡基层医疗卫生机构建设。2012—2013年继续强化对乡镇卫生院的建设。2015年国务院《关于推进分级诊疗制度建设的指导意见》明确提出分级诊疗试点工作考核标准：居民两周患病首选基层医疗卫生机构的比例≥70%，县域内就诊率提高到90%左右，基本实现大病不出县。

　　四是实施公立医院改革。2010年起在17个城市试点公立医院改革，之后逐步扩大试点。2012年开始县级公立医院试点，2015年全面推开县级公立医院综合改革。2015年出台了《关于城市公立医院综合改革试点的指导意见》（国办发〔2015〕38号）和《关于全面推开县级公立医院综合改革的实施意见》（国办发〔2015〕33号），进一步明确了公立医院的改革路径。2017年9月，公立医院全面取消药品加成，各地区多次调整医疗服务价格，包括降低大型医用设备检查治疗和检验价格、提高劳务价格等。各地区也加强了对医药费用增长的控制，将次均费用和总费用增长率、住院床日以及药占比等作为绩效考核的重要指标。这些改革措施的推进，初步显示出对公立医院运行机制和行为的影响。

第二节　医保改革对医疗服务利用的影响分析

一、医保参保率和保障水平

　　1998年以前，我国主要的医保类型包括公费医疗、劳保、合作医疗等，1998年建立城镇职工基本医疗保险，对象主要是以城镇职工为主。2003—2010年陆续建立新农合和城镇居民医保制度并实现制度全覆盖，参保率有了大幅度提高。2018年调查人口社会医疗保险参保率达到97.1%，其中城市地区达96.5%，农村地区达97.8%（表1-4-14）。同期，补偿比也有较大幅度提高，尤其是农村地区（表1-5-1）。

　　标化住院率的变化规律与参保率和补偿比的变化规律基本一致，2003—2008年有一个大幅度增长，农村增长率高于城市，反映出参保率增长和补偿比提高的叠加作用。2008年后，城乡标化住院率持续提高，补偿比的持续提高是主要作用因素之一（表1-5-1）。但标化两周就诊率的变化规律与住院率不同，尤其是城市地区，可能与医保对门诊补偿比例较低、对门诊服务利用的影响不大有关。

表1-5-1　三个阶段社会医疗保险制度变化及医疗服务利用变化率（%）

分类	第一阶段	第二阶段	第三阶段		
	1993—2003 年	2003—2008 年	2008—2013 年	2013—2018 年	2008—2018 年
参保率变化率	−19.6	292.3	9.8	1.6	11.5
城市	−28.0	44.7	30.3	3.0	34.2
农村	−7.3	628.3	5.4	0.3	5.7
住院补偿比例变化率	−25.9	35.4	42.3	4.4	48.5
城市	−28.6	28.3	11.5	0	11.5
农村	24.0	121.0	77.6	12.4	99.6
标化两周就诊率变化率	−30.3	−0.7	−19.2	73.7	40.4
城市	−52.0	−0.9	1.7	64.4	67.2
农村	−20.3	−0.6	−24.4	83.9	39.1
标化住院率变化率	29.0	77.5	18.3	44.0	70.4
城市	10.8	51.2	29.0	37.5	77.4
农村	40.7	89.5	20.8	52.9	84.7

二、医保对调查人口住院率的影响

采取多重差分模型研究基本医疗保险制度实施对居民医疗服务利用的影响。多重差分是目前政策评估中广泛应用的一种计量分析方法，其基本原理是通过比较政策干预组和对照组以及干预前后来评估政策所产生的效果。

本研究利用了 Finkelstein（2007）分析 Medicare 保险覆盖对服务利用影响的研究思路。在医保全面推进的情况下，找不到"完美"的对照，故本研究利用在基本医疗保险制度建立前，不同地区"社会医疗保险"的参保率是不同的，之后推进的基本医疗保险对于参保率高的地方的影响程度要小于参保率低的地方，补偿水平也随着时间推移不断提高的特点，形成了天然的"干预组"和"对照组"。由于基本医疗制度是1998年之后开始建立的，所以改革前的时间点设置为1998年。在研究中对照组也会受到研究政策的影响，但是影响程度比干预组小，在这种情况下两组之间的回归结果如果还存在差异的话，即政策作用被低估的情况下还是有统计学意义，就说明政策确实产生了影响。建立多重差分模型如下：

$$Y_{ijt} = \alpha_j \times 1(county_i) + \delta \times 1(year_t) + \sum_{t=1993}^{t=2018} \lambda_t (impact_j) \times 1(year_t) + X_{jt}\beta + \varepsilon_{ijt}$$

考虑到我国的基本医保以保"大病"为主，对住院的影响较大，故本部分将住院率作为研究对象。因变量 Y 为住院率；j 表示地区，包括东部、中部、西部及东北地区；i 表示县；t 表示年份；1（$county_i$）为地区的固定效应，1（$year_t$）为改革前后年份的固定效应，year ＝ 1 为 2003 年及以后，year ＝ 0 为 1993—1998 年改革前。$impact_j$ 为 j 地区 1998 年无社会医疗保险的人口比例，X_{jt} 为控制变量，包括省 65 岁及以上人口比例、慢性病患病率及体检率。关键结果为交互项 λ_t 的系数，表示基本医疗保险实施前后医疗服务利用趋势的变化情况，即基本医疗保险制度影响程度大的地区比影响程度小的地区的医疗服务利用变化情况。

基本医疗保险制度实施对区县水平调查人口住院率影响的回归结果表明，基本医疗保险制度对调查人口的住院率产生了正向影响（表 1-5-2）。从图 1-5-2 可见，2003 年基本医疗保险制度建立后，调查人口住院率明显上升，且在 2008—2018 年都保持了增长的趋势，基本医疗保险制度实施确实促进了调查人口的住院服务利用水平的提高。

表 1-5-2　基本医疗保险制度建立对调查人口住院服务利用的影响

比较项目	系数	95%CI	
2003 年的影响作用	−0.002	−0.039	0.036
2008 年的影响作用	0.062*	0.009	0.116
2013 年的影响作用	0.122***	0.061	0.182
2018 年的影响作用	0.158***	0.084	0.232
区县和时间的固定效应	是		
控制变量－慢性病患病率	是		
样本量	688		

注：* 为 $P < 0.05$；*** 为 $P < 0.001$。

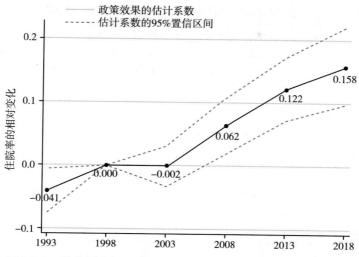

图1-5-2　基本医疗保险制度对调查人口住院服务利用的动态影响

三、医保对提高调查人口医疗服务可及性的影响

影响医疗服务可及性的一个重要因素是支付能力。如果支付能力不足，就会存在因经济困难应该利用医疗服务而不利用的情况，占比越高，则对医疗服务可及性的影响越大。在此部分将分析医保对因经济困难两周患病未治疗比例、需住院而未住院比例和未遵医嘱出院比例的影响。

（一）两周患病未治疗比例

2008年后，调查人口两周患病未治疗比例大幅下降，从10.6%下降到2018年的1.7%，下降了84%，远高于2008年前的下降速度，1993—2003年10年间仅下降了15.4%，2003—2008年5年间下降了19.7%（表1-3-16）。1993—2003年因经济困难两周患病未治疗比例基本变化不大，从5.2%降到5.0%，2003—2008年下降到3.1%，下降了38%，2008—2018年下降到0.6%的很低水平，下降了80.6%。基本医疗保险建立后两周患病未治疗比例大幅下降并降至很低的水平，可以看出医保的作用（表1-5-3）。

表1-5-3　1993—2018年因经济困难导致两周患病未治疗的比例及变化率（%）

收入	因经济困难导致两周患病未治疗比例						变化率		
	1993年	1998年	2003年	2008年	2013年	2018年	1993—2003年	2003—2008年	2008—2018年
高收入	2.4	1.4	2.4	1.3	0.1	0.2	0	−45.8	−84.6
中高收入	4.2	2.4	2.9	2.1	0.2	0.3	−31.0	−27.6	−85.7
中低收入	5.6	3.5	5.1	3.0	0.2	0.6	−8.9	−41.2	−80.0
低收入	8.2	6.7	9.0	5.4	0.5	1.2	9.8	−40.0	−77.8
非贫困	—	5.7	7.5	4.4	0.3	0.9	—	−41.3	−79.5
贫困	—	7.9	15.7	8.5	0.9	1.6	—	−45.9	−81.2
合计	5.2	3.5	5.0	3.1	0.2	0.6	−3.8	−38.0	−80.6

（二）需住院未住院比例

调查人口需住院未住院比例在1998—2003年下降速度最快，从35.9%下降到27.5%，下降了23.4%。2003—2008年下降了15.6%，其中农村下降19.6%，速度快于城市（4.2%）。2008—2018年需住院未住院比例继续下降，从23.2%下降到21.5%，下降了7.3%。在不同收入人口中，下降最快的是低收入居民，2008—2018年需住院未住院比例下降速度超过了2008年前的水平，特别是低收入的贫困居民。1998—2003年低收入贫困居民需住院未住院比例基本没有变化，维持在50.0%左右，2003—2008年下降到46.0%，下降了10.8%，2008—2018年下降到30.0%，下降了34.2%，下降速度高于其他收入居民（表1-3-28）。

调查人口因经济困难未住院比例在2008—2018年下降速度最快，从16.3%下降到9.6%，下降了42.3%，高于1993—2003年的14.2%和2003—2008年的15.5%。虽然2018年低收入贫困居民的因经济困难未治疗比例仍旧较高，但在2008年以后下降速度是最快的，从2008年的33.4%下降到16.4%，下降了51%，而1998—2003年低收入贫困居民因经济困难未住院比例反而呈增长趋势的，从36.7%增加到43.4%，增长了

18.3%（表1-3-32）。

（三）未遵医嘱出院比例

2003年后，调查人口未遵医嘱出院比例出现下降，其中2008—2018年下降速度最快，从36.8%下降到11.6%，下降了68.5%。因经济困难未遵医嘱出院比例在1998—2003年呈上升趋势，增加了17.4%；2003—2008年开始出现下降，从27.7%下降到13.0%，下降了一半以上；2008—2018年继续逐年下降至2.8%，下降了一半以上。低收入贫困居民因经济困难未遵医嘱出院比例在1998—2003年增长幅度较大，增长了84.9%，达到56.2%，即贫困居民未遵医嘱出院中约一半以上是经济困难所致。到2018年，低收入贫困居民因经济困难未遵医嘱出院的比例虽然仍旧高于高收入居民，为5.5%，但从2003年起已大幅度下降，特别是在2008—2018年下降最多，下降了81%（表1-5-4）。

表1-5-4　1998—2018年居民未遵医嘱出院情况（%）

分类	未遵医嘱出院比例					因经济困难未遵医嘱出院比例				
	1998年	2003年	2008年	2013年	2018年	1998年	2003年	2008年	2013年	2018年
城乡										
城市	36.7	34.5	29.6	22.1	9.9	15.8	15.7	6.5	2.1	8.8
农村	45.1	47.0	39.3	28.1	13.2	27.2	31.6	14.5	7.6	3.2
收入										
高收入	16.0	18.3	6.2	2.2	1.2	16.0	18.3	6.2	2.2	1.2
中高收入	21.6	22.8	11.2	4.6	2.1	21.6	22.8	11.2	4.6	2.1
中低收入	26.7	32.1	14.5	6.6	3.2	26.7	32.1	14.5	6.6	3.2
低收入	33.5	40.8	22.5	11.0	4.7	33.5	40.8	22.5	11.0	4.7
非贫困	31.5	38.6	19.5	9.2	4.1	31.5	38.6	19.5	9.2	4.1
贫困	30.4	56.2	28.8	14.2	5.5	30.4	56.2	28.8	14.2	5.5
合计	42.1	43.3	36.8	25.2	11.6	23.6	27.7	13.0	6.2	2.8

注：以上指标按人数计算。

综上，2008年以后在次均费用仍然增长的情况下，两周患病未治疗比例持续降低，因经济困难未治疗比例维持低水平；需住院未住院比例下降，因经济困难未住院比例下降至较低水平，且低收入贫困居民的因经济困难未住院比例在15年中持续下降。可见，医保的建立和补偿水平的提高，极大地缓解了调查人口特别是低收入贫困人口因支付能力不足影响到医疗服务可及性的问题。

第三节　基本公共卫生服务项目对医疗服务利用的影响分析

国家基本公共卫生服务项目的实施，不仅可以提高居民的健康意识，同时对居民定期进行健康体检和健康管理（特别是高血压、糖尿病等慢性病管理）等，可以提高居民疾病的发现率，促进居民医疗服务利用水平的提高。本节将对此展开分析。

一、高血压和糖尿病随访与两周患病率

2018年卫生服务调查收集了高血压和糖尿病的随访次数数据，研究分析了区县水平的两周患病率与高血压、糖尿病随访次数的关系，结果发现，随着两周患病率的增加，高血压、糖尿病的5次及以上随访次数占比增加，随访0次的占比有所下降（表1-5-5）。

将分类指标"随访次数"转换为连续变量"区县人均随访次数"后，随着高血压及糖尿病人均随访次数的增加，调查区县高血压、糖尿病患者的两周患病率呈增长趋势（表1-5-6）。这与是否患病的调查方式（就诊计为患病）、患者主动就医计为1次随访服务有关，也与医务人员随访患者促进了患者就医有关。也不排除随访次数多的地区，基本公共卫生工作开展相对到位，从而使高血压、糖尿病发现率提高。

表1-5-5　2018年区县水平高血压、糖尿病随访次数与两周患病率（%）

两周患病率	高血压随访次数占比						糖尿病随访次数占比					
	0次	1次	2次	3次	4次	5次*	0次	1次	2次	3次	4次	5次*
0.0 ～	31.2	8.0	10.1	6.8	24.1	19.8	32.3	11.8	7.5	9.7	20.4	18.3
20.0 ～	26.2	5.6	7.2	8.9	18.1	34.0	31.4	6.3	6.8	8.8	19.8	27.0
33.4** ～	23.2	3.9	5.6	6.4	17.6	43.3	27.6	4.7	5.5	6.6	18.2	37.5
40.0 ～	26.0	4.6	4.9	7.3	13.6	43.6	27.9	4.1	5.4	8.7	12.6	41.2
合计	25.2	4.8	6.1	7.6	16.9	39.4	29.2	5.3	6.0	8.1	17.3	34.3

注：*为5次及以上；**为2018年调查人口两周患病率。随访次数最后一组只有1个调查地区，高随访次数下两周患病率下降具有偶然性。

表1-5-6　2018年区县水平随访次数与两周患病率

人均随访次数	高血压随访			糖尿病随访		
	县数量	比例（%）	两周患病率（%）	县数量	比例（%）	两周患病率（%）
0 ～	44	28.2	31.9	36	23.1	29.7
0.5 ～	84	53.8	33.9	61	39.1	34.7
1.0 ～	23	14.7	34.1	37	23.7	32.6
1.5 ～	4	2.6	36.1	15	9.6	38.3
2.0 ～	1	0.6	24.0	6	3.8	36.6
2.5 ～	0	0	—	1	0.6	24.0
合计	156	100.0		156	100.0	

二、基本公共卫生服务项目实施与慢性病患病率

利用卫生服务调查1993—2018年区县水平面板数据，建立固定效应模型分析基本公共卫生服务项目开展年份与慢性病患病率变化趋势的关系。纳入主要影响因素包括饮酒率、吸烟率、65岁及以上老龄人口比例、锻炼率、体检率以及年份（表1-5-7）。在控制了年份、区县水平因素的情况下，高血压患病率、糖尿病患病率、饮酒率、吸烟率、65岁及以上

老龄人口比例、锻炼率、体检率以及年份是影响区县水平调查人口慢性病患病率的主要因素（$P < 0.05$）（表1-5-8）。

表1-5-7 1993—2018年区县水平主要影响因素指标基本情况（县均值）（$n = 688$）

指标	1993年	1998年	2003年	2008年	2013年	2018年
高血压患病率	1.70	2.20	3.40	6.80	15.10	18.90
糖尿病患病率	0.30	0.40	0.70	1.40	3.70	5.60
慢性病患病率	17.22	16.60	15.50	19.20	25.52	35.25
吸烟率	32.22	28.92	26.08	24.98	25.71	24.68
喝酒率	18.46	16.05	8.33	8.77	9.64	21.50
锻炼率	8.22	14.61	15.14	22.65	28.01	48.47
体检率	0	0	0	18.86	43.52	47.13
65岁及以上老年人口比例	7.03	8.83	9.97	12.11	15.11	18.79
男性比例	50.18	50.65	50.35	49.84	49.43	49.27

表1-5-8 1993—2018年区县水平慢性病患病率固定效应回归模型

指标	系数	95%置信区间	
喝酒率	0.29**	0.12	0.46
吸烟率	0.43**	0.22	0.63
锻炼率	−0.02	−0.10	0.05
体检率	−0.03	−0.07	0.02
65岁及以上人口比例	0.75**	0.49	1.00
男性比例	−0.42	−0.86	0.02
年份（对照：1993年）			
1998年	0.35	−1.13	1.84
2003年	1.68	−0.43	3.79
2008年	4.73**	2.33	7.13
2013年	8.86**	5.60	12.12
2018年	13.40**	8.85	17.95
常数	14.31	−7.52	36.14

注：** 为 $P < 0.01$。

从慢性病患病率模型的回归分析结果看，65岁及以上人口比例每增加1个百分点，区县水平的慢性病患病率将增加0.75个百分点。此外，饮酒率和吸烟率每增长1个百分点，区县水平的慢性病患病率将分别增长约0.29个及0.43个百分点。在控制年份的因素后，2013和2018年的慢性病患病率都比1993年出现大幅上升且系数都高于2008年并有统计学意义，这表明2009年基本公共卫生项目实施后，2013年和2018年慢性病患病率出现较大幅增长的情况。

结合第二章的分析结果，2008年以后慢性病中高血压、糖尿病的患病率明显提高，2008—2018年高血压患病率10年增长率为183.0%，糖尿病患病率增长了419.7%，而同期慢性病患病率仅增长85.7%，且两种疾病在慢性病中的构成比从2008年的32.9%提高到2013年和2018年的54.8%和47.9%，可以认为高血压、糖尿病患病率的增长是拉动慢性病患病率增长的主要因素。因此，无论是从高血压、糖尿病患病率和构成比变化上，还是从变化幅度和规律与基本公共卫生开展时间相吻合以及基本公共卫生主要针对这两种疾病开展健康管理上，可以推论基本公共卫生项目的开展提高了高血压和糖尿病的发现率，应该是慢性病患病率上升的主要原因之一。

三、基本公共卫生服务项目实施与两周就诊率

根据第三章的分析结果，一是无论是城市还是农村地区，2008年以后高血压和糖尿病两周就诊率都有一个大幅度提升，10年增长率分别为274.0%和382.8%，且2018年高血压和糖尿病是两周就诊中除感冒外排名第二位和第三位的疾病，而同期两周就诊率仅增长65.5%；二是2018年患高血压、糖尿病患者的两周就诊率分别达到56.6%和69.7%，高于患慢性病居民总的两周就诊（51.4%），更高于无慢性病居民（11.7%）（表1-3-4）；三是以调查区县为单位统计（表1-3-5），发现随着地区人均

高血压、糖尿病随访次数的增加，调查区县高血压和糖尿病患者的两周就诊率也呈增长趋势，与患者主动就医计为1次随访服务及与医务人员随访患者促进了患者就医有关。

再综合前面的分析结果，可以认为基本公共卫生项目的开展提高了高血压和糖尿病的发现率，发现率的提高将会促进就医，同时，高血压、糖尿病健康管理也会促进就医，因此，基本公共卫生服务项目是促进两周就诊率提高的主要影响因素之一。

第四节　公立医院改革背景下的患者满意度分析

一、公立医院改革的主要措施

一是政府财政投入持续增加，医疗资源总量持续增加，增强了医疗服务体系的提供能力。1993—2008年，政府卫生支出年均增长221亿元，其中医疗服务支出年均增长82亿元；千人口医生数及床位数仅增长0.1人及0.4张。2009年新医改开始后，2008—2018年政府卫生支出年均增长1281亿元，医疗服务支出年均增长367亿元，增长量分别约为前者的6倍和4倍，千人口医生数及床位数增长了0.8人和2.9张。

二是在控制医药费用增长上，2012年后医保经办机构和卫生监管部门加强了对医疗服务行为的监管，采取总额预付，按人头、按病种付费等复合支付方式引导医疗机构控制成本。卫生部门加强了对医疗费用的监管控制，将次均费用和总费用增长率、住院床日以及药占比等作为绩效考核的重要指标，并查处为追求经济利益的不合理用药、用材和检查及重复检查等行为。

三是补偿机制改革，取消药品加成，降低大型医用设备检查治疗和检验等价格，提升医疗服务价格。2017年底，城市公立医院全面取消药品加成。虽然降低了药品和大型医用设备检查治疗和检验等的价格，但也提升了其他医疗服务的价格。从总量平衡、结构调整的角度看，补偿机制改革并不会降低居民的就医费用，但可以在一定程度上规范医疗机构行为，提高居民就医的满意度。

四是开展了医院管理服务创新改革。2012年后，简化挂号、就诊、检查、收费、取药等流程，方便群众就医，全面推行便民惠民措施，大力推广优质护理，优化服务模式和服务流程，开展"先诊疗、后结算"和志愿者服务。积极推进区域统一预约挂号平台建设，普遍实行预约诊疗，改善就医环境，明显缩短患者等候时间等众多举措。这些改革措施也会对居民就医满意度产生一定的影响。

因此，除了医保保障水平提高外，公立医院改革也会通过影响供方行为、进而影响到服务提供数量、质量和费用的传导链，影响到居民医疗服务的利用水平和满意度。

二、公立医院改革背景下的患者满意度分析

从研究设计上，2010年、2014年、2015年和2016年分别为第一批、第二批、第三批、第四批城市公立医院改革试点时间，2012年、2014年和2015年分别为第一批、第二批、第三批的县级公立医院改革试点时间，可以采取多重差分模型分析公立医院综合改革对区县水平医疗服务利用的影响。但是，一是考虑到卫生服务调查每5年开展一次，数据间隔时间比较长，可利用的数据期数有限，尤其是公立医院改革后的数据期数较少，导致模型估计结果噪声很大，会影响到估计结果；二是公立医院改革措施作用于公立医院，影响到公立医院的运行机制，进而服务提供行为发生变化，再通过医疗费用的变化、过度提供服务行为的减少，影响到医保资金的使用及补偿比等因素，进而影响到患者的服务利用，需要有一个政策出台、地方制定实施方案、方案落实、建立起有效机制、影响到供方行为、再到结果的传导过程，通常需要2～3年甚至更长，

这进一步加大了前述改革后数据期数少的问题，而且增加了选取合适对照的难度，是否可以采取前述方法也需要进一步探索；三是很多对医疗费用、医保基金产生影响的关键公立医院改革措施，包括调整医疗服务价格、医保支付方式改革、药品耗材集中采购（减少"回扣"对医疗行为的激励）等，大多都是从2018年起开始逐步推进的，即使最终能够影响到调查人口的医疗服务利用，但在卫生服务调查数据覆盖时期效果尚未显现。故这部分的分析未采用模型方法。

基于上述原因以及可供选择的卫生服务调查指标有限，同时考虑到满意度是患者对利用医疗服务的一种主观感知和在一定程度上基于客观情况的主观评价，故本研究采用患者满意度指标反映医疗服务提供相关维度的变化情况，可在一定程度上间接反映公立医院改革的作用。

（一）总体满意度

从总体满意度来看，2013—2018年调查人口对就诊满意的比例从76.5%增长到80.0%，增加了4.6%，其中农村增长幅度高于城市；对住院满意的比例从67.2%增长到75.0%，增加了11.6%，城市居民满意比例略低于农村，但城市增长速度高于农村（表1-5-9）。

表1-5-9　2013年和2018年患者对医疗机构总体的满意度评价（%）

项目	2013年			2018年		
	满意	一般	不满意	满意	一般	不满意
就诊满意度	76.5	21.6	1.9	80.0	18.2	1.8
城市	73.3	24.4	2.3	76.7	21.2	2.1
农村	79.7	18.9	1.5	83.5	15.1	1.4
住院满意度	67.2	28.4	4.4	75.0	21.9	3.1
城市	62.3	32.0	5.6	70.3	25.7	4.0
农村	71.9	24.8	3.3	79.4	18.2	2.4

（二）医疗费用满意度

从调查人口对住院费用的评价来看，认为基层医疗卫生机构的费用不贵的占比从2013年的46.5%增长到2018年的52.6%。认为省级医疗机构住院费用贵的占比从2013年的57.6%下降到51.8%。从变化趋势来看，2013—2018年各类机构住院患者认为费用不贵的比例都在上升，其中省级医疗机构增长最多，增加了70.7%，认为费用贵的比例都在降低，其中省级医疗机构下降也较多，下降了10.1%（表1-5-10）。

从对住院费用不满意的情况来看（表1-5-11），2013—2018年患者对住院费用不满意的比例在下降，从47.3%下降到33.2%，下降了29.8%，其中城市下降幅度略低于农村。从对不同机构住院费用的不满意情况来看，城乡患者对基层医疗卫生机构住院费用不满意的比例均下降较多，分别下降了49.0%和38.0%。农村患者对省级医疗机构住院费用不满意的比例下降也较多，下降了36.7%。

从调查数据看，1993—2003以及2008—2013年，患者人均住院费用增长速度较快，分别达到年均10.4%和15.4%，而到2013—2018人均住院费用年均增长率下降为5.9%。因此，从客观数据和主观评价情况来看，2013年后居民住院费用的增速得到一定的控制，居民对费用的满意度确实有所提高。

表1-5-10　2013年和2018年住院患者对住院费用的评价（%）

医疗机构	2013年			2018年			变化率		
	不贵	一般	贵	不贵	一般	贵	不贵	一般	贵
基层	46.5	40.5	13.0	52.6	34.6	12.8	13.1	−14.6	−1.5
县级	19.5	44.2	36.2	25.2	40.0	34.8	29.2	−9.5	−3.9
市级	10.9	36.2	52.9	16.0	34.9	49.1	46.8	−3.6	−7.2
省级	9.2	33.2	57.6	15.7	32.5	51.8	70.7	−2.1	−10.1
其他	21.3	40.1	38.6	33.2	40.5	26.3	55.9	1.0	−31.9

注：2013年态度满意调查为住院医护人员向患者解释问题的态度。

表1-5-11　2013年和2018年住院患者对住院费用不满意的比例（%）

医疗机构	基层		县级		市级		省级		合计	
	2013年	2018年	2013年	2018年	2013年	2018年	2013年	2018年	2013年	2018年
城市	27.7	25.7	50.5	36.5	54.6	39.5	52.7	36.2	50.5	36.4
农村	26.2	24.5	44.3	28.8	59.6	32.4	31.6	25.0	41.8	28.0
合计	26.7	25.0	47.8	33.0	55.6	38.3	49.1	33.6	47.3	33.2

（三）环境满意度

从对医疗机构环境满意度来看，门诊患者认为就诊机构环境好的比例从2013年的63.6%上升为2018年的68.9%，增长了8.3%；认为环境差的比例从8.1%下降到1.0%，下降了87.7%。其中，农村居民认为环境差的比例低于城市，仅占0.7%。住院患者认为住院机构环境好的比例从2013年的66.5%上升为2018年的69.6%，增长了4.7%；认为住院环境差的比例从3.3%下降到2.5%，下降了24.2%（表1-5-12）。由此可见，近5年患者对就医环境的满意度提高了，认为环境差的占比达到非常低的水平，表明公立医院相关改革确实改善了就医环境。

表1-5-12　2013年和2018年患者对医疗机构环境的评价（%）

项目	2013年			2018年			变化率		
	好	一般	差	好	一般	差	好	一般	差
就诊满意度	63.6	28.4	8.1	68.9	30.1	1.0	8.3	6.0	−87.7
城市	56.4	32.7	11.0	65.8	32.9	1.3	16.7	0.6	−88.2
农村	70.7	24.1	5.2	72.0	27.2	0.7	1.8	12.9	−86.5
住院满意度	66.5	30.3	3.3	69.6	27.9	2.5	4.7	−7.9	−24.2
城市	62.4	33.7	3.8	65.9	30.8	3.3	5.6	−8.6	−13.2
农村	70.3	27.0	2.7	73.1	25.1	1.8	4.0	−7.0	−33.3

（四）态度满意度

从对医护人员态度的满意度来看，就诊居民认为医护人员态度好的比例从2013年的80.0%增长到2018年的85.2%，增长了6.5%；认为态度差的比例没有变化，维持在0.6%的很低水平。住院患者认为医护人员态度好的比例从79.3%上升为82.9%，增长了4.5%，认为态度差的比例也没有变化，维持在1.4%的低水平（表1-5-13）。

表1-5-13　2013年和2018年患者对医护人员态度的评价（%）

项目	2013年			2018年			变化率		
	好	一般	差	好	一般	差	好	一般	差
就诊满意度	80.0	19.4	0.6	85.2	14.3	0.6	6.5	−26.3	0
城市	78.4	20.8	0.8	83.0	16.4	0.6	5.9	−21.2	−25.0
农村	81.6	17.9	0.5	87.4	12.1	0.5	7.1	−32.4	0
住院满意度	79.3	19.2	1.4	82.9	15.7	1.4	4.5	−18.2	0
城市	77.0	21.2	1.8	81.5	16.9	1.6	5.8	−20.3	−11.1
农村	81.6	17.3	1.1	84.3	14.5	1.2	3.3	−16.2	9.1

（五）候诊时间的满意度

2013年，认为候诊时间短的就诊患者占63.6%，2018年为63.8%，基本没有变化。但从对不同机构的候诊时间评价来看，患者认为县级以上医疗机构候诊时间短的比例均增加了，其中市级医院增长最多，增加了9个百分点（表1-5-14）。

表1-5-14　2013年和2018年患者对候诊时间的评价（%）

医疗机构	2013年			2018年		
	短	一般	长	短	一般	长
基层	72.5	24.2	3.4	72.2	23.9	3.9
县级	42.8	38.6	18.6	45.8	37.2	16.9
市级	30.4	42.6	27.0	39.4	40.8	19.8
省级	24.0	47.3	28.7	31.4	44.3	24.3
其他	59.0	30.5	10.4	67.7	25.9	6.4
合计	63.6	28.4	8.1	63.8	28.2	8.1

第五节　医改背景下医疗服务利用的公平性分析

一、城乡间医疗服务利用的公平性

从两周就诊率来看，标化年龄后，农村地区调查人口在1998年的就诊率超过城市地区，差异指数从0.15下降到0.05。2003—2008年新农合全面覆盖后，农村地区调查人口就诊率继续高于城市地区，且差异略有增加，差异指数维持在0.21。2008—2018年后，农村地区调查人口就诊率仍旧高于城市地区，但差异再次缩小，差异指数从0.21变为0.08（表1-5-15）。

从住院服务利用情况看，首先住院补偿比例的差异指数持续下降，城乡调查人口住院补偿比例差异指数逐年下降，从1998年的1.00降低到2018年的0.06。虽然2018年城市地区调查人口住院费用补偿比例为57.1%，仍旧高于农村地区（52.5%），但差异已经非常小。在住院补偿比例差异逐年缩小的情况下，城乡调查人口住院率差异也持续下降，从1998年的0.22下降到2018年的0.13。其中，2003—2013年基本医疗保险制度建立时期的城乡差异指数降至最低为0.06，比城乡调查人口住院补偿比例的差异指数小很多。这表明，基本医疗保险制度建立后，虽然城乡住院补偿比例还存在较大差异，但农村地区调查人口住院率得到很大的释放，使得城乡间差异下降。2008—2018年农村地区调查人口的住院率上升幅度超过城市，在住院补偿比例差异指数持续下降的情况下，农村地区住院率在2008年开始超过城市，2018年差异指数上升，达到0.13。因此，基本医疗保险制度建立和新医改后，农村地区的医疗服务利用水平大幅上升，超过城市居民，城乡调查人口医疗服务利用的公平性持续改善。

二、地区间医疗服务利用的公平性

从东、中、西部和东北地区调查人口医疗服务利用差异及变化趋势

表1-5-15 1993—2018年年龄标化后调查人口医疗服务利用的
差异指数及变化趋势

分类	率/比例的差异指数						变化率（%）		
	1993年	1998年	2003年	2008年	2013年	2018年	1993—2003年	2003—2008年	2008—2018年
城乡									
就诊率	0.15	0.05	0.21	0.21	0	0.08	40.0	0	−61.9
补偿比例	—	1.00	0.76	0.45	0.14	0.06	−24.0	−40.8	−86.7
住院率	—	0.22	0.05	0.11	0.06	0.13	−77.3	120.0	18.2
地区									
就诊率	0.18	0.20	0.27	0.29	0.23	0.20	50.0	7.4	−31.0
补偿比例	—	0.28	0.20	0.20	0.05	0.04	−28.6	0	−80.0
住院率	—	0.15	0.11	0.12	0.16	0.18	−26.7	9.1	50.0
收入									
就诊率	0.06	0.05	0.02	0.04	0.05	0.07	−66.7	100.0	75.0
补偿比例	—	0.61	0.65	0.22	0.08	0.05	6.6	−66.2	−77.3
住院率	—	0.12	0.15	0.10	0.02	0.02	25.0	−33.3	−80.0

注：差异指数（index of dissimilarity）为标准差除以均值，差异指数介于0～1，越接近0，说明地区差异越小；越接近1，说明地区差异越大。

来看，东部和西部地区的就诊率相对较高，而中部和东北地区相对较低。不同地区调查人口两周就诊率的差异指数从1993年的0.18上升到2003年的0.27；2003—2008年略有上升，增为0.29；2008—2018年地区差异指数下降，降为0.20。但东北地区从1998年后两周就诊率为所有地区中最低，到2018年就诊率仍旧低于1993年水平（表1-5-15）。

在住院医疗服务利用上，首先不同地区的住院补偿比例差异指数逐年降低，东部地区补偿比例相对较高，东北地区补偿比例最低。但新医改后2008—2018年，不同地区住院补偿比例差异降至非常低的水平，仅为0.04左右。从住院率来看，西部地区的住院率一直高于其他地区，东部地区最低，其次是中部和东北地区。从住院率差异指数来看，2003年后不同地区住院率差异指数上升，东部地区维持在比较低的水平，而西部地区2018年达到最高，为15.9%，东北地区略高于东部地区，为12.1%（表1-5-15）。由此可见，2008—2018年，在住院补偿比例差异不断缩小的情况下，西部地区住院率大幅上升，地区居民医疗服务医用的公平性也在持续改善。

三、不同收入组医疗服务利用的公平性

标化年龄及多因素回归模型的结果均显示，1993—2003 年，低收入组的两周就诊率高于其他收入组，不同收入组两周就诊率差异指数从 0.06 下降为 0.02。2003—2008 年基本医疗保险制度建立期间，低收入组的两周就诊率继续超过高收入组，2008 年不同收入组两周就诊率差异指数升至 0.04（表 1-5-15）。2008—2018 年，低收入组两周就诊率继续上升，排除年龄影响后，2018 年比高收入组高出 4 个百分点，特别是低收入贫困人群的两周就诊率达到 34.4%（标化率为 27.1%），低收入组服务利用水平增长较多。

从住院医疗服务利用来看，不同收入组住院费用补偿比例的差异指数逐年递减，2018 年降低为 0.05，补偿比例的公平性不断增加。虽然低收入组补偿比例为 53.2%，仍旧低于高收入组（58.5%），但标化年龄后 2018 年低收入组住院率与高收入组基本相同，且不同收入组住院率差异指数持续下降，2013 年降到 0.02，且一直到 2018 年均维持在 0.02 非常低的水平（表 1-5-15）。由此可见，不同收入组的住院医疗服务利用的公平性也在持续改善。

四、城乡、不同地区和收入组医疗服务的公平性比较

2003 年以前，我国城乡调查人口医疗服务利用差异相对较高（城市优于农村），而不同地区医疗服务利用差异指数相对较小。2008 年以后，农村地区的医疗服务利用水平高于城市地区，但不同地区调查人口的服务利用水平差异有所扩大，主要表现在东北地区相对较差。不同收入组的就诊率差异指数略低于城乡调查人口，城乡调查人口低于不同地区调查人口，即城乡调查人口和不同收入组的就诊率公平性较好，而不同地区调查人口就诊公平性相对较差。在住院服务利用上，不同地区调查人

口住院费用补偿比例差异指数最小，但其住院率差异指数最大，而城乡调查人口补偿比例差异指数虽然最大，但城乡调查人口住院率差异指数较小。这就是说，不同地区的住院补偿比例公平性最高，但住院率的公平性却比较低，而城乡调查人口补偿比例公平性较低，但城乡调查人口住院服务利用的公平性却比较好。该结果提示出我国不同地区调查人口医疗服务利用出现的差异可能已经超过了城乡调查人口之间的差异，而东北地区是医疗服务利用相对较差的地区。

虽然东北地区调查人口的卫生服务利用水平在全国范围内处于相对比较靠后的位置，但东北地区在2018年的两周患病率和慢性病患病率却最高，分别为36.3%和37.4%。从医疗资源配置来看，东北三省2018年千人口执业（助理）医生为2.6人，千人口床位数达到6.8张，均达到和超过了全国平均水平。因此，从需要因素和医疗卫生资源配置来看，东北三省的医疗服务利用水平应该比较高，但实际却较低。从两周患病治疗比例和需住院未住院比例来看，东北地区都比较高。特别是在需住院未住院比例上，东北地区在2018年为29.9%，比东部地区高出14个百分点，而因经济困难未住院比例达到18.5%，比东部地区高14个百分点。因此，东北地区医疗服务利用公平性相对较低的主要原因还是经济问题。根据国家统计年鉴的数据，1993—2017年，吉林省各年度的人均GDP均低于全国平均水平；黑龙江的人均GDP在2008年以后增长乏力，开始低于全国平均水平；辽宁的人均GDP在2017年也降到了全国平均水平之下。因此，虽然东北地区对医疗服务的需要水平较高，医疗资源配置较高，住院费用补偿比例并不低，但由于东北地区经济发展相对滞后，在一定程度上对医疗服务利用水平产生不利影响。

综上，在医改背景下，我国城乡及不同收入调查人口医疗服务利用公平性不断改善，而不同地区调查人口住院服务利用的公平性有所下降，特别是东北地区，经济原因在一定程度上影响了居民医疗服务利用水平的提高。

第六章
研究主要发现和建议

一、调查人群健康状况及医疗服务利用变化趋势

（一）健康状况

1. 两周患病率呈上升趋势，慢性病成为两周患病的主要形式

（1）两周患病率呈上升趋势：2003年前调查人群的两周患病率保持在14.0%左右，略有波动，2003年后有加速增高趋势，2008年、2013年和2018年的两周患病率分别为17.6%、19.8%和33.4%。根据2018年全国人口抽样调查数据的年龄进行标化后，2008年、2013年、2018年的两周患病率分别为17.6%、17.3%和28.4%，2018年有比较大幅度的提高。近10年，特别是近5年两周患病率的城乡差距缩小，区域差异未显现出扩大趋势。

（2）慢性病逐渐成为两周患病的主要形式：发生于两周前但持续到两周内的慢性病逐渐成为两周患病的主要形式，在两周患病中的占比从1998年的39.0%提高到2018年的71.5%。循环系统疾病的两周患病率从1993年的1.11%上升到2018年的15.43%，25年增长了13.9倍，在两周患病中的占比从1993年的7.9%提高到2018年的38.9%，尤其是2008年后患病率及构成均呈显著增加趋势。以糖尿病为代表的内分泌、营养和代谢疾病的两周患病率也增长较快，从1993年的0.13%增长到2018年的4.17%，增长了31倍，从1993年的第十三位提升至2013年以后的第三位。

（3）高血压、糖尿病两周患病率快速增长，是拉动两周患病率明显提高的主要原因：2008年以后，高血压、糖尿病和慢性病两周患病率有明显提高，这与2009年起实施国家基本公共卫生项目，开展高血压、糖

尿病健康管理和老年人健康体检，以高血压和糖尿病为主的慢性病发现率明显提高有关，且随着时间推移，高血压、糖尿病管理率显著提升，与2018年调查人群两周患病率较2013年有明显提高的变化规律具有时间上的一致性。人口年龄结构变化能够解释2018年调查人口两周患病率增长的20%左右，高血压、糖尿病、椎间盘疾病、其他心脑血管疾病等患病率增加，对两周患病率增加的贡献率分别为12.1%、6.5%、5.7%和10.0%。按照调查地区统计，与2013年相比，随着两周患病率的提高，慢性病、高血压和糖尿病两周患病率的增长率、在两周患病中的占比都明显提高。因此，除年龄构成因素外，高血压、糖尿病等慢性病两周患病率的快速提高，是拉动2018年两周患病率明显提高的主要因素。

2. 慢性病患病率呈上升趋势，高血压、糖尿病成为最主要的慢性病

（1）慢性病患病率呈上升趋势，2018年农村地区慢性病患病率超过城市：2008年前15岁及以上调查人群的慢性病患病率基本保持在20.0%以下、略有升高状态，2013年升高到25.1%，2018年达35.1%。根据2018年全国人口抽样调查数据的年龄进行标化后分别为18.9%、21.7%和27.7%。2008年之前农村地区15岁及以上调查人群的慢性病患病率明显低于城市地区，之后城乡差距缩小，2018年农村地区超过城市地区。不同收入组年龄标化慢性病患病率差异不大，低收入组略高，但贫困人口年龄标化慢性病患病率2018年为39.4%，比调查人群平均水平高11个百分点。

（2）高血压、糖尿病成为最主要的慢性病：1993年胃肠炎、高血压和类风湿性关节炎是15岁及以上人群患病率最高的前三位慢性病，占慢性病患病的26.5%，之后高血压两周患病率快速增长，尤其是从2008年起以11.0%的年增速增长，2018年达到18.8%，在慢性病中的占比从1993年的7.6%提高到2013年的43.9%和2018年的37.0%。糖尿病也是患病率增长较快的慢性病，糖尿病两周患病率从1993年的0.3%增加到

2008年的1.3%、2013年3.7%和2018年5.5%，构成比从1993年的1.2%增加到2018年的10.9%。这些变化应与2009年起实施国家基本公共卫生项目，高血压、糖尿病发现率增加有关。2013年和2018年高血压和糖尿病占慢性病的54.8%和47.9%，成为调查人群最主要的慢性病。椎间盘疾病的患病率也呈快速增加趋势，2018年成为患病率第三高的慢性病。

3. 自评健康分数在整体高水平上有降低趋势，居民对健康的感受趋于敏感

（1）自评健康分数整体水平较高，近5年有降低趋势：2008年和2013年自评健康平均分分别为80.4分和81.3分，但2018年降低到77.6分，呈现在整体较高水平上有所降低的趋势，同期EQ-5D各维度上无问题的比例也均有不同程度下降。与2013年相比，2018年各个年龄组的自评健康分数均呈同样的降低趋势，但2018年评分低的老年人口占比相对较高，是人均分数明显低于2013年的原因之一。就健康自我评价指标的特性而言，健康界定标准、潜在预期以及综合认知水平的提升以及慢性病患病率的持续增长等，都会对"主观"评判产生负向影响。受压力、环境等因素的影响，部分群体和/或部分年龄段的健康自评结果出现较为明显的负向变化，也是自评健康分数降低的主要原因之一。近年来健康自我评价指标呈负向变化，是包括CFPS等在内的多项全国性大规模调查的共同发现，与本次调查得出的规律一致。

（2）两周患病自感"严重"的比例有上升趋势，与自评健康规律一致：两周患病调查中，自认为所患病伤"不严重"和"一般"的比例有所降低，自感"严重"的比例有上升趋势，尤其是2018年，城乡自感"严重"的比例分别为28.7%和36.0%，与2008年的17.9%和22.3%相比有了明显上升。这从另一个侧面反映了居民对健康感受有呈"负向"变化的趋势，在一定程度上解释了自评健康分数降低的原因，反映了居民对健康的感受趋于敏感，也是2018年两周患病率和两周就诊率较2013年

有比较明显提高的原因之一。

（3）自评健康分数降低呈现出与经济状况的负向关联：近5年农村地区自评健康平均分降低更为明显，2008年平均分高于城市地区1.0分，但2018年反而低于城市地区3.1分；西部地区降低明显，与东部地区差距加大，2008年低2.8分，2018年则低4.3分；低收入人群降低更为明显，与高收入人群差距加大，2008年低6.3分，2018年低9.2分，尤其是贫困人群平均分仅为69.2分，低于低收入非贫困人群（73.9分）4.7分，更低于高收入人群（81.4分）12.2分。在一定程度上反映出自评健康分数降低与经济状况的负向关联性。

（二）医疗服务利用

1. 近10年门诊服务利用率呈上升趋势，慢性病成为两周就诊的主要原因

（1）两周就诊率呈上升趋势，低收入和慢性病人群两周就诊率较高：1993年的两周就诊率为17.0%，2003年为13.4%，呈降低趋势，但在2013—2018年快速上升。年龄标准化后，2003—2008年两周就诊率基本没变，之后快速上升，到2018年达到24.0%，是2008年的1.66倍。不同性别、年龄、收入、医保类型和健康状况人群均呈相同的上升规律。其中，2018年低收入组两周就诊率为30.1%，高于其他收入组5～10个百分点，低收入组中贫困人群两周就诊率为34.4%；15岁及以上慢性病患者两周就诊率为51.4%，显著高于无慢性病组（11.7%），其中，高血压和糖尿病患者两周就诊率高达56.6%和69.7%。

（2）高血压、糖尿病逐渐成为两周就诊的主要原因：1993年两周就诊疾病以感冒（含急性鼻咽炎、急性上呼吸道感染、流行性感冒等）和胃肠炎为主，占两周就诊次数的48%，高血压、糖尿病仅占2.6%，自2003年起高血压、糖尿病占比逐渐提高，尤其是2008年以后有显著提升，从2008年的10.5%提高到2018年25%，成为除感冒（2018年占

20.1%）之外的第二位和第三位主要就诊疾病。城乡规律基本相同，2018年农村地区高血压和糖尿病在就诊疾病中的占比（21.8%）略低于城市地区（28.1%）。

（3）慢性病是拉动2018年两周就诊率提高的最主要因素：与既往年份相比，2018年两周就诊率有比较明显的提高。Logisitic回归结果表明，慢性病、年龄对两周就诊率提高有一定贡献；自评健康分数越低，就诊率越高，2018年自评健康分数明显低于2013年，也对两周就诊率升高有影响。其中，2018年以高血压、糖尿病为主的慢性病患病率达到35.1%，比2013年增加了10个百分点，15岁及以上患慢性病居民两周就诊率达到51.4%，是无慢性病居民就诊率（11.7%）的4倍，与2013年相比（为38.6%）增加了33%。可以说慢性病，尤其是高血压和糖尿病就诊率提高是2018年两周就诊率提高的最主要拉动因素。

2. 城市地区首诊利用基层医疗卫生机构的比例有提高趋势，但农村地区趋于降低

（1）城市地区两周患病基层医疗卫生机构首诊比例有提高趋势，农村地区趋于降低：城市地区两周患病第一次就诊选择基层医疗卫生机构的比例从2008年的48.1%提高到2013年的65.2%，尽管2018年占比有所降低（为61.3%），但总体看呈上升趋势。2018年农村地区两周患病第一次就诊选择基层医疗卫生机构的比例达到73.6%，符合2015年国务院出台的《关于推进分级诊疗制度建设的指导意见》中提出的居民两周患病首选基层医疗卫生机构比例大于70.0%的标准，但与1998年的85.5%、2008年和2013年的81.6%和80.1%相比，呈逐渐降低趋势。

（2）因距离近/方便首诊选择医院的比例有所增加：城乡居民选择基层医疗卫生机构作为首诊机构的主要原因是距离近/方便，选择区县级及以上医院的主要原因都是技术水平高，但与2008年相比，2018年城市地区因距离近/方便选择省、市级医院作为两周患病首诊机构的比例分别增

加了5个和9个百分点，农村地区增加了4个和10个百分点，在一定程度上反映了交通便利程度提高，近期推出的预约挂号、缩短就医流程、减少排队等待等便民惠民措施，医保补偿水平提高等增加了居民对高层级医院的可及性。

（3）两周内新发疾病首诊选择基层医疗卫生机构的比例相对较高：2018年两周内新发疾病首诊选择基层医疗卫生机构的比例城乡分别为68.8%和80.7%，是病伤发生三种情况（两周内新发疾病、急性病两周前开始发病和慢性病持续到两周内）中最高的，主要原因是距离近/方便（分别为67.0%和69.8%）以及技术水平高（分别为10.9%和11.1%）。而急性病两周前发病的患者首诊选择基层医疗卫生机构的比例是三种情况中最低的，城乡分别为48.7%和62.4%，比两周内新发疾病首诊选择基层医疗卫生机构的比例低约20个百分点。可能存在部分问题基层解决不了，一定比例的患者上流。

3. 住院率呈持续上升趋势，在县域内住院比例有降低趋势

（1）住院率持续上升，农村地区的增长率高于城市地区：住院率从1998年的2.6%增加到2018年13.8%，标化年龄后的年均增长率达到7.1%，其中农村地区年均增长率为9.7%，高于城市地区（6.6%）。与2003年相比，农村地区在2008年有一个显著提高，5年标化年均增长率达到13.6%，与新农合在2008年实现制度全覆盖且筹资水平逐年提升的规律相吻合。1998年城市地区住院率为3.6%，高于农村地区的2.3%，但之后城乡差距逐渐缩小，年龄标化后2008年农村地区居民住院率超过城市1个百分点，到2018年农村地区住院率（14.7%）反而高于城市地区（12.9%）。

（2）农村地区基层医疗卫生机构住院服务量占比下降明显：1993年城市地区在省级和地市级医院住院的比例分别为19.4%和34.2%，在2008年之前有明显升高趋势，但自2008年起有下降趋势，2018年占比分

别为13.5%和22.7%；区县级医院和基层医疗卫生机构占比分别从1993年的22.1%和4.7%提高到2018年的44.9%和10.2%。农村地区在省级和地市级医院住院的比例分别从1993年的2.3%和4.7%提高到2018年4.2%和8.0%，呈上升趋势，在区县级医院住院的比例从1993年的37.1%提高到2018年的56.4%，但在基层医疗卫生机构住院比例则从1993年的46.6%下降到2018年的24.6%。

（3）农村调查人口在县域内住院的比例有降低趋势：1993年农村地区调查人口在县域内住院人次数占总住院人次数的比例为83.7%，2008年达到最高（86.6%），2008年以后有所下降，到2018年降至81%。以县为单位统计，2013年30.8%的县在县域内住院占比达到90%，但2018年仅有17.1%的县"90.0%的住院不出县"，5年下降了13.7个百分点。反映农村地区居民住院出现外流趋势。

二、医改进展及成效

自2009年医改启动以来，积极推进医疗保障制度、公立医院、基层服务体系、药品供应保障体系等改革，以及实施基本公共卫生服务项目、推进分级诊疗制度建设等，国家卫生服务调查相关指标的变化趋势在一定程度上反映了医改的进展和成效。

（一）医疗保障水平稳步提高，医疗服务可及性显著改善

1. 基本医保参保率显著提高，贫困人口参保率高于人群平均水平

2003年启动新型农村合作医疗，2008年制度全覆盖；2008年建立城镇居民基本医疗保险，2010年制度全覆盖。调查数据体现了医保覆盖面的扩大。2003年城市地区基本医保参保率为49.7%，2008年提高到71.9%，2018年达到96.5%；农村地区2003年参保率仅为12.7%，2008年快速提高到92.5%，2018年达到97.8%，城乡差距迅速缩小，甚至农村地区基本医保参保率高于城市。2018年贫困户人口基本医疗保险参保率

达到98.1%，低保户人口参保率为97.8%，均高于调查人群的平均水平（97.1%）。

2. 医保补偿比持续提高，不同医保制度之间的差距显著缩小　1998年城乡调查人群住院费用补偿比分别为55.9%和9.6%。自2003年之后，城乡基本医保制度的建立和筹资水平的逐年提高，住院费用的补偿比也不断提升。2018年城乡住院费用补偿比分别达到57.1%和52.5%，其中，职工医保为65.4%、城镇居民医保为51.8%、新农合为50.3%。尤其是城镇居民医保和新农合，住院费用补偿比从2008年的34.7%和25.9%提高到2018年的51.8%和50.3%，与职工医保补偿比的差距显著缩小。

3. 家庭医药费支出占收入的比重有所提高，但医疗服务可及性明显改善，且绝大多数家庭可负担　尽管城乡调查人口家庭医药费支出占收入的比重从1993年7.2%增加到2018年12.7%，其中农村地区自2003年起有比较明显的提高，但是，一方面，因医药费支出影响到家庭正常生活的比例仅占调查户的4%［按家庭食品支出/（家庭收入-医药费用支出）≥80.0%统计］，表明绝大多数家庭可负担；另一方面，同期城市调查人口住院率从1998年的3.6%提高到2018年的12.9%，其中2003—2008年住院率年均增长率是25年中最高的，达到11.1%；农村调查人口住院率从1998年的2.3%提高到2018年14.7%，其中2003—2008年住院率年均增长率是25年中最高的，达到14.9%，与城镇居民医保和新农合的推进时间高度吻合；城乡地区因经济困难需住院而未住院比例从1998年的18.3%和24.5%下降到2018年的9.0和10.2%。充分反映出基本医保释放需求的作用。如果不利用医疗服务，医药费支出及占家庭收入的比重肯定不高，但相当比例的人有病不治或治疗不充分，健康受到影响。因此，虽然数据显示家庭医药支出及其占比增加，但是对医疗服务的利用率也在增加，反映医疗服务可及性明显提高，只要是可负担，一定程度的医药支出增加则属正常范畴。

（二）医保的财务保护成效逐步显现，对实现"病有所医"目标起到了显著促进作用

1. 两周患病未治疗比例持续降低，因经济困难未治疗占比趋于较低水平　6次调查，城市地区两周患病未治疗比例虽有波动，但总体看呈降低趋势，从1993年的9.6%下降到2018年的1.6%；农村地区也呈同样趋势，从1993年的18.3%下降到2018年的1.9%。不同地区和不同收入组的两周患病未治疗比例均呈显著下降趋势，且城乡差距、不同收入之间的差距也在缩小。虽然25年来因经济困难未治疗占比一直维持在1/3左右，但因未治疗比例明显降低，则因经济困难未治疗比例呈降低趋势，2018年保持在较低水平。

2. 城乡需住院而未住院比例呈降低趋势，因经济困难未住院比例也呈减少趋势　1998年城乡需住院而未住院比例分别为30.4%和38.5%，呈下降趋势，到2018年分别为21%和21.9%，城乡差距明显缩小，基本在同一水平。在需住院而未住院原因中，1998年城乡因经济困难未住院占比分别为60.1%和63.6%，之后呈上升趋势；城市地区2008年达到最高，为67.7%，农村地区2003年达到最高，为75.4%，从2013年起城乡均有明显降低，2018年分别为42.9%和46.4%。城乡因经济困难需住院而未住院比例从1998年的18.3%和24.5%下降到2018年的9.0%和10.2%。与2003年建立新农合和2008年建立居民医保的时间高度一致，反映了基本医保的财务保护作用。

3. 因经济困难未遵医嘱出院的情况明显好转　1998年出院者中未遵医嘱出院的比例达到42.1%，之后逐年下降，2003年之后有明显降低，到2018年已经降低到11.6%。其中，因经济困难未遵医嘱出院的比例在2003年达到27.7%，而随着新农合的建立及医保补偿水平的提升，2003—2008年这一比重下降了一半。随着城镇居民医保的推开，在2013年这一比重又进一步下降，到2018年已经降为2.8%。这一比重的变化与医保覆盖情况和补偿水平表现出了明显的联动趋势。

4. 医保补偿缩小了收入差距，充分发挥了收入再分配的功能　如果没有医保，1998—2018年各调查年的住院后基尼系数（医保补偿前，用收入减去住院总费用后的剩余家庭人均收入所计算的基尼系数）分别比收入基尼系数高0.013、0.023、0.024、0.041和0.055，即如果保持当期的住院服务利用水平，会使人群的收入差距拉大，且差距呈逐年递增趋势，2018年因为住院导致基尼系数提高了11.6%。住院医保补偿后的基尼系数均低于住院后基尼系数（医保补偿前），即在利用医疗服务后，医保补偿有助于缩小人群的收入差距水平。而且基尼系数之差明显拉大，从1998年医保补偿前后基尼系数相差0.004，到2008年相差0.008，再到2013年和2018年相差0.024和0.034，可以看出2010年医保制度全覆盖后以及近年来医保筹资水平不断提高，医保补偿前后基尼系数之差有了较大幅度增加。2018年住院费用的医保补偿促使基尼系数下降了6.4%。反映出医保对于调节收入差距，实现收入再分配的正向作用越来越大。

综上可见，随着城乡居民医保制度的建立、发展以及医保筹资水平和补偿水平的不断提高，医保的财务保护成效逐步显现，医保对于实现"病有所医"目标起到了显著的促进作用。

（三）不同人群医疗服务利用和保障水平差距缩小，公平性得到明显改善

1. 城乡调查人口医疗服务利用率差距缩小　1993年城乡居民两周就诊率分别为19.9%和16.0%，年龄标化就诊率的差异指数为0.15，之后城乡差距逐步缩小。2018年在城市地区调查人群65岁及以上老年人口占比高于农村地区1.5个百分点的情况下，城乡两周就诊率分别为23.0%和25.0%，农村地区反而高于城市地区，差异指数降至0.08。1998年城市地区住院率为3.6%，高于农村地区（2.3%），差异指数0.22，同样之后城乡差距逐渐缩小，到2018年农村地区住院率（14.7%）反而高于城市地区（12.9%），差异指数降至0.13。

2. 城乡调查人口未利用医疗服务的差距缩小 1993年城市地区和农村地区两周患病未治疗比例分别为9.6%和18.3%，城乡相差1倍，之后城乡差距逐步缩小，2018年则分别为1.6%和1.9%，城乡基本持平，且均达到了一个很低的水平。城乡需住院而未住院比例从1998年的30.4%和38.5%下降到2018年的21%和21.9%，城乡差距明显缩小，基本在同一水平。城乡因经济困难需住院而未住院比例从1998年的18.3%和24.5%下降到2018年的9.0%和10.2%，城乡差距也呈缩小趋势。

3. 贫困人口医疗服务利用率进一步提升 2018年贫困人口两周就诊率为34.4%，明显高于其他收入组4～14个百分点，与2013年之前一直维持在的17.0%～23.0%相比有明显提高。住院率从1998年的4.0%逐年提高到2018年22.3%，明显高于调查人群的平均住院率，这与贫困人口中65岁及以上老年人比例较高（30.0%，调查人群为18.6%）有关。需住院未住院比例从1998年的55.4%持续逐年降低到2018年的30.0%，其中因经济困难未住院的比例从1998年的78.6%下降到2018年的60.1%。总体看，因经济原因未住院比例从1998年的36.7%下降到2018年16.4%。贫困人口遵医嘱出院的比例逐年上升，2003年仅为33.7%，到2018年已经增长到81.8%，由经济困难所致的未遵医嘱出院比例从2003年的56.2%下降到2018年5.5%。相当比例的需求释放，也是该人群住院率提高的原因之一。

4. 不同收入水平人群医保补偿比差距缩小，是城乡医疗服务利用差距缩小的主要原因 1998年城乡住院费用补偿比分别为55.9%和9.6%，自2003年之后逐年提升，2018年城乡分别达到57.1%和52.5%，城乡差距已缩小至4.6个百分点；西部地区医保补偿比达56.8%，高于调查人群的平均水平；低收入人群达53.2%，与1998年的8.9%相比明显提高，与高收入人群（1998年和2018年分别为49.4%和58.5%）差距明显缩小，到2018年只相差5.3个百分点。医疗保障差距的缩小，是城乡以及不同收入居民医疗服务利用水平和未利用水平差距缩小的主要原因。

（四）住院费用增速得到一定控制，医改控费措施的整体效果显现出向好的趋势

1. 住院费用呈逐年增长趋势，但近5年增速得到有效控制，出现下降　总体看，次均住院费用呈逐年增长趋势，但年均增长率1998—2018年有较大波动，总体呈下降趋势。2008—2013年次均住院费用增幅较大，年均增长率为12.3%，而近5年增幅趋于平稳，年均增长率仅为2.8%，明显低于2008—2013年。被调查人群的人均住院费用2003—2013年5年费用变化率都超过了125.0%，而2013—2018年费用变化率是76.2%，人均费用增速明显下降。这表明虽然住院率增长较快，但次均费用增长得到了控制，两者叠加的最终效果是人均费用增速下降，控费措施的整体效果显现出向好的趋势。

2. 患者对医疗费用的评价转好，满意度上升　大部分患者认为基层医疗卫生机构的住院费用不贵，占比从2013年的46.5%增长到2018年的52.6%。大部分患者认为省级医疗机构住院费用贵，占比从2013年的57.6%下降到51.8%。从变化趋势来看，2013—2018年，各类机构住院患者认为住院费用不贵的比例都在上升，其中省级医疗机构增长最多，增加了70.7%；认为费用贵的比例都在降低，其中省级医疗机构下降也较多，下降了10.1%。从住院患者对住院机构的不满意情况来看，2013—2018年对住院费用不满意的比例也在下降，从47.3%下降到33.2%，下降了29.8%。因此，2013年后住院费用的增速得到一定的控制，患者对费用的满意度有所提高，医改控费措施效果初步显现。

（五）慢性病就诊率上升，国家基本公共卫生项目作用凸显

1. 国家基本公共卫生项目提高了慢性病的发现率　两周患病率和慢

性病患病率在2008年以后有一个较大幅度的增加，同期高血压和糖尿病患病率也有一个与两周患病率和慢性病患病率相同增长规律的增加，是拉动慢性病患病率增长的主要原因。这与2009年以后开展基本公共卫生项目，高血压、糖尿病等慢性病管理和老年健康体检覆盖面逐年扩大相吻合。根据区县水平的慢性病患病率固定效应模型回归结果，2013年和2018年的慢性病患病率都比1993年出现大幅的上升且系数都高于2008年，并具有统计学意义。可以认为，国家基本公共卫生项目提高了高血压和糖尿病的发现率，可以解释两周患病率和慢性病患病率2008年以后的显著提高。

2. 基本公共卫生项目的开展促进了就医，是高血压、糖尿病两周就诊率升高的主要原因之一　　无论是城市还是农村地区，2008年以后高血压和糖尿病两周就诊率都有一个大幅度提升，10年增长率分别为274.0%和382.8%，而同期两周就诊率仅增长65.5%。2018年患高血压、糖尿病患者的两周就诊率分别达到56.6%和69.7%，高于慢性病患者的两周就诊率（51.4%），更明显高于无慢性病居民（11.7%）。以调查区县为单位统计，发现随着地区人均高血压、糖尿病随访次数的增加，调查区县高血压和糖尿病患者的两周就诊率呈增长趋势。基本公共卫生项目的开展，不仅提高了高血压和糖尿病的发现率，也促进了就医。

（六）医疗机构的服务趋于改善，患者的满意度明显提高

1. 对就诊医疗机构的满意度明显提高　　2008年就诊人群对各级医疗机构"满意＋一般"和"不满意"的比例分别为60.7%和39.3%，到2018年满意的比例（不包括一般）就已经达到80%，不满意的比例仅为1.8%以下。其中，认为就诊环境好的比例从2008年的44.6%提高到2018年的68.9%，差的比例从2008年的7.1%下降到2018年1.0%，尤其是认为农村乡镇卫生院就诊环境好的比例从2008年34.7%提高到2018年71.3%；认为医务人员态度好的比例从2013年的80.0%提高到2018年

85.2%，其中省级医疗机构从64.0%提高到82.0%；认为医疗费用不贵的比例5年上升了大约5个百分点。

2. 对住院医疗机构的满意度明显提高 对住院医疗机构满意的比例从2013年的67.2%提高到2018年的75.0%，其中，认为住院环境好的比例5年提高了大约3个百分点，认为医务人员态度好的比例也提高了大约4个百分点，认为住院花费不贵的比例提高了5.6个百分点。患者总满意度的明显提高以及在不同方面满意度的提高，反映了基层服务体系建设以及医改措施增加了居民的获得感。

三、问题与挑战

（一）慢性病患病率快速提高，给卫生服务供给体系带来挑战

1. 慢性病成为威胁居民健康最主要的疾病 调查结果显示慢性病患病率快速提升，尤其是农村地区，2018年的慢性病患病率已超过城市地区。其中高血压和糖尿病是拉动慢性病患病率快速提升的主要原因，也是两周就诊和拉动两周就诊率快速提升的主要原因。以调查地区为单位统计，随两周患病率的升高，高血压、糖尿病在两周患病中的占比也随之提高。因此，慢性病今后将会成为拉动两周患病率、两周就诊率和住院率上升的主要原因。尽管与开展基本公共卫生项目、慢性病发现率大幅提高有关，但随着我国老龄化进程的发展、居民寿命的延长，慢性病成为威胁居民健康最主要的疾病已经是不争的事实。

2. 慢性病患病率快速提高，给疾病防控带来巨大挑战 慢性病是多种健康危险因素长期综合作用的结果，其发生发展进程相对缓慢，一旦患病，大多不可逆，即使是现代医学技术也常常感到束手无策。国家每年在医疗方面的巨额投入，也无法阻止慢性病这个"沉默杀手"不断挑战人类健康、国家经济以及医学技术进步的步伐。预防才是控制慢性病发生发

展、维护和增进健康的最有效也是最长效、最具有成本效益的手段。但是，一方面，由于慢性病发生发展的多因多果性，采取诸如通过健康教育改变生活方式、健康管理以延缓疾病发展、防控严重并发症发生等公共卫生措施的效果在短时期内不能够显现，需要经过10年、20年甚至更长时间。另一方面，公共卫生服务对象多为"健康"人，通常对服务缺乏需求，相当比例的服务对象不会主动利用服务，且依从性比医疗服务对象差，即使是高危人群。因此，在慢性病患病情况越发严重的当今，公共卫生工作的长期性和复杂性给未来以慢性病为主的疾病防控带来巨大挑战。

3. 慢性病成为就医的主要原因，给服务提供体系带来挑战　无论是两周就诊还是住院以及失能的康复和护理，提供慢性病相关的医疗卫生服务已经越来越成为卫生服务体系的主要任务，这就要求服务提供体系能够适应这种变化。一方面，农村地区慢性病患病水平超过城市地区，但城乡之间发展不平衡，农村地区服务提供能力的发展滞后于慢性病的发展，这给诊治能力，尤其是诊治复杂疾病的能力带来挑战；另一方面，应对慢性病需要提供综合性服务，需要服务体系的整合，但目前康复、长期护理、医养结合等服务供给在我国严重短缺，成为整合型服务体系的短板，且各类服务、各层级服务各自为政，顶层设计不完善，影响到服务提供体系的效率和服务效果，未来的服务提供体系如何适应慢性病的发展面临很大挑战。

4. 慢性病的不可逆性，给控费带来挑战　慢性病的不可逆性，需要通过长期治疗、改变生活方式等措施控制其发展及减少并发症的发生，且慢性病人群住院率高于非慢性病人群，合并症和并发症也多于非慢性病人群，这些都会带来较高的医疗费用。在医保资金增长有限的情况下，如何控制不合理的医疗费用，有效利用好医保资金，最大限度地减轻患者就医经济负担和提高服务可及性，并腾出空间纳入医学新技术，更好地应对复杂疾病的诊治，是今后面临的很大挑战。

（二）基层医疗卫生机构服务利用占比距离政策目标尚存在一定差距

1. 城市地区两周患病首诊选择基层医疗卫生机构的比例有提高趋势，但尚未达到政策要求　尽管城市两周患病首诊选择基层医疗卫生机构的比例整体看有提高趋势，但是2018年仅为61.3%，且与2013年的65.2%相比还有所降低，与2015年国务院出台的《关于推进分级诊疗制度建设的指导意见》中提出的居民两周患病首选基层医疗卫生机构比例大于70.0%的标准尚有不小的差距。

2. 农村地区两周患病基层医疗卫生机构首诊比例有降低趋势　尽管2018年农村地区居民两周患病首诊选择基层医疗卫生机构的比例达到73.6%，达到了大于70.0%的政策要求，但与2008年和2013年的81.6%和80.1%相比呈降低趋势。且因距离近/方便选择省和市级医院作为两周患病首诊机构的比例分别增加了4个和10个百分点。如果这种趋势不及时得到有效控制，将会与政策目标渐行渐远。

3. 农村地区居民在县域内住院的比例有降低趋势　调查结果显示，以县为单位统计，2013年30.8%的县在县域内住院占比达到90.0%，但到2018年仅有17.1%的县90.0%的住院患者不出县，下降了13.7个百分点。农村居民更多地利用高层级医院的服务，一方面，与交通便利、农村居民支付能力增加、医保补偿作用力度加大等因素有关系，农村居民有条件利用高层级医院的服务，在一定程度上也体现了农村居民对高层级医院需求的释放；另一方面，也与县域内服务提供能力、质量与居民的需求和期望不相匹配有关。

（三）近5年医保补偿比变化不大，居民保障水平的提高面临挑战

1. 近5年医保补偿比无明显提高，利用水平快速提高和控费效果不明显是主要原因　2003年新农合的建立以及2008年城镇居民医保的建立，使得参保人的住院费用补偿从无到有、从低变高，2013年住院费用

补偿比超过了50%，发生了质变。但是到2018年，5年的时间，城乡居民住院费用补偿比仅分别提高了0和6个百分点，这与5年来筹资水平逐年提高、次均住院费用得到控制、增幅不高所预期出现的结果不一致。根据调查结果，与住院服务利用水平以较高速度增长有关。近5年，城乡住院率分别以年均7.2%和10.3%的速度增长，2018年住院率已分别达到12.9%和14.7%，接近经济合作与发展组织（Organization for Economic Co-operation and Development，OECD）国家15%的水平。农村地区基层医疗卫生机构住院占比显著降低、医院住院占比显著提升也是原因之一。此外，医院做大规模、做大服务量和做大收入获利的运行模式下，医保购买了相当比例的不必要服务、相当比例的"昂贵"服务（包括本可利用基层服务却利用了大医院的服务、本可利用门诊服务却利用了住院服务，药品耗材价格虚高）等，导致费用控制效果不明显，也是主要原因之一。

2. 居民家庭医药支出占收入比重增加，与医保补偿比无明显提高同步　调查结果显示，近5年来调查人群家庭医药费用支出占收入的比重从8.7%增加到12.7%，显著高于既往调查年份。尽管同期医疗服务的可及性显著提高，绝大多数家庭能够负担，对家庭正常生活没有太大影响，且不同收入组住院费用补偿额差距逐年缩小，到2018年基本趋于一致，体现了医保补偿的公平性。数据分析也发现，近5年家庭医药费用支出占收入比重的显著增加，除了与医疗服务利用明显增加有关外，与医保补偿比无明显提高同步。若进一步提高医保的财务保护，需要在医保筹资水平增长有限的情况下，通过有效利用医保资金来提高医保的补偿水平。

四、相关建议

（一）补短板、重整合、建机制，推动供给侧改革，应对慢性病不断增加的挑战

从慢性病患病率增长和对就诊率的主要贡献来看，今后我国将在很

长一段时期需要应对慢性病患病增长给医疗卫生服务体系带来的挑战。慢性病防控的政策设计应以大健康理念为指引，从"以治病为中心"向"以健康为中心"转变，采取综合措施提供全方位、全生命周期、健康全过程的健康管理服务，包括预防、保健、医疗、康复、长期护理等一系列的服务，形成有机整合的全链条服务体系。针对我国慢性病防控体系存在的问题，需要通过"补短板、重整合、建机制"，推动供给侧改革，提高服务提供系统的供给能力和系统效率，应对人口老龄化的挑战。

基层提供能力、农村地区复杂疾病的诊治能力以及康复、长期护理和医养结合提供能力等，是我国今后慢性防控供给的短板。以县医院建设为核心推进农村地区服务能力提升，以专科建设为抓手、跨区域专科医联体建设为载体、充分利用"互联网＋医疗健康"的新技术手段，推动县级公立医院发展成为县域医疗卫生服务的龙头，重大疾病能够在县域内得到解决，90%的患者不出县，并采取综合措施提升基层服务提供能力。同时，建机制，推动体系有机整合。一方面，要改变基层卫生机构和公共卫生机构运行机制强化的现状，建立起多提供服务的激励机制；另一方面，建立起各级医疗机构、公共卫生机构以健康为中心的同向激励机制。如医联体内按人头付费建立以健康为中心的激励机制，促使各相关机构和服务的有机整合，形成全链条的服务体系。

（二）多措并举，协同推进分级诊疗

要高度重视基层服务利用比例、县域内服务利用比例有降低趋势的问题，采取综合措施，协同推进分级诊疗。一是加力推进"三医"联动。其中应加快医保支付方式改革，充分发挥医保撬动改革的杠杆作用，建立公立医院在保证质量的前提下控成本获利的运行机制，促使医院主动控制成本，激励医院"愿意放"（普通病、常见病）。二是放权基层，按照两个"允许"原则推进基层收入分配改革，充分调动基层提供基本医

疗、公共卫生等服务的积极性，促使基层"愿意接"。三是充分发挥医保支付和价格机制的作用，建立"上下联动"机制。对于普通病、常见病，在保证质量的前提下，不同层级医疗机构的医保支付标准和部分服务价格应同病、同质、同治、同价，甚至"价格倒挂"，即下一级医疗机构，尤其是基层医疗机构的支付标准或价格更高，患者的补偿比例也更高，形成医院舍得放、基层愿意接的动力，真正发挥医联体在推进分级诊疗中的载体作用。

（三）预防为主、以健康为中心，有效利用医保资金，切实降低居民医药经济负担

2018年数据显示，与2013年相比居民医药费支出占家庭收入比重有比较明显的上升趋势，尽管数据分析结果显示绝大部分家庭可负担，且医疗服务可及性有显著增加，有利于健康的改善，但是这个变化趋势值得重视。研究结果也显示，近5年医保补偿比无明显提高，医疗服务利用水平快速增加和费用控制效果不甚明显是主要原因，导致有限的医保资金没有得到有效利用。因此，需要通过综合措施，切实降低居民医药费用的经济负担。

一方面，预防为主。专业公共卫生机构、基层卫生机构通力协作，切实做好预防工作，让居民少得病、晚得病、得轻病，减少医疗费用的发生。另一方面，切实压低医疗费用。目前医疗费用中有相当比例的不必要支出，需要采取综合措施，包括"三医联动"，建立起在保证服务质量的前提下医院控成本获利的激励机制，减少大医院提供普通门诊和住院服务的动力；医联体内推进医保按人头付费，建立以健康为中心的激励机制，推进分级诊疗；加快药品耗材集采扩面速度，切实压低采购价格；等等，可使不必要的医疗费用大幅度降低，同时，也使医保基金到有效利用，可在筹资增长有限的当今进一步提高医保补偿比。

参 考 文 献

［1］IDLER E L, BENYAMINI Y. Self-rated health and mortality: a review of twenty-seven community studies［J］. Journal of Health & Social Behavior, 1997, 38（1）: 21-37.

［2］BENYAMINI Y, IDLER E L. Community studies reporting association between self-rated health and mortality: additional Studies, 1995 to 1998［J］. Res Aging, 1999, 21（3）: 392-401.

［3］孟琴琴, 张拓红. 机体功能及健康行为对老年人健康自评的影响［J］. 中华全科医学, 2010, 8（11）: 1413-1414, 1424.

［4］JUDITH R, GAIL M. Determinants of change in perceived health in a longitudinal study of older adults［J］. J Gerontol, 1992, 47（6）: 373-384.

［5］JYLHÄ M. What is self-rated health and why does it predict mortality? Towards a unified conceptual model［J］. Social Science & Medicine, 2009, 69（3）: 307-316.

［6］FRENCH D J, BROWNING C, KENDIG H, et al. A simple measure with complex determinants: Investigation of the correlates of self-rated health in older men and women from three continents［J］. BMC Public Health, 2012, 12（1）: 649.

［7］MURRAY C J L, CHEN L C. Understanding morbidity change［J］. Population and Development Review, 1992, 18（3）: 481-503.

［8］DOWD J B, ZAJACOVA A. Does self-rated health mean the same thing across socioeconomic groups? evidence from biomarker data［J］. Annals of Epidemiology, 2010, 20（10）: 743-749.

［9］CHAPARRO M P, HUGHES A, KUMARI M, et al. The association between self-rated health and underlying biomarker levels is modified by age, gender, and household income: Evidence from Understanding Society - The UK Household Longitudinal Study［J］. SSM - Population Health, 2019.

［10］FRANKENBERG E, JONES N R. Self-rated health and mortality: does the relationship extend to a low-income setting?［J］. Journal of Health and Social Behavior, 2004, 45（4）: 441-452.

［11］SALOMON J A, TANDON A, MURRAY C J L. Comparability of self-rated health: cross sectional multi-country survey using anchoring vignettes［J］. BMJ, 2004, 328（7434）: 258-260.

［12］SEN A. Health: Perception versus observation［J］. BMJ, 2002, 324（7342）: 860-861.

［13］FERRARO K F，KELLEY-MOORE J A．Self-rated health and mortality among black and white adults：examining the dynamic evaluation thesis［J］．The Journals of Gerontology Series B Psychological Sciences and Social Sciences，2001，56（4）：S195-S205．

［14］UCHINO N．Social support and physical health：Understanding the health consequences of relationships［M］．CT：Yale University Press，2004．

［15］FALCONER J，QUESNEL-VALLÉE，AMÉLIE．Pathway from poor self-rated health to mortality：Explanatory power of disease diagnosis［J］．Social Science & Medicine，2017，190：227-236．

［16］BLAXTER M．Health & Lifestyles［M］．London：Routledge，1990．

［17］LEINONEN R，HEIKKINEN E，MARJA JYLH．Predictors of decline in self-assessments of health among older people a 5-year longitudinal study［J］．Social Science & Medicine，2001，52：1329-1341．

［18］GUNASEKARA FI，CARTER K，BLAKELY T．Comparing self-rated health and self-assessed change in health in a longitudinal survey：Which is more valid？［J］．Social Science & Medicine，2012，74：1117-1124．

［19］ANDERSEN，MAX R．National health surveys and the behavioral model of health services use［J］．Medical Care，2008，46（7）：647-653．

［20］BABITSCH B，GOHL D，LENGERKE T V．Re-revisiting Andersen's Behavioral Model of Health Services Use：a systematic review of studies from 1998-2011［J］．Gms Psycho Social Medicine，2012，9：11．

［21］FINKELSTEIN A．The aggregate effects of health insurance：evidence from the introduction of medicare［J］．Quarterly Journal of Economics，2007（1）：1-37．

［22］陈秋霖，傅虹桥，李玲．医疗保险的全局效应：来自中国全民医保的证据［J］．劳动经济研究，2016，4（6）：3-21．

［23］BECK T，LEVINE R，LEVKOV A．Big bad banks？The winners and losers from bank deregulation in the United States［J］．The Journal of Finance，2010，65（5）：1637-1667．

医疗保险制度进展及其覆盖人群的卫生服务需要和利用

严晓玲　饶克勤　谢学勤　刘远立　孟月莉　陈红敬

刘立煌　李新超　李树峰　别凤赛　王　晴

摘　要

一、主要结果

（一）不同医保覆盖人口的卫生服务需要

2018年参加城镇职工基本医疗保险（以下简称"城镇职工医保"）、城镇居民基本医疗保险（以下简称"城镇居民医保"）、新型农村合作医疗（以下简称"新农合"）、纯商业医疗保险（以下简称"纯商保"）和无医保人群的两周患病率分别为35.6%、30.2%、32.2%、18.9%和22.8%，慢性病患病率分别为35.2%、33.1%、35.0%、14.7%和22.7%。城镇职工医保参保人的两周患病率和慢性病患病率最高。城镇职工医保参保人两周患病率、慢性病患病率随收入的增长而上升，城镇居民医保和新农合参保人的两周患病率、慢性病患病率则随收入的增长下降。

（二）不同医保覆盖人口的卫生服务利用

2018年城镇职工医保、城镇居民医保、新农合、纯商保和无医保人群的两周就诊率分别为22.9%、23.4%、25.2%、17.2%和17.4%。三项基本医保参保人中，最低收入组的两周就诊率均明显高于高收入组。城镇职工医保、城镇居民医保、新农合、纯商保和无医保人群的住院率分别为14.8%、12.3%、14.3%、7.2%和7.4%。城镇职工医保参保人中，高收入组的住院率高于低收入组，城镇居民医保参保人中不同收入组之间的住院率差别不大，新农合参保人中收入越高住院率越低。城镇职工医保参保人选择基层医疗机构就诊的占比（51.0%）低于城镇居民医保（66.9%）和新农合（75.6%）参保人，城镇职工医保参保人选择基层医疗机构住院的占比（5.4%）也低于城镇居民医保（17.8%）和新农合（24.2%）参保人。

（三）基本医保覆盖人口的就医费用及经济风险保护

2018年城镇职工医保、城镇居民医保和无医保人群的门诊自付费用高于新农合参保人。三项基本医保参保人中，收入越高，门诊自付费用均越高。2018年城镇职工医保、城镇居民医保和新农合参保人的住院费用实际补偿比例分别为64.7%、52.6%和55.2%。从次均自付住院费用来看，城镇职工医保（4712.9元）和城镇居民医保参保人（4851.1元）之间的差别不大，新农合参保人相对较低（4139.9元）。从次均自付住院费用占家庭人均年消费性支出的比重来看，新农合参保人的住院负担仍较重；三项基本医保参保人中，该比例均是随收入上升而下降，其中新农合参保人中最低收入组和最高收入组的该比例差距最大。从因经济困难需住院未住院的情况来看，城镇居民医保和新农合参保人最低收入组的需住院未住院比率仍超过25%，需住院未住院的原因排在第一位的均为"经济困难"。

二、基本医保的主要成效

（一）基本实现全民医保，筹资保障水平大幅提升。2011年基本医保基本实现全民覆盖。基本医保补偿比例近10年来持续上升，尤其是城镇居民医保和新农合覆盖人口，其补偿比例增幅最大。三项基本医保参保人的补偿比例之间的差距大幅降低。

（二）基本医保的发展促进了参保人尤其是低收入参保人的卫生服务可及性及利用，制度内收入相关的不公平性逐步改善。这一发现与道德风险理论分析及现有的实证研究结果一致，也与低收入和中等收入国家的医疗保险计划普遍促进卫生服务利用的国际趋势一致。

（三）基本医保参保人单次住院费用的可负担性及其收入相关的不公平性均得到改善。一方面与新医改以来基本医疗保障水平上升以及健康扶贫下各项保障政策向低收入人口倾斜有关，另一方面可能与多项控费措施下次均住院费用增速下降有关。

三、存在的问题与挑战

人口老龄化及疾病模式快速转型，慢性病给个人和基本医保基金带来巨大的经济负担。城镇职工医保、城镇居民医保、新农合覆盖人口两周患病率、慢性病患病率快速上升。慢性病日益突出，成为常见病，多发病。

基本医保覆盖人群医疗服务利用率的大幅上升既与可及性改善相关，也可能与分解住院等低效率利用行为相关。本研究显示三项基本医保覆盖人群中有4%～5%的住院患者自报中途办理过出院手续，提示有分解住院行为。另据文献和国家医保局官方报道，医患"共谋"低标准收治入院、"挂床"、虚假病例等低效率利用行为也频发、普发。

城镇职工医保覆盖人群更可能选择利用高级别医院的医疗服务和更高的住院费用，这提示更高的基本医保保障水平与居民更多地选择利用高级别医院的医疗服务和更高的住院费用相关。服务利用量的增加尤其是对高级别医院医疗服务利用的增加导致医疗卫生费用快速上涨，控制医疗卫生费用的不合理增长面临较大挑战。

四、政策建议

基于居民健康需要和保障需要，完善基本医疗保险的待遇保障机制。一是基于居民的患病情况和医疗费用支出模式，动态调整待遇保障；二是逐步扩大门诊服务保障范围，提高保障水平。

多措并举，控制医疗费用的不合理增长。一是进一步提高基层医疗卫生机构的实际补偿比例，拉大与三级医院实际补偿比例的差距，引导居民合理选择就医机构；二是发挥基本医保战略购买者的作用，理顺供需方激励约束机制；三是加强监管，监管重点从次均医药费用控制转向医疗服务质量和绩效。

协同开展动态监测管理，完善基本医保与大病保险、医疗救助等保障制度的衔接机制。医保部门与同级扶贫部门协同开展致贫返贫户的动态监测，并完善基本医保与大病保险、医疗救助三重保障制度的衔接机制，根据居民经济水平身份和患病情况的变化，三重制度无缝衔接，发挥好综合保障功能。

第一章
研究资料与方法

第一节 研究资料

一、资料来源

本研究主要是利用2018年9月开展的第六次国家卫生服务调查的横断面数据。国家卫生服务调查始于1993年，每5年在全国范围内开展一次抽样调查（前四次是94个样本县，第五、第六次是156个样本县区），是我国规模最大的家庭健康询问调查。国家卫生服务调查采用多阶段分层整群随机抽样方法。利用家庭健康询问调查表（由国家卫生健康委员会统一制定），由经过培训合格的调查员入户对抽中调查户中的所有常住人口进行询问。家庭健康询问调查内容包括调查对象的人口与社会经济学特征、医疗保障、卫生服务需要、卫生服务需求与利用、就医费用等。

二、数据质量评估

国家卫生服务调查对调查的设计、调查员培训、现场调查、数据处理等阶段都进行了相应的质量控制。2018年调查样本的年龄构成与全国人口的年龄构成的差异有统计学意义，调查样本中老年人口的比例均偏高，这需要在调查数据分析以及结果解释中加以关注。具体的评估过程和结果详见国家卫生健康委统计信息中心编著的《2018年全国第六次卫生服务统计调查报告》中关于数据质量评估方面的内容，本文不再赘述。

第二节　研　究　对　象

　　本研究的研究对象是不同医疗保险覆盖人群，重点关注的是城镇职工医保、城镇居民医保、新农合覆盖人群，以及其中购买了商业医疗保险、不同收入组等亚组人群。

一、研究对象界定

　　2018年的调查问卷针对调查对象的基本医疗保险参保情况设置了以下五个独立的题项：A.城镇职工基本医疗保险；B.城镇居民基本医疗保险；C.新型农村合作医疗；D.城乡居民基本医疗保险；E.三保合一。每个题项下给出两个选项：（1）是；（2）否。在调查中，也给出了操作定义。城镇职工基本医疗保险是指用人单位的职工参加的、由用人单位（雇主）和职工双方共同负担的，社会统筹和个人账户相结合的医疗保障形式。城镇居民基本医疗保险是指由政府组织实施，针对城镇非固定就业人口，实行个人缴费与政府支持、社会捐赠相结合，以提供大病住院和门诊特殊病治疗费用保障的一种基本社会医疗保障制度（未与新农合合并）。新型农村合作医疗是指由政府组织、引导、支持，农民自愿参加，个人、集体和政府多方筹资，以大病统筹为主的农民医疗互助共济制度（尚未与城镇居民基本医疗保险合并）。城乡居民基本医疗保险是指部分地区将新型农村合作医疗与城镇居民基本医疗保险合并（至少在管理层次上实现统一），城乡居民参加同一医疗保障制度。三保合一是指部分地区将城镇职工基本医疗保险、城镇居民基本医疗保险和新型农村合作医疗合并（至少在管理层次上实现统一），城乡居民参加统一医疗保障制度。

　　在清洗数据的过程中，发现部分调查对象对医疗保险类别存在重复选择。从国家政策上来看，城乡居民不能重复参加基本医疗保险，即调查对象至多只能选择以上五种基本医疗保险中的一种。同时,考虑到与前两次调查之间的比较分析,本研究将调查对象的基本医疗保险类型重新划分为城镇职工医保、城镇居民医保、新型农村合作医疗三类。由于新农合设立之初的覆盖对象为农民,因此本研究根据调查对象的户口性质,将选择了"城乡居民基本医疗保险""三保合一"或是同时选了以上五种基本医疗保险类别中的两种或两种以上者的调查对象进行排他性的归类,具体的调整步骤和规则如下(图2-1-1)。

1. 只要选择了"城镇职工基本医疗保险",则作为"城镇职工医保"参保人,并赋值其他类型医保为"否"。

2. 同时选了"城镇居民基本医疗保险"和"新型农村合作医疗"(698人),根据户口性质,如果是农业(480人),调整为新农合并赋值其他类型医保为"否";如果是非农业(150人)、现居民前农业(36人)、现居民前非农(6人)、直接登记为居民(26人),调整为城镇居民医保并赋值其他类型医保为"否"。

3. 只要选择了"城镇居民基本医疗保险",则作为城镇居民医保参保人,并赋值其他类型医保为"否"。

4. 只要选择了"新型农村合作医疗",则作为新农合参保人,并赋值其他类型医保为"否"。

5. 选择了"城乡居民基本医疗保险"(91 089人),根据户口性质,如果是农业(57 675人),调整为新农合并赋值其他类型医保为"否";如果是非农业(5848人)、现居民前农业(21 434人)、现居民前非农(2469人)、直接登记为居民(3601人),调整为城镇居民医保并赋值其他类型医保为"否";如果是无户口或户口类型为空(62人),则根据城乡地区代码,如果是农村地区(43人)则为新农合,如果是城市地区(19人)则为城镇居民医保,并赋值其他类型医保为"否"。

6. 仅选择了"三保合一"(5041人),根据职业类型分类如下。

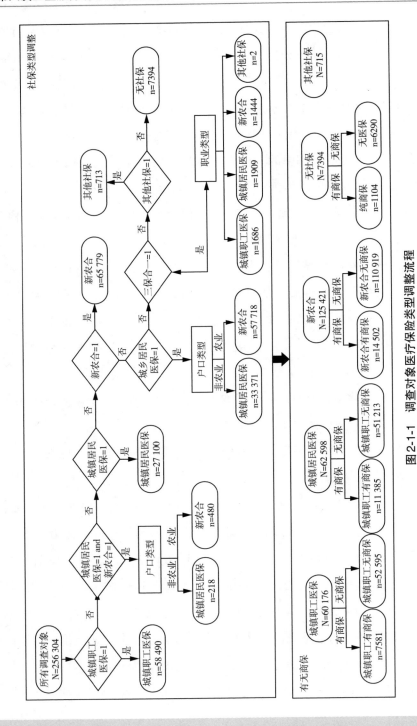

图 2-1-1　调查对象医疗保险类型调整流程

（1）现役军人（2人）调整医保类型为其他。

（2）国家公务员（31人）、专业技术人员（302人）、职员（581人）、企业管理人员（172人）、工人（600人）等调整医保类型为城镇职工医保（1686人）。

（3）农民（354人）调整为新农合。

（4）自由职业者（414人）、个体经营者（303人）、其他（307人）以及缺失（1975人，其中在校学生、失业、无业不填的为1300人，就业状况缺失的为675人）等调查对象，根据其户口性质，如果是农业（1090人），调整为新农合并赋值其他类型医保为"否"；如果是非农业（392人）、现居民前农业（971人）、现居民前非农（67人）、直接登记为居民（477人），调整为城镇居民医保并赋值其他类型医保为"否"；如果是无户口或户口类型为空（2人），则根据城乡地区代码，如果是农村地区（0人）则为新农合，如果是城市地区（2人）则为城镇居民医保，并赋值其他类型医保为"否"。

另外，调查问卷还设有"您是否参加了其他社会医疗保障（含公费医疗保险等）""您是否购买了商业医疗保险"及"您一年缴纳的商业医疗保险保费是多少元"等题项。

本研究根据研究目的和数据清洗后的样本量，将研究对象确定为以下八类医保覆盖人群：①城镇职工医保；②城镇职工医保中有商业医保；③城镇居民医保；④城镇居民医保中有商业医保；⑤新农合；⑥新农合中有商业医保；⑦纯商业医保；⑧无医保。具体的定义如下。

城镇职工医保覆盖人群包括：①选择了"城镇职工基本医疗保险"的调查对象；②仅选择了"三保合一"且职业类型为国家公务员、专业技术人员、职员、企业管理人员、工人等的调查对象。

城镇居民医保覆盖人群包括：①同时选了"城镇居民基本医疗保险"和"新型农村合作医疗"且户口性质为非农业、现居民前农业、现居民前非农、直接登记为居民的调查对象；②选择了"城镇居民基本医疗保险"但未同时选"新型农村合作医疗"的调查对象；③选择了"城乡居民基本医疗保险"且户口性质为非农业、现居民前农业、现居民前非农、直接登记为居民、无户口或户口性质缺失的城市居民的调查对象；④仅选择了"三保合一"且职业类型为自由职业者、个体经营者、其他以及缺失中的非农业、现居民前农业、现居民前非农、直接登记为居民、城市地区的无户口或户口性质缺失的调查对象。

新农合覆盖人群包括：①同时选了"城镇居民基本医疗保险"和"新型农村合作医疗"且户口性质为农业的调查对象；②选择了"新型农村合作医疗"但未同时选"城镇居民基本医疗保险"的调查对象；③选择了"城乡居民基本医疗保险"且户口性质为农业、无户口或户口性质缺失的农村居民等调查对象；④仅选择了"三保合一"且职业类型为农民，或者自由职业者、个体经营者、其他以及职业类型缺失中的农业户口等调查对象。

商业医疗保险覆盖人群：购买了商业医疗保险且一年缴纳的商业医疗保险保费大于零的调查对象。

纯商业医疗保险覆盖人群：未被城镇职工医保、城镇居民医保、新农合和其他社会医疗保障制度等覆盖但购买了商业医疗保险且一年缴纳的商业医疗保险保费大于零的调查对象。

无医保人群是指没有任何医疗保险和其他社会保障制度覆盖的调查对象。

数据清洗后，本次调查256 304人中：城镇职工医保覆盖人群60 176人，其中有7581人购买了商业医疗保险；城镇居民医保覆盖人群62 598人，其中有11 385人购买了商业医疗保险；新农合覆盖人群125 421人，其中有14 502人购买了商业医疗保险；其他社会医疗保险参保人715人；纯商业医疗保险覆盖人群1104人；无医疗保险人群6290人。

二、调查人口医疗保险覆盖情况

（一）调查人口基本医疗保险参保率及构成

本次调查256 304人中，基本医疗保险覆盖248 195人，覆盖率为96.8%。城市、农村基本医疗保险覆盖率分别为96.1%和97.6%。城市地区，参加基本医疗保险的人群中，以城镇职工医保和城镇居民医保为主，两项占比达到71%。农村地区，参加基本医疗保险的人群中，新农合占比最高（73.8%），其次为城镇居民医保，亦有少部分为城镇职工医保（表2-1-1）。

表2-1-1　调查人口基本医疗保险覆盖情况

分组	调查人数（人）	基本医保参保人数（人）	基本医保参保率（%）	城镇职工医保		城镇居民医保		新农合	
				人数（人）	构成比（%）	人数（人）	构成比（%）	人数（人）	构成比（%）
城市	134 080	128 851	96.1	52 133	40.5	39 352	30.5	37 366	29.0
农村	122 224	119 344	97.6	8043	6.7	23 246	19.5	88 055	73.8
合计	256 304	248 195	96.8	60 176	24.2	62 598	25.2	125 421	50.5

（二）调查人口购买商业医疗保险情况及年均保费

本次调查人口商业医疗保险购买率为13.5%，比2013年（6.9%）增加了6.6个百分点。人均年商业医疗保费为3649.4元。纯商业医保1104人，占总调查人群0.4%。

18.2%的城镇居民医保参保人购买了商业医保，购买率为三种基本医保中最高；城镇职工医保和新农合参保人购买商业医保的占比分别为12.6%和11.6%（表2-1-2）。购买商业保险的调查人群中，城镇职工医保人群的人均年商业医疗保费最高，为5468.0元；其次为纯商业医保人群（3877.2元）；城镇居民医保参保人人均年商业医疗保费（3270.7元）高于新农合参保人（2948.8元）。

表2-1-2　调查人口购买商业保险情况及年均保费

分组	调查人数（人）	商业医疗保险购买人数（人）	商业医疗保险购买率（%）	人均商业医疗保费（元/年）
城镇职工医保	60 176	7581	12.6%	5468.0
城镇居民医保	62 598	11 385	18.2%	3270.7
新农合	125 421	14 502	11.6%	2948.8
纯商业医保	1104	—	—	3877.2
全人口	256 304*	34 572	13.5%	3649.4

注：*城乡总的调查人口数。

第三节　核心测量指标

本研究主要采用了一系列的卫生服务利用和经济风险保护指标，其中核心的测量指标及其定义见表2-1-3。

表2-1-3　卫生服务利用和经济风险保护的核心测量指标及其定义

维度	指标	定义
卫生服务利用	两周就诊率	每百人口两周内因病、伤、保健等原因去医疗卫生机构就诊的人次数
	住院率	每百调查人口年住院人次数
	次均住院费用	次均住院（直接）费用＝住院总的医药费用/住院总人次数
	需住院未住院比例	需住院未住院比例＝（12个月内需要住院而未能住院累积次数/需要住院人次数）×100%
经济风险保护	次均就诊自付费用	次均就诊自付费用＝两周就诊者总的自付医疗费用/两周就诊人次数
	次均住院自付费用	次均住院自付费用＝12个月内住院者总的自付医疗费用/住院人次数
	住院费用补偿比例	住院费用补偿比例＝[（住院医药费用－自付住院医药费用）/住院医药费用]×100%
公平性	卫生服务利用和经济风险保护各指标的极差值	最高收入组和最低收入组之间卫生服务利用和经济风险保护各指标值的差异

第四节 统计分析方法

一、数据处理

本研究基于国家卫生健康委统计信息中心建立的国家卫生服务调查数据库，利用SAS 9.4进行描述性统计分析。

二、统计分析方法

（一）单因素分析

从医疗保险类型这一因素出发，对不同医疗保险覆盖人群的人口社会学特征、卫生服务需要和需求等进行现况描述，对不同医疗保险覆盖人群的卫生服务利用和经济风险保护维度的各指标进行统计描述，利用卡方检验、方差分析分别对分类变量和连续性变量在不同医疗保险人群之间的差异显著性进行检验。

（二）分层分析

在医疗保险类型的分组下，进行性别、年龄、收入等分层描述性分析，重点对三项基本医疗保险覆盖人群的5个收入分组的卫生服务需要、需求与利用、经济风险保护等指标进行统计描述。

（三）比较分析

采用极差法，通过计算最低收入组和最高收入组之间各指标的极差值，并对极差值的变化趋势进行描述性分析。

第二章
中国医疗保险制度发展现况分析

本章从宏观制度层面的视角，描述我国的基本医疗保险（包括城镇职工医保、城镇居民医保、新农合）、城乡居民大病保险、商业健康保险等的制度设计和演进，定量描述各项制度的覆盖人群、筹资和待遇保障的水平和发展变化趋势，旨在勾勒出各项制度的发展概况和特点，以及明确各项制度之间的筹资和保障水平的差异，为后面章节中分析和解释不同医疗保险对居民的卫生服务利用和经济风险保护的影响差异及变化趋势奠定基础。

第一节　我国医疗保障制度发展历程

新中国成立以来，我国医疗保障制度发展大致经历了三个时期。

第一个时期是从建国初期至20世纪70年代末，是计划经济体制下医疗保障制度的初创期。我国在城市依托就业人口建立起了劳保医疗和公费医疗制度，为绝大多数职工和一部分家属提供了就医保障，保障城镇人口可能在70%左右；在农村依托农业合作化和人民公社建立起了农村合作医疗制度，农村合作医疗的覆盖率在1976年前后稳定在90%左右。受经济发展水平的制约，虽然当时的医疗保障水平比较低，但覆盖城乡居民的医疗保障制度已见雏形，确保了医疗卫生服务的广泛可及和公平性，并且起到了有效保障基本健康的效果，在国际上受到高度赞誉。

第二个时期是20世纪80～90年代的经济转轨时期，是医疗保障制度的调整期。随着经济体制改革的不断深入和社会主义市场经济的建立发展，原有的医疗保障制度失去了其经济基础和组织依托，城镇的公费医疗和劳保医疗开始在不断改进中持续发展，并开始试点探索城镇职工基本医疗保险；农村合作医疗制度逐步瓦解，形成市场化、无政府管制的自费医疗。

第三个时期是20世纪90年代末至今，社会主义市场经济体制下的多层次医疗保障体系的构筑和发展期。随着全面建立社会主义市场经济新体制，社会保障制度成为新的经济体制框架的重要支撑之一，它直接牵动着整个经济体制改革、发展和稳定大局。在医疗保险制度改革与建设的前期试点基础上，1998年我国建立城镇职工基本医疗保险制度（以下简称"城镇职工医保"）；2003年，开展新型农村合作医疗制度（以下简称"新农合"）试点，2008年在全国范围推开；2003年、2005年相继建立农村和城市医疗救助制度，对城乡困难群众进行医疗救助；2007年，开展城镇居民基本医疗保险制度（以下简称"城镇居民医保"）试点，两年后在全国全面推开；至此，我国构筑起了以城镇职工医保、新农合、城镇居民医保为主体，城乡医疗救助为托底，其他多种形式补充医疗保险和商业健康保险为补充的多层次医疗保障体系。到2008年，我国的基本医疗保险制度覆盖87.9%的城乡居民，接近全民基本医保制度覆盖的目标。

2009年我国启动新一轮医药卫生体制改革（以下简称"新医改"），其目标是到2020年基本建立覆盖城乡居民的基本医疗卫生制度，人人享有平等的、质量有保证的基本医疗卫生服务，并得到充分的经济风险保护。应对不断增长的医疗需求和卫生费用，建立健全覆盖全民的、可持续性的、相对公平的多层次医疗保障制度是深化医改的重要任务之一。2009年3月，中共中央、国务院颁布了《关于深化医药卫生体制改革的意见》。该意见明确指出，要加快建立和完善基本医疗保障为主体，其他多种形式补充医疗保险和商业医疗保险为补充，覆盖城乡居民的多层次医疗保障体系；随着经济社会发展，逐步提高筹资水平和统筹层次，缩小保障水平差距，最终实现制度框架的基本统一，探索建立城乡一体化的基本医疗保障制度。2011年，城镇职工、城镇居民、新农合三大基本医疗保险制度已经覆盖了13.05亿人，占全国人口的96.88%，已接近人群的全覆盖。按照国际标准进行衡量，在人群覆盖上，我国基本上实现了全民基本医保。《2013年政府工作报告》正式宣布，我国全民基本医保体系初步形成。此后几年，基本医疗保险参保人群覆盖面稳定在95%以上。但是，基本医疗保险不足以抵御大病的经济风险，仍有12.9%的家庭发生灾难性医疗支出，且低收入家庭的灾难性医疗支出发生率显著高于高收入家庭。2012年国家发改委等六部门联合印发了《关于开展城乡居民大病保险工作的指导意见》，在全国范围内开展大病保险试点，由政府利用基本医保基金向商业保险公司购买大病保险服务，对大病患者的高额医疗费用给予进一步保障。经过3年实践，2015年国务院进一步颁布《关于全面实施城乡居民大病保险的意见》，正式建立大病保险制度。2016年国务院出台《关于整合城乡居民基本医疗保险制度的意见》，"整合"城乡医保从地方探索直至顶层政策全面推进。

2018年，我国医疗保障管理体制的重大变化为推进基本医疗保险制度改革和发展带来新的机遇。《深化党和国家机构改革方案》提出整合分散在人力资源和社会保障部、国家卫生和计划生育委员会、国家发展和改革委员会以及民政部等部委的医疗保障职责，组建国务院直属的国家医疗保障局；同时，为提高医保资金的征管效率，将基本医疗保险费、生育保险费交由税务部门统一征收。这一系列的重要文件、重大决策和部署表明党中央、国务院高度重视人民健康，标志着中国医疗保障制度进入一个新的、从形式普惠到实质公平的改革发展时期，有利于健全和完善医疗保障制度，建立更加公平、更加可持续、更有效率的覆盖全民的医疗保障体系。

新医改以来医疗保障制度发展和改革的主要路径包括：①加大财政

投入力度，逐步提高基本医疗保障制度的筹资水平和保障水平；②提高基本医疗保险制度统筹层次，促进制度融合，逐步缩小保障水平差距；③发挥市场机制作用，加快补充保险和商业保险的发展；④支付制度改革，采取综合措施控制卫生费用不合理增长；⑤医疗保障组织管理体制改革，提高运行效率。

2009—2020年医疗保障制度发展的阶段目标是建立比较健全的以基本医疗保障为主体、其他多种形式补充医疗保险和商业医疗保险为补充，覆盖城乡居民的多层次医疗保障体系。此外，国务院印发的《"十三五"卫生与健康规划》中对2020年医疗卫生保障发展目标给出了量化的指标：①政策范围内住院费用基本医保支付比例达到75%左右；②个人卫生支出占卫生总费用的比重控制在28%左右；③保障贫困人口享有基本医疗卫生服务，努力防止因病致贫、因病返贫。

我国已从顶层设计上清晰地设立了2020—2030年医疗保障制度体系改革发展的阶段目标：到2030年，全面建成覆盖全民的多层次医疗保障制度体系，更好保障病有所医。

2016年10月，中共中央、国务院印发的《"健康中国2030"规划纲要》中初步绘制了我国医疗保障制度的阶段性发展目标，即健全以基本医疗保障为主体、其他多种形式补充保险和商业健康保险为补充的多层次医疗保障体系，到2030年，全民医保体系成熟定型。

2020年2月25日发布的《中共中央国务院关于深化医疗保障制度改革的意见》，着力解决医疗保障制度发展不平衡不充分的问题，进一步明确了2030年的改革发展目标，即"到2030年，全面建成以基本医疗保险为主体，医疗救助为托底，补充医疗保险、商业健康保险、慈善捐赠、医疗互助共同发展的医疗保障制度体系，待遇保障公平适度，基金运行稳健持续，管理服务优化便捷，医保治理现代化水平显著提升，实现更好保障病有所医的目标"。围绕以上目标，根据筹资来源与筹资方式、待遇保障、支付机制和组织管理等医疗保障制度的基本要素以及医疗保障功能实现所涉及的医疗服务供方和需方，设计了2020—2030年阶段的改革发展路径：①完善公平适度的待遇保障机制；②健全稳健可持续的筹资运行机制；③建立管用高效的医保支付机制；④健全严密有力的基金监管机制；⑤协同推进医药服务供给侧改革；⑥优化医疗保障公共管理服务。

第二节 基本医疗保险制度及其进展

一、城镇职工基本医疗保险

我国城镇职工医保是从早期的公费医疗、劳保医疗演变而来。1988年7月，《职工医疗保险制度改革设想（草案）》开始对机关事业单位的公费医疗制度和国有企业的劳保医疗制度进行改革，城镇职工医保改革初步启动。1993年10月，劳动部出台《关于职工医疗保险制度改革的试点意见》，城镇职工医保试点正式开始。1998年12月，国务院发布了《国务院关于建立城镇职工基本医疗保险制度的决定》（国发〔1998〕44号），明确了城镇职工医保改革的目标任务、基本原则，并对覆盖范围、缴费办法、建立统筹基金和个人账户等内容做了明确规定。随着全国城镇职工医保制度逐步发展，覆盖人群不断扩容，分别针对灵活就业人员和农民工颁布了相应的政策文件，通过统一社会统筹账户支付灵活就业人员和农民工的大病医疗费用。

（一）制度覆盖

国发〔1998〕44号文件规定城镇所有用人单位，包括企业（国有企业、集体企业、外商投资企业、私营企业等）、机关、事业单位、社会团体、民办非企业单位及其职工，都要参加城镇职工基本医保。所有用人单位及其职工都要按照属地原则参加所在地区的基本医疗保险，执行统一政策，实现基本医疗保险基金的统一筹集。2003年劳动和社会保障部办公厅出台《关于城镇灵活就业人员参加基本医疗保险的指导意见》，将非全日制、临时性和弹性工作等灵活就业人员纳入职工基本医疗保险制度。2005年，城镇职工基本医疗保险制度覆盖范围进一步延伸至农民工，近3500万农民工参加了城镇职工基本医疗保险。由于农民工的工资水平低，为其建立了低水平社会统筹账户，保障农民工的大病医疗。2008—2009年，各地关闭破产企业的退休人员被纳入当地城镇职工基本医保制度中，由各级财政一次性给予缴费。两年时间，各地已将654万关闭破产国有企业退休人员纳入当地城镇职工基本医疗保险制度中。

2000—2018年，参保人数一直处于稳定增长阶段，前几年参保人数上升速度较快，其中在职职工、退休人员参保人数均上升（表2-2-1）。2015年以来，参保人数的增长率逐渐放缓。在职职工与退休人员之比从2000—2005年呈下降趋势后又上升，2011年在职退休比总体与2000年持平，保持在3倍左右。2011年以来在职退休比又开始呈现下降趋势。

（二）筹资水平

城镇职工医保的筹资政策一直延续国发〔1998〕44号文件的规定，后在《中华人民共和国社会保险法》和《中华人民共和国基本医疗卫生与健康促进法》中以法律条文的形式明确参保缴费义务，依法参保，依法缴费。筹资由用人单位和职工共同承担，用人单位缴费率控制在职工工资总额的6%左右，职工缴费率一般为本人工资收入的2%。退休人员不必缴纳保险费。按照统账结合的制度模式，筹集到的资金分为统筹基金和个人账户两个部分，单位缴费的30%左右及个人缴费全部划入个人账户，其余资金划入统筹账户。文献资料显示，城镇职工医疗的全国平均费率从2010年的8.79%上升到2015年的9.07%，高出以上政策文件规

表2-2-1 2000—2018年城镇职工基本医疗保险参保人数及构成

年份	参保人数（万人）	在职职工		退休人员		在职退休比
		人数（万人）	比例（%）	人数（万人）	比例（%）	
2000	3787	2863	75.60	924	24.40	3.10
2001	7286	5471	75.09	1815	24.91	3.01
2002	9400	6926	73.68	2474	26.32	2.80
2003	10 902	7975	73.15	2927	26.85	2.72
2004	12 404	9045	72.92	3359	27.08	2.69
2005	13 783	10 022	72.71	3761	27.29	2.66
2006	15 732	11 580	73.61	4152	26.39	2.79
2007	18 082	13 420	74.22	4600	25.44	2.92
2008	19 996	14 988	74.95	5008	25.05	2.99
2009	21 961	16 410	74.72	5527	25.17	2.97
2010	23 735	17 791	74.96	5944	25.04	2.99
2011	25 227	18 948	75.11	6279	24.89	3.02
2012	26 486	19 861	74.99	6624	25.01	3.00
2013	27 443	20 501	74.70	6942	25.30	2.95
2014	28 296	21 041	74.36	7255	25.64	2.90
2015	28 893	21 362	73.93	7531	26.07	2.84
2016	29 532	21 720	73.55	7812	26.45	2.78
2017	30 323	22 288	73.50	8034	26.49	2.77
2018	31 681	23 308	73.57	8373	26.43	2.78

注：根据2000—2017年《劳动和社会保障事业发展统计公报》计算整理。2018年的数据来自国家医保局发布的《2018年全国基本医疗保障事业发展统计公报》。

定的费率，处在高位水平。城镇职工医保基金收入从2000年的170亿元增长至2018年的13 259亿元，18年间增长了近80倍，人均筹资水平从448.9元增长到4182.7元（表2-2-2）。

表2-2-2 城镇职工基本医疗保险基金收支情况（单位：亿元）

年份	基金收入	基金支出	年度结存	年度结存率（%）	累计结存
2000	170	124	46	27.06	89
2001	384	244	140	36.46	253
2002	608	409	198	32.57	451
2003	890	654	236	26.52	670
2004	1141	862	279	24.45	958
2005	1405	1079	326	23.20	1278
2006	1747	1277	470	26.90	1752
2007	2214	1552	663	29.95	2441
2008	2886	2020	866	30.01	3304
2009	3672	2797	875	23.83	4276
2010	4309	3538	771	17.89	5047
2011	5539	4431	1108	20.00	4015
2012	6939	5544	1395	20.10	4947
2013	8248	6801	1447	17.54	5794
2014	9687	8134	1553	16.03	6732
2015	11 193	9312	1881	16.81	8114
2016	13 084	10 767	2317	17.71	9765
2017	17 932	14 422	3510	19.57	13 234
2018	13 259	10 505	3482	26.26	23 234

注：资料根据2000—2017年《劳动和社会保障事业发展统计公报》计算整理，其中2007—2016年包含城镇居民基本医疗保险基金，2017年包含城乡居民基本医疗保险基金累积结存。2018年数据来源于国家医保局《2018年医疗保障事业发展统计快报》，不包括城乡居民基本医保基金。

（三）待遇保障

在统账结合制度模式下，各地通常按照门诊和住院来划分个人账户和统筹资金的支付范围，参保人在门（急）诊发生的医疗费用由个人账户资金支付，参保人住院发生的医疗费用采用"住院统筹"的办法，由统筹基金按比例支付。统筹基金设定起付标准和最高支付限额，起付标准原则上控制在当地职工年平均工资的10%左右，最高支付限额原则上控制在当地职工年平均工资的6倍左右。国家层面的政策文件并未规定统筹基金的共付比例，各统筹地区根据基金的收入和支出情况设定共同支付比例，以确保基金的可持续性。为了引导参保人合理就医，基层医疗卫生机构的起付线和共付比例相对较低。各统筹地区还规定了医疗保险可补偿的药品目录和诊疗项目。另外，对于一些不需要住院但需要长期用药治疗的慢性病如糖尿病、高血压，或透析等长期治疗项目，将这部分门诊慢性病纳入统筹基金补偿范围。患有慢性肾炎、恶性肿瘤等特殊疾病的参保人，统筹基金每年给予一些特殊政策补助。此外，退休人员的共付比例约为在职职工的一半，以减轻退休人员的财务负担。国家医保局的统计数据显示，2018年城镇职工医保住院费用实际补偿比例为70.1%，政策范围内住院费用补偿比例为79.7%。

二、城镇居民基本医疗保险

（一）制度覆盖

城镇居民医保的参保对象为不属于城镇职工基本医保覆盖范围的学生（包括大中专院校学生，职业高中、中专、技校学生）、少年儿童和其他非从业城镇居民。重点解决老年人、残疾人和儿童的基本医疗保险问题。城镇居民医保实行自愿参保。城镇居民医保虽然起步较晚，但因同期发展迅速，自制度建立，参保居民逐年迅速增加。截至2010年底，全国所有地级城市均已建立了城镇居民医保制度。目前，多数地区已经将城镇居民医保与新农合制度进行整合，形成城乡居民基本医疗保险制度。国家医保局统计数据显示，2018年城乡居民基本医疗保险制度参保人数达到89 736万人，其中成年人、中小学生及儿童和大学生的比例分别为73.9%、23.8%和2.3%。

（二）筹资水平

城镇居民医保的筹资途径以家庭缴费为主，政府给予适当的补助。筹资水平根据各统筹地区当地的经济发展水平以及成年人和未成年人等不同人群的基本医疗消费需求，并考虑当地居民家庭和财政的负担能力来确定，具体水平略高于新型农村合作医疗的筹资水平，低于城镇职工基本医疗保险的筹资水平。2007年对试点城市地区政府按每年不低于人均40元给予补助。中央政府的财政补助主要面向中西部地区，按人均20元给予补助。对经济困难人群、重度残疾人、儿童和低收入家庭60周岁及以上的老年人，政府加大补助力度。医改监测数据显示，2018年未整合地区城镇居民医保的人均筹资为695.7元，整合地区的城乡居民基本医疗保险的人均筹资水平为723.2元。

（三）待遇保障

城镇居民医保基金主要用于参保居民的住院和门诊大病医疗支出，从2011年开始实行门诊统筹。参保居民按照规定缴纳基本医疗保险费后，享受相应的基本医疗保险待遇。城镇居民医保设定基金的起付标准、共付比例和最高支付限额，共付额和符合条件的医疗卫生支出略低于城镇职工医保，略高于新农合。2018年医改监测数据显示，2748个县市区开展了门诊统筹，占比为96.1%；整合地区和未整合地区城镇居民医保门诊统筹补偿比例分别为46.2%和48.4%，住院费用政策范围内补偿比例分别为67.0%和69.0%，住院费用实际补偿比例分别为56.0%和58%。国家医保局的统计数据显示，2018年城乡居民基本医疗保险的政策范围内住院费用补偿比例为65.6%，住院费用实际补偿比例为56.1%。

三、新型农村合作医疗

（一）制度覆盖

新农合覆盖农业户籍人口，采取农民以家庭为基本单位自愿参保的方式，从低水平起步。新农合制度在全国范围内全面实施、稳步推进，参保人数从2005年的1.8亿人增加至2010年的8.4亿人，参保率也从75.7%增长至96%。2011年开始部分地区探索整合城镇居民基本医疗保险和新型农村合作医疗，新农合覆盖人数逐渐下降。2018年新农合覆盖人群1.3亿人。

（二）筹资水平

新农合实行个人缴费、集体扶持和政府资助相结合的筹资机制。新农合建立之初的筹资水平为每人每年30元，其中中央政府专项拨款标准为每参保人10元，地方政府资助和农民个人缴费标准不低于10元。随着新农合制度的推进，各地根据各级财政状况和农民收入增长情况及承受能力逐步提高筹资标准，中央政府也增加了对农村地区尤其是中西部农村地区的补助力度。2010年新农合筹资总额达1308.33亿元，其中，中央财政补助资金398.99亿元，地方财政补助资金654.51亿元，农民个人缴费243.93亿元（含相关部门为救助对象参合缴费14.97亿元），利息收入及其他10.91亿元。2005—2010年，人均筹资从42.1元增加至156.57元。2011年，卫生部发文规定各级政府对新农合的补助标准提高到每人每年200元，农民个人缴费原则上提高到每人每年50元（困难地区可以分两年到位），总体来看，新农合国家补助占比较高。在新医改之后，筹资水平有较快增长。2018年医改监测数据显示，未整合地区新农合的筹资标准为654元，其中政府补助479元，个人缴纳175元。根据医保局发布的《2018年全国基本医疗保障事业发展统计公报》计算新农合人均筹资水平为673元。

（三）待遇保障

新农合以大病统筹为主，兼顾小额门诊服务。据世界银行和我国相关部门的联合调查，我国新农合试点地区的服务覆盖有四种方案。第一种方案的服务覆盖包括住院治疗和小额门诊服务。参保人在定点医疗机构发生的门诊医疗费用由家庭账户或统筹基金支付，补偿比例为20%～40%，补偿上限为100～200元。参保人在定点医疗机构发生的住院医疗费用由统筹基金支付。第二种方案的服务覆盖包括住院治疗和大额门诊服务，对住院和门诊费用设置了具体的自付额和补偿上限。第三种方案的服务覆盖包括住院治疗、大额门诊服务和部分其他类型门诊服务。例如，嘉兴市城乡居民合作医疗服务覆盖包括住院治疗、普通门诊和特殊病种门诊等服务。第四种方案的服务覆盖只包括定点医疗机构的住院医疗。另外，部分地区新农合的服务覆盖还包括年度体检和针对分娩过程的补助。国家相关政策文件要求2011年新农合政策范围内的住院费用补偿比例提高到70%左右，统筹基金最高支付限额提高到全国农村居民人均年纯收入的6倍以上，且不低于5万元。门诊统筹实施范围进一步扩大，人均门诊统筹基金不低于35元。2018年医改监测数据显示新农合门诊统筹补偿比例为36.7%，住院费用实际补偿比例为57.6%，政策范围内住院费用补偿比例为68%。

四、三项基本医疗保险制度的比较分析

（一）制度覆盖

城镇职工医保、城镇居民医保和新农合三项基本医疗保险制度参保人数在2011年达到13.05亿人，基本实现城乡居民的全覆盖。之后基本医疗保险参保人群覆盖面稳定在95%以上。在2016年，由于部分省整合城镇居民医保和新农合制度，实行城乡统筹的城乡居民基本医疗保险制度，新农合参保人数锐减。而查阅的相关统计数据来看，2016年城镇居

民医保参保人的数据没有包括整合的原新农合的参保人数，所以统计的参保人数有一个低谷值（图2-2-1）。

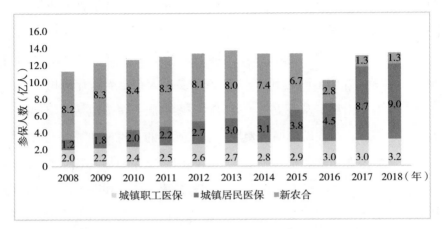

图2-2-1　2008—2018年三项基本医疗保险制度参保人数

注：2008—2017年城镇职工医保和城镇居民医保数据来源于2008—2017年度人力资源和社会保障事业发展统计公报，2017年城镇居民的数据包括整合的新农合人数；新农合数据来源于《中国卫生健康统计年鉴》；2018年的数据来源于国家医疗保障局发布的《2018年全国基本医疗保障事业发展统计公报》。

（二）筹资水平

城镇职工医保的人均筹资水平远高出城镇居民医保和新农合参保人的人均筹资水平。2008—2018年三项基本医疗保险制度的人均筹资水平均持续上涨，但城镇职工医保人均筹资水平的增速明显快于城镇居民医保和新农合，而且城镇职工医保和城镇居民医保、新农合的人均筹资水平之间的差距逐渐扩大（图2-2-2）。2018年，城镇职工医保、城镇居民医保和新农合参保人的人均筹资水平为4273元、777元和673元，前者分别是后二者的5.5倍和6.3倍，绝对数之差分别达到3496元和3600元。

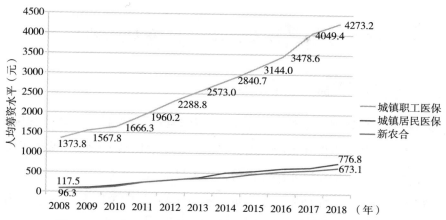

图2-2-2　2008—2018年三项基本医疗保险人均筹资水平（元）

注：根据三项基本医保的基金收入及参保人数计算得出人均筹资水平。2008—2017年城镇职工医保和城镇居民医保数据来源于2008—2017年度人力资源和社会保障事业发展统计公报，2017年城镇居民医保的数据包括整合的新农合；新农合数据来源于历年的《中国卫生健康统计年鉴》。2018年的数据来源于国家医疗保障局发布的《2018年全国基本医疗保障事业发展统计公报》。

（三）待遇保障

无论从政策范围内基金支付比例还是实际基金支付比例来看，城镇职工医保参保人的补偿比例高出城乡居民医保补偿比例约15个百分点。其中，三级医院的补偿比例的差距最大，约20个百分点；一级及以下医疗机构的差距最小，约10个百分点（表2-2-3）。

表2-2-3　2018年基本医疗保险住院费用支付比例（%）

级别	城镇职工医保		城乡居民医保	
	政策范围内基金支付比例	实际基金支付比例	政策范围内基金支付比例	实际基金支付比例
全国	81.6	71.8	65.6	56.1
三级	80.5	69.5	59.3	49.0
二级	83.5	76.0	69.1	60.6
一级及以下	85.9	80.0	76.2	68.0

注：数据来源于国家医疗保障局发布的《2018年全国基本医疗保障事业发展统计公报》。

第三节　城乡居民大病保险及其进展

一、制度覆盖

随着全民医保体系的初步建立，人民群众看病就医有了基本保障。但由于我国的基本医疗保险制度，特别是城乡居民基本医保（城镇居民医保和新农合）的保障水平还比较低，人民群众对大病医疗费用负担重的反映仍较强烈。2012年国家发展改革委员会、卫生部、财政部、人力资源社会保障部、民政部、保监会六部门联合印发了《关于开展城乡居民大病保险工作的指导意见》（发改社会〔2012〕2605号），要求在全国范围内开展大病保险试点，由政府利用基本医保基金向商业保险公司购买大病保险服务，对大病患者的高额医疗费用给予进一步保障。经过3年实践，2015年国务院进一步颁布《关于全面实施城乡居民大病保险的意见》（国办发〔2015〕57号），正式建立大病保险制度，并确立了2015年底前大病保险要覆盖所有城乡居民参保人群、2017年要建立起比较完善的大病保险制度的目标。

《关于开展城乡居民大病保险工作的指导意见》指出，大病保险保障对象为城镇居民医保、新农合的参保（合）人。2014年王琬基于全国25省《大病保险实施方案》的比较发现，全国各省政策与该指导意见基本符合，少数省份则稍有差异。例如，湖南、吉林、山东等少数省份扩大了保障对象，将城镇职工参保人员纳入保障范围。截至2017年底，大病保险已覆盖全国城乡，为10.6亿城乡居民提供大病保障，成为中国特色医疗保障体系的重要组成部分。

二、筹资水平

城乡居民大病保险的筹资来源基本都是从城镇居民医保基金、新农合基金中划出一定比例或额度作为大病保险资金。少数省份也提出了扩大大病保险资金来源的做法，如广东省提出的"有条件的地区可结合当地实际，探索政府补助、公益慈善等多渠道筹资机制"，以及山西省提出"城乡居民大病保险资金依法接受各种形式的社会捐助"。

由于经济发展水平以及基本医保筹资能力各异，各地大病保险的筹资标准存在一定的差异。按照筹资金额固定与否，各地方案可以分为两类：一类是固定标准，确定具体金额；另一类则采用浮动标准，与基本医保挂钩，即按照当年城乡居民医保筹资标准的一定比例确定大病保险筹资标准。2018年医改监测数据显示，整合的城乡居民医保参保人的大病保险人均筹资标准为49.6元，未整合的城镇居民医保、新农合参保人的大病保险人均筹资标准分别为35.7元和47.9元。大部分省市采取市级统筹的方式，北京、天津、山西等16个省份实行大病保险省级统筹。

三、待遇保障

大病保险的保障范围主要在参保人患大病发生高额医疗费用的情况下，对城镇居民医保、新农合补偿后需个人负担的合规医疗费用给予保障。其中，"高额医疗费用"可以个人年度累计负担的合规医疗费用超过当地统计部门公布的上一年度城镇居民人均年可支配收入、农村居民人均年纯收入为判定标准。"合规医疗费用"指实际发生的、合理的医疗费用（可规定不予支付的事项）。因此，大病保险的支付范围也在有关"高额医疗费用"和"合规医疗费用"的规定中出现分化。这些规定也影响到了起付线和封顶线的设定。各省对于大病保险的起付线标准规定略有差异，部分省份在《关于开展城乡居民大病保险工作的指导意见》基础上制订了具体金额。大多数省份则没有规定补偿上限，山东、福建、山西等少数省份设定了补偿上限。该指导意见指出，大病保险体系要以避免城乡居民发生家庭灾难性医疗支出为目标，合理确定大病保险补偿政策，确保实际支付比例不低于50%。2016年城乡居民大病患者的实际支付水平约为57%，其中基本医保实际保障水平约为45%，大病保险保障水平为12%。2018年医改监测数据显示，全国平均来看，城乡居民大病保险的实际支付比例为62.7%。

第四节　商业健康保险制度及其进展

一、制度环境

我国商业健康保险始于20世纪80年代初国内保险业复业时期，经过近30年的发展，健康保险业务快速增长，产品体系逐步完善。商业健康保险与基本医疗保险、大病保险、医疗救助共同构成了覆盖城乡居民的多层次的医疗保障体系。2009年，《中共中央国务院关于深化医药卫生体制改革的意见》明确提出，要"加快建立和完善以基本医疗保障为主体，其他多种形式补充医疗保险和商业健康保险为补充，覆盖城乡居民的多层次医疗保障体系""在确保基金安全和有效监管的前提下，积极倡导以政府购买医疗保障服务的方式，探索委托具有资质的商业保险机构经办各类医疗保障管理服务"。同时，经济的持续增长和人口老龄化为商业健康保险提供了较大的发展机遇。2014年8月10日，国务院印发《关于加快发展现代保险服务业的若干意见》提出，要"把商业保险建成社会保障体系的重要支柱""充分发挥商业保险对基本养老、医疗保险的补充作用""鼓励保险公司大力开发各类医疗、疾病保险和失能收入损失保险等商业健康保险产品，并与基本医疗保险相衔接"。2015年5月，财政部、国家税务总局和保监会联合印发《关于开展商业健康保险个人所得税政策试点工作的通知》，我国开始试点税收优惠型健康保险产品。这一系列支持性政策的出台，为商业健康保险的快速发展提供了良好的制度保障。2016年10月，中共中央、国务院发布《"健康中国2030"规划纲要》指出，到2030年，现代商业健康保险服务业进一步发展，商业健康保险赔付支出占卫生总费用比重显著提高。同年12月，国务院发布的《"十三五"深化医药卫生体制改革规划》提出把"推动商业健康保险发展"作为建立高效运行的五大举措之一。2020年2月，中共中央、国务院发布的《关于深化医疗保障制度改革的意见》也明确提出促进多层次医疗保障体系发展，加快发展商业健康保险。以上多项政策为商业健康保险发展提供了良好的制度环境，将商业健康保险定位为社会医疗保险的补充。

二、市场覆盖

国家卫生服务调查数据显示，我国城乡居民购买商业医疗保险的比例在2003—2010年持续下降，2010年后则快速上升，2018年城市和农村居民购买商业医疗保险的比例分别达到14.7%和12.4%（图2-2-3）。

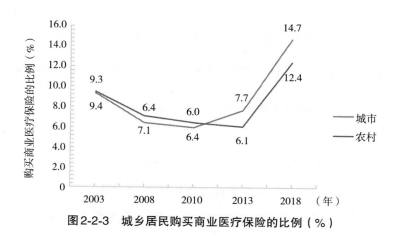

图2-2-3　城乡居民购买商业医疗保险的比例（%）

三、融资水平

近年来我国商业健康险年保费收入快速增长，成为众多险企发力的突破口。我国商业健康保险原保费收入从2011年的691.7亿元迅速增长至2018年的5448.1亿元，年均增长率达到34.3%。健康险占原保险保费收入的比重从4.8%增长到14.3%，占人身险保费收入的比重从7.1%上升至26.3%（图2-2-4）。

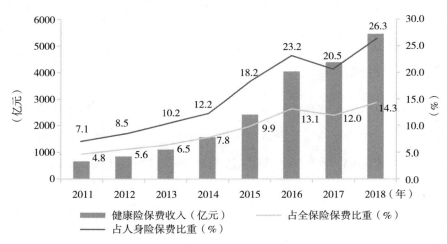

图2-2-4　2011—2018年我国商业健康险保费收入及占全保险、人身险保费收入比重

注：原始数据来源于中国银行保险监督管理委员会网站。

我国商业健康险密度从2011年的人均51.3元增长至2018年人均390.5元，增长了6.6倍；健康险深度由0.1%增长至0.6%。相对于国际成熟市场，我国的商业健康保险的渗透率还非常低（表2-2-4）。社会医疗保险体制下的德国，在2013年健康险密度为3071元/人。

表2-2-4　2011—2018年全国原保险、人身险、健康险的密度与深度

年份	密度（元/人）			深度（%）		
	原保险	人身险	健康险	原保险	人身险	健康险
2011	1064.3	721.5	51.3	3.0	2.0	0.1
2012	1143.8	750.1	63.7	2.9	1.9	0.2
2013	1265.7	809.1	82.6	2.9	1.9	0.2
2014	1477.0	927.0	115.9	3.0	1.9	0.3
2015	1748.0	1165.3	175.5	4.0	1.9	0.4
2016	2258.4	1601.5	292.3	4.2	2.0	0.5
2017	2631.6	1543.5	315.8	4.4	2.6	0.5
2018	2725.2	1485.5	390.5	4.2	2.3	0.6

注：数据根据国家统计局和中国银行保险监督管理委员会网站的统计信息整理得出。保险密度＝保费收入/年末总人口数，保险深度＝（保费收入/国内生产总值）×100%，代表居民的保险意识。

四、赔付支出

从商业健康险赔付支出变化趋势来看，健康险赔付支出由2008年的175.3亿元增长到2018年的1744.3亿元，年均复合增长率为25.8%。健康险赔付支出占卫生总费用的比重从1.2%增长至3.0%，增加了1.8个百分点；赔付支出占个人现金卫生支出的比重从3.0%增长至10.3%，增加了7.3个百分点（图2-2-5）。

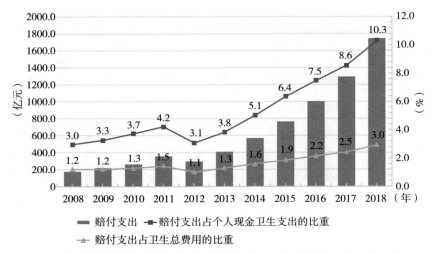

图2-2-5　商业健康保险的赔付支出及其占卫生总费用和个人现金卫生
支出的比重

注：数据根据中国银行保险监督管理委员会和《中国卫生健康统计年鉴》公布的统计数
据计算得出。

第五节　小　　结

我国基本医疗保险基本实现全民医保，筹资和保障水平大幅提升。截至2018年末，三项基本医保参保人覆盖率保持在95%以上。新医改以来城镇职工医保、城镇居民医保和新农合参保人的人均筹资水平快速增长，城镇居民医保、新农合与城镇职工医保之间的筹资差距逐渐扩大，补偿比例的差距则大幅降低。

城乡居民大病保险是我国基本医疗保障制度的重要组成部分，截至2017年已为10.6亿城乡居民提供大病保障，但大病保险的筹资方式单一，待遇保障水平仍比较低（12%左右）。

新医改以来我国出台的多项政策为商业健康保险的发展提供了良好的制度环境，商业健康保险的市场覆盖、融资水平和赔付支出快速增长。但相对于国际成熟的保险市场，我国的商业健康保险的市场覆盖率、渗透率和赔付支出水平都还非常低。

第三章
不同医疗保险覆盖人群的卫生服务利用
与经济风险保护

第一节　不同医疗保险覆盖人群的基本情况

一、人口社会学特征

（一）性别、年龄、民族

本次被调查人群中，各类医疗保险覆盖人群的男女比例比较相近。城镇职工医保以中老年居多，城镇居民医保和新农合则是两头人群（少儿和中老年）占比较高，纯商业医保和无医保人群以青少儿居多。三项基本医保参保人中，65岁及以上老年人口比例最高为城镇职工医保（24.6%），其次为新农合（17.8%），城镇居民医保最低（15.5%）。纯商业医保人群中25岁以下居多，占63.6%。无医保人群0～4岁占比最高（23.4%），在其他各年龄段分布相对均衡。从基本医保参保人中购买了商业医保人群的年龄分布来看，城镇职工医保以中青年为主，城镇居民医保以少年儿童为主，新农合儿童和中年人群占比较大，老年人口的占比均比较小。民族构成上，均是以汉族占比为主；城镇职工医保参保人的汉族的占比高于城镇居民医保、新农合和无医保人群（表2-3-1）。

表2-3-1 不同医疗保险覆盖居民的性别、年龄、民族构成

| 指标 | 城镇职工医保 | | 城镇居民医保 | | 新农合 | | 纯商保 | 无医保 |
	合计	其中有商保	合计	其中有商保	合计	其中有商保		
覆盖人数（人）	60 176	7581	62 598	11 385	125 421	14 502	1104	6290
性别（%）								
男	51.4	46.1	47.3	50.3	49.3	52.3	49.5	49.4
女	48.6	53.9	52.7	49.7	50.7	47.7	50.5	50.6
年龄组（%）								
0～	0.2	0.4	9.1	13.7	6.0	6.6	22.2	23.4
5岁～	0.3	0.6	17.8	36.0	13.1	26.8	29.1	10.4
15岁～	2.5	2.7	7.5	8.0	6.1	6.9	12.3	9.7
25岁～	15.1	20.0	8.3	6.6	9.2	7.2	11.0	13.1
35岁～	17.4	28.0	10.5	10.1	10.8	11.2	10.5	12.8
45岁～	19.7	25.6	16.9	13.4	20.4	20.7	8.9	13.3
55岁～	20.3	15.7	14.4	7.6	16.6	12.4	4.2	7.8
65岁及以上	24.6	7.0	15.5	4.6	17.8	8.1	1.9	9.3
民族（%）								
汉族	95.5	95.8	89.5	90.3	86.0	93.0	93.2	89.7
其他	4.5	4.2	10.5	9.7	14.0	7.0	6.8	10.3

（二）婚姻、文化程度、就业状况

15岁及以上人口中，八类人群均为已婚居多，其次为未婚。其中纯商保和无医保人群中未婚的占比较高，这可能与其人口结构较为年轻有关。

八类人群的文化程度构成差别较大。高中/技校学历及以上人群占比城镇职工（62.3%）、纯商保（60.4%）、无医保（36.7%）、城镇居民（29.8%）、新农合（14.5%）依次降低。城镇职工医保有商保、城镇居民医保有商保、新农合有商保人群的该比例分别为79.4%、45.5%和23.4%。

八类医保人群均为在业居多。无业人群占比新农合（32.0%）、城镇居民医保（30.7%）、无医保人群（30.0%）、纯商业医保（16.4%）、城镇

职工医保（2.3%）依次降低。城镇职工医保人群的离退休占比最高，达到42.4%，其中购买了商业医保的人群该比例为21.4%（表2-3-2）。

表2-3-2　不同医疗保险覆盖的15岁及以上人口的婚姻、文化程度、就业状况构成

指标	城镇职工医保		城镇居民医保		新农合		纯商保	无医保
	合计	其中有商保	合计	其中有商保	合计	其中有商保		
覆盖人数（人）	59 913	7506	45 732	5729	101 490	9658	538	4158
婚姻状况（%）								
未婚	7.0	7.5	13.3	18.3	9.2	11.4	29.7	21.4
已婚	84.7	87.6	76.1	76.2	81.8	83.3	66.9	68.0
丧偶	5.7	2.1	8.1	3.7	7.6	4.0	1.3	6.8
离婚	2.4	2.7	2.3	1.8	1.3	1.1	2.0	3.4
其他	0.1	0.1	0.2	0.1	0.2	0.1	0	0.4
文化程度（%）								
没上过学	2.0	0.4	11.2	5.7	18.2	11.9	1.7	9.4
小学	9.3	3.8	25.5	16.8	33.2	25.5	11.5	20.8
初中	26.3	16.4	33.4	31.8	34.2	39.2	26.4	33.2
高中/技校	19.0	18.1	16.0	22.9	9.2	15.3	24.7	14.9
中专（中技）	8.7	8.4	4.4	6.0	2.2	3.3	8.6	6.2
大专	18.0	25.5	5.9	10.4	2.2	3.5	16.7	9.0
本科	15.1	24.3	3.3	5.8	0.8	1.2	9.5	6.1
研究生	1.5	3.1	0.2	0.4	0.1	0.1	0.9	0.5
就业状况（%）								
在业	53.7	74.6	48.7	58.1	61.1	67.9	59.1	52.5
离退休	42.4	21.4	9.9	5.7	1.4	0.7	3.5	6.7
在校学生	0.2	0.2	7.1	13.4	3.8	8.3	18.6	6.5
失业	1.4	1.5	3.5	3.1	1.6	1.5	2.4	4.3
无业	2.3	2.3	30.7	19.7	32.0	21.5	16.4	30.0

注：在业包括灵活就业。

二、贫困户、低保户占比及致贫原因

无论是贫困户比例还是低保户比例，新农合参保人群最高，其次为城镇居民医保和无医保人群，城镇职工医保人群尤其是其中有购买商业医疗保险的人群最低。

致贫原因除"其他"之外，八类人群均为"因疾病损伤影响劳动能力"的占比最高。从致贫原因选择了"因治疗疾病的花费"的比例来看，最高的为城镇职工医保有商业医保人群（25.0%），其次为新农合有商保人群（20.6%），最低的为城镇居民医保有商业医保人群（14.8%）。见表2-3-3。

表2-3-3　不同医疗保险覆盖人群的贫困户、低保户占比及致贫原因构成（％）

医保类型	贫困户	低保户	致贫原因构成			
			因病伤影响劳动能力	劳动力人口少	因治疗疾病的花费	其他
城镇职工医保	0.9	1.5	48.9	14.0	18.8	18.2
其中有商保	0.5	0.6	26.4	6.9	25.0	41.7
城镇居民医保	5.9	6.7	46.1	22.5	14.9	16.6
其中有商保	3.6	3.6	41.7	21.8	14.8	21.8
新农合	11.5	8.8	39.6	31.4	16.9	12.1
其中有商保	10.8	8.1	35.6	25.5	20.6	18.3
纯商业医保	2.0	1.7	41.2	14.7	17.6	26.5
无医保	5.3	5.5	43.2	27.3	15.2	14.3

注：致贫原因指贫困户或低保户认为导致经济困难最直接的原因。

三、卫生服务物理可及性

八类医保人群家到最近医疗机构的距离的构成均为"不足1km"占

比最高，其次为"1km"，然后是"2km"。到最近医疗机构平均所需时间最长的为新农合（8.9分钟），其次为纯商业医保（8.5分钟），最短为城镇职工医保有商保、城镇居民医保有商保、新农合有商保人群（7.6分钟）。见表2-3-4。

表2-3-4　不同医疗保险覆盖居民的家到最近医疗机构的距离和时间

| 医保类型 | 距离构成（%） | | | | | | 平均时间（分钟） |
	不足1km	1km～	2km～	3km～	4km～	5km及以上	
城镇职工医保	65.7	21.2	8.5	2.7	0.8	1.1	8.2
其中有商保	63.6	21.8	9.7	3.2	0.7	0.9	7.6
城镇居民医保	60.0	21.4	11.2	4.0	1.3	2.1	8.1
其中有商保	59.8	21.4	11.3	4.1	1.0	2.3	7.6
新农合	52.4	23.6	12.1	4.6	2.0	5.3	8.9
其中有商保	55.7	24.4	11.9	3.9	1.6	2.5	7.6
纯商业医保	60.8	21.4	12.0	3.2	1.3	1.4	8.5
无医保	60.4	20.9	10.5	3.8	1.5	2.9	8.2

第二节　自报健康状况和卫生服务需要

一、自报健康状况

不同医疗保险人群各健康维度的有问题比例呈现一定的规律。整体来看，八类人群均在疼痛/不适方面有问题比例最高，在自我照顾方面有问题比例最低。但三项基本医疗保险中有商保的人群及无医保人群在焦虑/抑郁方面有问题比例排位靠前，超过了行动方面，仅次于疼痛/不适。新农合人群在五个健康维度的有问题比例均最高，而纯商业医保人群在五个健康维度的有问题比例均最低。

在VAS评分方面，不同医疗保险覆盖人群VAS评分从高到低排列依次为纯商业医保、无医保、城镇职工医保、城镇居民医保、新农合。三项基本医保中购买了商业医保人群中VAS评分从高到低排列依次为城镇居民医保、城镇职工医保、新农合（表2-3-5）。整体来看，有商业医疗保险人群的自报健康状况普遍更好，可能与有商保人群年龄结构相对年轻、65岁及以上年龄段人群比例低有关。新农合人群各项健康指标明显更差。

表2-3-5　不同医疗保险人群EQ-5D各健康维度有问题比例及VAS评分

医保类型	EQ-5D健康维度有问题比例（%）					VAS评分（均值）
	行动	自我照顾	日常活动	疼痛/不适	焦虑/抑郁	
城镇职工医保	6.6	3.1	4.7	14.0	5.6	80.6
其中有商保	2.5	1.1	1.7	10.1	5.2	82.8
城镇居民医保	9.1	4.5	7.0	19.3	8.3	79.0
其中有商保	4.6	2.0	3.6	14.0	5.4	84.0
新农合	11.5	5.4	8.8	22.8	10.0	76.8
其中有商保	6.2	2.7	4.9	17.2	7.5	81.3
纯商业医保	1.3	0.3	0.9	6.4	3.1	87.1
无医保	7.7	3.6	6.2	15.4	8.0	80.7

注：采用欧洲五维生存质量量表（EQ-5D）测量居民在行动、自我照顾、日常活动、疼痛/不适和焦虑/抑郁五个维度的健康状况，每个健康维度的评价包含三个层次，即没有问题、中度问题和重度问题。表中为"中度问题"和"重度问题"的构成比之和。采用视觉模拟评分法（VAS）评价整体健康状况，0代表最差，100代表最好。

二、两周患病情况

调查两周患病的目的是测量居民医疗卫生服务需要，结果来自被调查者的报告，判断患病与否的依据是调查前两周内有如下任何一种情况发生：①因疾病或损伤去医疗卫生机构就诊；②因不舒服通过网络（包括医院网站、App等）咨询过医生；③因为疾病或损伤有过服药物或其他辅助性物理治疗；④因身体不适而休工、休学或卧床休息一天及以上的情况。两周患病率的定义是每百人两周内患病人数。

（一）两周患病率

城镇职工医保人群两周患病率最高，为35.6%，且男性（37.0%）高于女性（34.2%），人均患病种数也最高，为1.3种。其次为新农合人群，两周患病率为32.2%，但女性（34.5%）高于男性（29.8%），人均患病种数为1.2种。纯商业医保人群两周患病率最低，为18.9%，且人均患病种数也最少，为1.0种。三项基本医保中，有商保的人群两周患病率均低于无商保人群（表2-3-6）。

表2-3-6 不同医疗保险覆盖人群两周患病率和人均患病种数

医保类型	两周患病率（%）			人均患病种数
	合计	男性	女性	
城镇职工医保	35.6	37.0	34.2	1.3
其中有商保	27.9	28.6	27.3	1.2
城镇居民医保	30.2	27.6	32.5	1.2
其中有商保	24.8	23.6	26.1	1.1
新农合	32.2	29.8	34.5	1.2
其中有商保	29.1	27.9	30.3	1.2
纯商业医保	18.9	20.1	17.7	1.0
无医保	22.8	21.1	24.5	1.1

八类医疗保险覆盖人群的分年龄别两周患病率均呈现两头高中间低的"√"型分布，从5～14岁年龄段起，两周患病率基本上随着年龄的增长不断增加。尽管三项基本医保参保人中两周患病粗率最高为城镇职工医保，但对年龄分层后发现，45岁以下各年龄组两周患病率最高均为新农合

人群，45 ～ 54岁和55 ～ 64岁人群两周患病率最高为城镇居民医保，只有
65岁及以上人群两周患病率最高为城镇职工医保。城镇职工医保中，35岁
以下的有商保人群的两周患病率要高于无商保人群，35岁及以上年龄组中
两者的差别不大；城镇居民医保和新农合参保人中，15岁以下年龄组和55
岁及以上年龄组有商保人群的两周患病率要高于无商保人群（图2-3-1）。

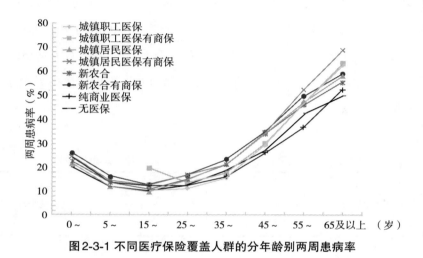

图2-3-1 不同医疗保险覆盖人群的分年龄别两周患病率

（二）发病时间及类型、疾病严重程度

三项基本医保覆盖人群包括其中有商保人群，两周内发病时间的
构成上均是"慢性病持续到两周内"占比最高，其次为"两周内新发
生""急性病两周前开始发病"占比最小。而纯商业医保人群则是"两周
内新发生"的占比最高，其次为"慢性病持续到两周内"。

城镇居民医保、新农合和无医保覆盖人群的两周内患病自评严重程
度的构成比较相近，认为"一般"的比例最高，其次是"严重"，再次是
"不严重"。城镇职工医保有商保、城镇居民医保有商保、纯商保覆盖人
群两周内患病自评严重程度认为"一般"也是排在首位，但第二位的是
"不严重"，再次是"严重"（表2-3-7）。

表2-3-7　不同医疗保险覆盖人群的两周内发病时间及类型构成（%）

医保类型	发病时间及类型构成			疾病严重程度构成		
	两周内新发生	急性病两周前开始发病	慢性病持续到两周内	严重	一般	不严重
城镇职工医保	14.3	3.7	82.1	24.7	50.8	24.5
其中有商保	24.8	5.4	69.8	19.8	51.2	29.0
城镇居民医保	28.5	4.4	67.0	30.9	46.6	22.5
其中有商保	46.9	5.2	47.9	24.3	45.9	29.8
新农合	26.8	4.9	68.3	37.2	42.5	20.4
其中有商保	37.8	5.1	57.1	30.4	43.2	26.4
纯商业医保	64.4	7.9	27.8	20.4	42.1	37.5
无医保	40.7	6.1	53.2	30.8	42.4	26.8

三、慢性病患病率

慢性病患病情况的调查对象是15岁及以上人口。判断患病的依据是调查前半年内有如下任何一种情况发生：①调查前半年内有经过医务人员明确诊断的各类慢性病，包括慢性感染性疾病（如结核等）和慢性非感染性疾病（如冠心病、高血压等）；②半年以前经医生诊断有慢性病，并在调查前半年内时有发作同时采取了治疗措施如服药、理疗，或者一直在治疗以控制慢性病的发作等。慢性病患病率的定义是指每百名15岁及以上被调查者中慢性病患病的人数。

2018年城镇职工医保、城镇居民医保、新农合、纯商保和无医保覆盖人群的慢性病患病率分别为35.2%、33.1%、35.0%、14.7%和22.7%。三项基本医保参保人中，有商保人群慢性病患病率均低于无商保人群。除城镇职工医保人群的慢性病患病率男性高于女性，其他医保覆盖人群均是男性低于女性（表2-3-8）。

在15岁及以上调查人口中，不同医疗保险覆盖人群分年龄别慢性病患病率均呈现相同规律，慢性病患病率随着年龄段的增长而上升，45～54岁年龄段开始，慢性病患病率增长显著，65岁及以上年龄段慢性病患病率最高。三种基本医保中，55岁及以上城镇职工医保人群的慢性病患病率最高，15～24岁、35～44岁和45～54岁人群则为新农合最高，25～34岁年龄组最高为城镇居民医保人群。纯商业医保和无医保人群各年龄别慢性病患病率相对较低（图2-3-2）。

表2-3-8　不同医疗保险覆盖人口分性别慢性病患病率（%）

医保类型	合计	男性	女性
城镇职工医保	35.2	37.8	32.4
其中有商保	24.5	27.0	22.4
城镇居民医保	33.1	31.0	34.8
其中有商保	26.5	24.9	27.9
新农合	35.0	32.9	37.0
其中有商保	31.4	30.2	32.8
纯商业医保	14.7	13.8	15.6
无医保	22.7	21.2	24.1

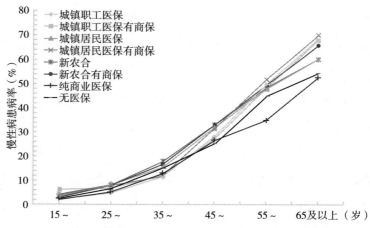

图2-3-2　不同医疗保险覆盖人群的分年龄别慢性病患病率

第三节　门诊服务需求与利用

一、两周患病治疗情况

不同医疗保险覆盖人群的两周患病例数分别为城镇职工医保28 103例，其中有商保2554例，无商保25 549例；城镇居民医保22 858例，其中有商保3233例，无商保19 625例；新农合48 685例，其中有商保4872例，无商保43 813例；纯商保216例；无医保1617例。

（一）两周患病治疗方式构成

城镇职工医保、城镇居民医保、新农合和无医保覆盖人群的两周患病治疗方式主要是两周内就诊和延续两周前治疗，占比分别达到90.1%、86.6%、88.0%和80.9%。纯商保人群两周内就诊比例达到56.5%，其次是自我医疗（25.0%），而延续两周前治疗的比例占比较小（17.6%），这可能与纯商保人群的年龄结构偏年轻，慢性病患病率相对较低有关。各保险覆盖人群的两周患病未治疗的比例均很低，其中未治疗占比最高的是无医保人群（3.0%），最低的是纯商保人群（0.9%）。三种基本医保中，未治疗占比从高到低依次为新农合（2.3%）、城镇居民医保（2.1%）、城镇职工医保（1.2%）。见表2-3-9。

表2-3-9　不同医疗保险覆盖人群的两周患病治疗方式构成（%）

医保类型	两周内就诊	延续两周前治疗	自我医疗	未治疗
城镇职工医保	36.3	53.8	8.6	1.2
其中有商保	39.9	44.9	13.9	1.2
城镇居民医保	44.1	42.5	11.3	2.1
其中有商保	48.4	34.0	15.9	1.7
新农合	45.4	42.6	9.7	2.3
其中有商保	46.1	39.3	12.5	2.1
纯商业医保	56.5	17.6	25.0	0.9
无医保	45.6	35.3	16.0	3.0

（二）自我治疗的原因

各类医疗保险人群采取自我治疗的两大原因均为"自己知道治疗办法"和"自感病轻"，除城镇居民有商保、纯商保和无医保人群选择后者比例最高外，其余医疗保险人群选择最多均为"自己知道治疗办法"。选择"经济困难"比例最高的为无医保人群（15.1%），其次为城镇居民医保（13.5%），新农合（13.4%）与之相近，最低为城镇职工有商保人群（3.2%）。见表2-3-10。

表2-3-10　不同医疗保险覆盖人群自我治疗的原因构成（%）

医保类型	自感病轻	经济困难	就诊麻烦	无时间	交通不便	无有效措施	自己知道治疗办法	其他
城镇职工医保	29.8	4.8	5.3	1.8	0.3	2.7	51.2	4.1
其中有商保	36.6	3.2	5.0	3.2	0.3	3.0	44.3	4.3
城镇居民医保	31.9	13.5	4.9	2.4	1.0	2.4	40.4	3.5
其中有商保	40.8	7.7	3.7	2.9	0.9	2.4	38.8	2.7
新农合	28.2	13.4	3.9	3.1	1.2	2.5	44.3	3.4
其中有商保	36.1	9.0	3.0	2.8	0.7	2.0	43.5	3.0
纯商业医保	47.8	6.5	2.2	3.3	—	—	40.2	—
无医保	38.8	15.1	5.5	2.3	1.2	1.3	33.8	2.0

（三）自行用药情况

两周内自我医疗的患者中，因病自行用药比例最高的是纯商保人群（39.8%），其次为城镇居民有商保人群（35.4%），无医保人群排位第三（34.6%）。基本医保参保人中，有商保人群两周内因病自行用药比例均高于无商保人群，均低于纯商保人群（表2-3-11）。

自行用药类型的构成来看，除城镇职工医保外，其他各项医疗保险覆盖人群均是非处方药占比高于处方药占比。各类医疗保险覆盖人群自行用药中以不含抗生素为主。

表2-3-11　不同医疗保险覆盖人群的自行用药情况（%）

医保类型	自行用药比例	自行用药类型构成			
		处方药	非处方药	两者都有	不知道
城镇职工医保	28.1	46.7	41.5	5.8	6.0
其中有商保	29.4	35.1	53.1	6.5	5.3
城镇居民医保	31.8	35.6	43.5	6.3	14.6
其中有商保	35.4	30.9	52.1	5.7	11.3
新农合	29.7	37.8	39.8	5.2	17.2
其中有商保	30.1	37.9	46.6	3.2	12.3
纯商业医保	39.8	19.8	62.8	5.8	11.6
无医保	34.6	32.7	51.8	2.7	12.9

（四）未治疗原因构成

城镇居民医保、新农合、无医保覆盖人群未治疗原因选择"经济困难"的占比均最高，城镇职工医保、城镇职工有商保、新农合有商保人群的未治疗原因选择"自感病轻"的占比最高（表2-3-12）。

表2-3-12　不同医疗保险覆盖人群未治疗原因的构成（%）

医保类型	自感病轻	经济困难	就诊麻烦	无时间	交通不便	无有效措施	其他
城镇职工医保	33.3	13.7	10.8	3.6	1.3	17.3	19.9
其中有商保	39.3	10.7	10.7	3.6	3.6	10.7	21.4
城镇居民医保	22.8	40.4	7.4	3.3	0.9	12.7	12.5
其中有商保	32.1	32.1	7.5	3.8	1.9	13.2	9.4
新农合	27.4	36.0	4.8	4.9	1.9	13.0	11.9
其中有商保	39.8	29.5	9.1	4.5	—	6.8	10.2
纯商业医保	—	—	—	—	—	—	—
无医保	20.9	48.8	2.3	4.7	2.3	9.3	11.6

二、两周就诊率与次数

（一）两周就诊率

两周就诊率定义为每百人口两周内因疾病或身体不适寻求各级医疗卫生机构治疗服务的人次数。2018年城镇职工基本医保、城镇居民基本医保、新农合、纯商保和无医保人群的两周就诊率分别为22.9%、23.4%、25.2%、17.2%和17.4%，不同医疗保险覆盖人群的两周就诊率存在差异（$\chi^2 = 327.74$，$P < 0.01$）。新农合参保人的两周就诊率高于城镇职工医保（$\chi^2 = 119.05$，$P < 0.01$）、城镇居民医保人群（$\chi^2 = 67.22$，$P < 0.01$）。

城镇职工医保参保人中，有商保人群的两周就诊率（17.9%）低于无商保人群（23.6%）（$\chi^2 = 121.98$，$P < 0.01$）；城镇居民医保参保人中，有商保人群的两周就诊率（19.8%）低于无商保人群（24.3%）（$\chi^2 = 102.88$，$P < 0.01$）；新农合参保人中，有商保人群的两周就诊率（21.7%）也是低于无商保人群（25.6%）（$\chi^2 = 106.92$，$P < 0.01$）。

除城镇居民医保有商保的参保人中男性与女性的两周就诊率差别不大外，其他各组均是女性的两周就诊率高于男性（表2-3-13）。

表2-3-13　不同医疗保险覆盖人群的分性别两周就诊率

医保类型	调查人数（人）	两周就诊人次数（人次）	两周就诊人数（人）	两周就诊率（%）		
				合计	男性	女性
城镇职工医保	60 176	13 752	8738	22.9	22.5	23.2
其中有商保	7581	1355	902	17.9	16.1	19.4
城镇居民医保	62 598	14 679	9239	23.4	20.9	25.7
其中有商保	11 385	2255	1478	19.8	20.1	19.5
新农合	125 421	31 578	20 247	25.2	22.5	27.8
其中有商保	14 502	3143	2119	21.7	20.6	22.8
纯商业医保	1104	190	117	17.2	16.1	18.3
无医保	6290	1094	700	17.4	14.9	19.8

　　不同医疗保险覆盖人群的分年龄别两周就诊率均呈现"√"分布，15～24岁年龄组的两周就诊率最低，之后两周就诊率随年龄的增长而升高。15岁以前的各年龄组中不同医疗保险覆盖人群的两周就诊率差别不大。15～64岁年龄组，城镇居民医保和新农合参保人的两周就诊率差别不大，均高于城镇职工医保参保人的两周就诊率。65岁及以上年龄组中，城镇职工医保与城镇居民医保的两周就诊率差别不大，但高于新农合覆盖人群的两周就诊率（图2-3-3）。

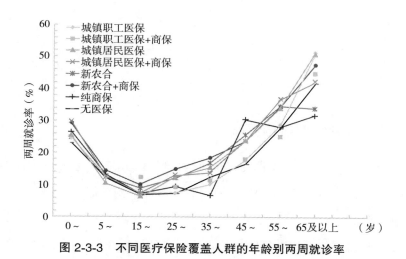

图 2-3-3　不同医疗保险覆盖人群的年龄别两周就诊率

（二）两周平均就诊次数和就诊次数构成

　　不同医疗保险覆盖人群的两周内平均就诊次数均在1.5～1.6次。就诊次数的构成上差别不大，就诊1次的占比最高（70.0%以上），其次是就诊2次（表2-3-14）。

表2-3-14　不同医疗保险覆盖人群两周内平均就诊次数和就诊次数构成

医保类型	平均就诊次数（次）	患者两周就诊次数构成（%）					
		1次	2次	3次	4次	5次	6次及以上
城镇职工医保	1.6	81.9	11.9	3.0	1.1	0.6	1.6
其中有商保	1.5	80.0	13.8	3.5	1.5	0.3	0.9
城镇居民医保	1.6	75.1	15.1	5.4	1.9	1.2	1.4
其中有商保	1.5	74.6	16.0	6.0	1.2	0.9	1.3
新农合	1.6	75.5	15.2	5.5	1.7	0.8	1.2
其中有商保	1.5	77.2	14.6	4.9	1.3	0.8	1.3
纯商业医保	1.6	72.1	17.2	4.1	4.1	—	2.5
无医保	1.6	71.5	18.2	6.1	2.0	0.8	1.4

三、首诊就诊机构情况

不同医疗保险覆盖人群的首诊机构构成情况比较，差异有统计学意义（ $\chi^2 = 11\,046.81$ ， $P < 0.01$ ）。城镇职工医保、城镇居民医保、新农合覆盖的参保人选择基层医疗卫生机构就诊的占比分别为51.0%、66.9%和75.6%。选择省级及以上医院就诊占比最高的是纯商保人群（9.0%），最低的是新农合参保人（1.0%）。选择民营医院和其他医疗机构就诊的占比均较小（表2-3-15）。

不同医疗保险覆盖人群选择首诊医疗机构的原因构成中，"距离近/方便"占比最高，均占到50%以上；其次为技术水平高，占20%左右。

表2-3-15　不同医疗保险覆盖人群的两周患病首次就诊机构构成（%）

医保类型	村卫生室/社区卫生服务站/诊所/门诊部	社区卫生服务中心/乡镇卫生院	县市区级医院	市级医院	省级及以上医院	民营医院	其他
城镇职工医保	29.9	21.1	24.9	11.3	8.4	2.7	1.6
其中有商保	27.5	18.4	28.5	12.1	9.3	2.5	1.8
城镇居民医保	48.5	18.4	19.5	5.2	3.5	2.7	2.1
其中有商保	47.5	17.0	20.9	5.7	3.8	3.1	2.0
新农合	54.6	21.0	17.0	2.0	1.0	2.2	2.1
其中有商保	54.9	17.3	19.4	2.4	1.4	2.2	2.4
纯商业医保	59.0	7.4	16.4	4.9	9.0	2.5	0.8
无医保	50.7	14.1	20.9	4.9	5.0	2.6	1.9

四、就诊接受服务情况

（一）首次就诊接受服务情况

各医疗保险覆盖人群首次就诊大多都接受了"疾病诊断、指导和用药调整等"服务，比例均在90.0%以上；各医疗保险覆盖人群接受"开药"服务的比例均在90.0%左右，纯商保人群略低；各医疗保险覆盖人群接受"检验、检查"服务的比例差异也不大。各医疗保险覆盖人群接受"输液"服务的比例差异具有统计学意义（$\chi^2 = 169.90$，$P < 0.01$），其中新农合参保人接受"输液"服务的比例最高（19.8%），高于城镇职工医保（13.9%）和城镇居民医保参保人（17.5%）；城镇职工医保有商保人群的这一比例最低（12.1%）。各医疗保险覆盖人群接受"门诊手术"的比例均较小（表2-3-16）。

表2-3-16　不同医疗保险覆盖人群两周患病首次就诊接受各项服务的比例（%）

医保类型	疾病诊断、指导和用药调整等	检验、检查	开药	输液	门诊手术	其他治疗
城镇职工医保	91.5	53.8	89.3	13.9	2.3	6.8
其中有商保	92.6	56.2	88.3	12.1	2.9	7.5
城镇居民医保	93.8	49.1	91.4	17.5	1.8	7.8
其中有商保	95.6	49.7	90.5	14.8	2.1	10.7
新农合	94.3	50.7	91.6	19.8	1.8	5.8
其中有商保	95.3	50.0	91.4	17.8	1.7	7.6
纯商业医保	93.4	47.5	87.7	17.2	2.5	10.7
无医保	94.9	52.0	90.2	16.8	1.4	8.7

（二）就诊买药情况

各医疗保险覆盖人群就诊买药途径的构成差别不大，选择最多均为"就诊机构"，占到86%以上（表2-3-17）。

表2-3-17　不同医疗保险人群两周患病首次就诊买药途径构成（%）

医保类型	就诊机构	实体药店	网络药店	未买药	其他
城镇职工医保	86.6	6.8	0.1	6.1	0.4
其中有商保	85.9	5.9	0.1	8.0	0.1
城镇居民医保	88.6	6.2	0.1	4.8	0.4
其中有商保	88.1	5.6	—	6.1	0.2
新农合	89.7	4.8	0	5.1	0.4
其中有商保	89.1	5.0	0	5.6	0.3
纯商业医保	86.9	9.0	—	4.1	—
无医保	88.5	7.6	—	3.7	0.3

（三）在非就诊机构买药的原因构成

除其他原因之外，城镇职工、城镇居民、城镇居民有商保、纯商保、无医保人群在非就诊机构买药最主要原因占比最高的均为"就诊机构药价高",而城镇职工有商保、新农合、新农合有商保人群在非就诊机构买药最主要原因选择占比最高的均为"就诊机构缺药"(表2-3-18)。

表2-3-18　不同医疗保险人群两周患病首诊后在非就诊机构买药原因构成(%)

医保类型	就诊机构无药房	就诊机构缺药	就诊机构药价高	在所就诊机构不能使用医保卡	其他
城镇职工医保	4.3	12.8	27.2	6.7	49.1
其中有商保	3.2	12.9	11.3	3.2	69.4
城镇居民医保	3.6	14.4	28.7	2.7	50.5
其中有商保	5.7	11.5	19.5	2.3	60.9
新农合	5.7	28.7	17.3	3.1	45.2
其中有商保	5.2	33.9	12.2	4.3	44.3
纯商业医保	—	—	27.3		72.7
无医保	3.6	28.6	30.4	1.8	35.7

五、两周内新发病例未就诊比例

三项基本医疗保险覆盖人群中两周内新发病例未就诊比例差异有统计学意义($\chi^2 = 173.82$,$P < 0.01$),城镇职工医保人群最高(46.6%),其次为城镇居民医保(38.0%),新农合最低(35.1%)。三项基本医保中有商保人群的这一比例略高于无商保人群。城镇职工医保有商保、纯商业医保、无医保人群中,男性的两周内新发病例未就诊比例明显高于女性;而城镇居民医保、城镇居民医保有商保、新农合有商保人群中,男性的这一比例要低于女性(表2-3-19)。

表2-3-19 不同医疗保险覆盖人群两周内新发病例未就诊比例（%）

医保类型	两周新发病例数	两周新发病例未就诊比例（%）		
		合计	男	女
城镇职工医保	4008	46.6	46.8	46.5
其中有商保	634	48.4	51.9	45.9
城镇居民医保	6525	38.0	37.2	38.7
其中有商保	1516	38.1	35.6	40.7
新农合	13 026	35.1	35.5	34.7
其中有商保	1842	36.4	34.6	38.4
纯商业医保	139	45.3	47.4	42.9
无医保	658	39.2	41.5	37.1

各医疗保险覆盖人群的两周内新发病例未就诊的比例随年龄的变化均呈现两头低中间高的分布，其中15～44岁中青年龄组的这一比例相比其他年龄组要高。从15岁及以上各年龄组的基本医疗保险参保人来看，城镇职工医保的这一比例最高，其次是城镇居民医保，新农合最低（表2-3-20）。

表2-3-20 不同医疗保险覆盖人群年龄别两周内新发病例未就诊比例（%）

医保类型	0～	5岁～	15岁～	25岁～	35岁～	45岁～	55岁～	65岁及以上
城镇职工医保	—	—	48.2	49.2	51.2	49.0	45.6	39.9
其中有商保	—	—	48.1	43.7	51.8	42.8	59.6	47.5
城镇居民医保	24.5	37.6	46.0	41.0	44.1	44.0	40.9	36.2
其中有商保	25.3	38.9	46.7	42.0	50.4	47.9	40.6	30.0
新农合	26.3	33.9	36.2	36.1	39.7	39.3	34.6	34.3
其中：有商保	27.4	34.8	39.6	35.0	38.6	39.4	38.7	44.3
纯商业医保	31.5	47.4	63.6	87.5	77.8	41.7	33.3	—
无医保	22.8	34.3	52.3	62.1	60.6	48.5	41.2	48.8

第四节 住院服务利用

城镇职工医保参保人、城镇职工医保中有商保人群、城镇居民医保参保人、城镇居民医保中有商保人群、新农合参保人、新农合中有商保人群、纯商保人群和无医保人群的年住院人次数分别为8920人次、942人次、7729人次、1125人次、17 936人次、1870人次、79人次、465人次。

一、住院原因与疾病类别构成

（一）住院原因构成

各医疗保险覆盖人群住院原因构成中，占比最高和第二的均为"疾病"和"分娩"。纯商保人群的健康体检占比（11.4%）高于其他医保类型人群（表2-3-21）。

表2-3-21 不同医疗保险覆盖人群住院原因构成（%）

医保类型	疾病	损伤中毒	康复	计划生育服务	分娩	健康体检	其他
城镇职工医保	79.9	2.6	1.6	0.5	10.2	2.2	3.0
其中有商保	66.2	3.4	1.7	1.2	20.4	3.2	3.9
城镇居民医保	82.9	4.2	0.8	0.3	8.4	0.5	2.9
其中有商保	81.0	4.9	1.0	0.4	7.9	0.6	4.3
新农合	84.0	4.8	0.7	0.5	7.1	0.5	2.5
其中有商保	82.6	6.3	0.4	0.4	6.6	0.9	2.8
纯商业医保	70.9	1.3	—	—	13.9	11.4	2.5
无医保	74.4	4.3	0.4	0.2	15.9	1.3	3.4

（二）住院疾病类别构成

各医疗保险覆盖人群住院疾病构成排在前五位的均是循环系统、妊娠分娩/围产期、运动系统、呼吸系统和消化系统，五大疾病类别的位次略有不同。城镇职工医保和城镇职工医保有商保人群的排在前两位的住院原因为"循环系统""妊娠分娩、围产期"，城镇居民医保、新农合、新农合有商保人群的排在前两位的住院原因为"呼吸系统""循环系统"，城镇居民医保有商保人群为"呼吸系统""消化系统"，纯商保人群为"呼吸系统""消化系统"，无医保人群为"呼吸系统""妊娠分娩、围产期"（表2-3-22）。

表2-3-22　不同医疗保险覆盖人群住院前五位的疾病类别构成（%）

医保类型	循环系统	妊娠分娩、围产期	运动系统	呼吸系统	消化系统
城镇职工医保	24.4	10.7	9.8	9.7	9.5
其中有商保	16.0	21.3	10.8	9.3	9.1
城镇居民医保	18.1	9.1	9.2	19.6	10.2
其中有商保	10.0	8.3	6.6	32.5	10.4
新农合	21.3	7.7	10.4	17.3	10.5
其中有商保	17.5	7.3	9.6	20	9.9
纯商业医保	2.5	15.2	7.6	31.6	15.2
无医保	12.3	19.1	8.4	20.0	6.7

二、住院率

住院率定义为每百调查人口年住院人次数。2018年城镇职工医保、城镇居民医保、新农合、纯商保和无医保覆盖人群的住院率分别为14.8%、12.3%、14.3%、7.2%和7.4%，不同医疗保险覆盖人群的住院率存在差异（$\chi^2 = 449.4$，$P < 0.01$），城镇职工医保参保人的住院率最高，纯商保人群的住院率最低。城镇职工医保参保人中，有商保人群的住院率（12.4%）低于无商保人群（15.2%）（$\chi^2 = 39.3$，$P < 0.01$）；城镇居民医保中，有商保人群（9.9%）低于无商保人群（12.8%）（$\chi^2 = 77.9$，

$P<0.01$）；新农合参保人中，有商保人群的住院率（12.9%）低于无商保人群（14.5%）（$\chi^2=26.3$，$P<0.01$）。见表2-3-23。

各医疗保险覆盖人群中，女性的住院率均高于男性。这可能与女性的分娩住院有关。

表2-3-23　不同医疗保险覆盖人群的分性别住院率

医保类型	住院人次数（人次）	年住院率（%）		
		合计	男性	女性
城镇职工医保	8920	14.8	13.5	16.2
其中有商保	942	12.4	9.3	15.1
城镇居民医保	7729	12.3	11.1	13.4
其中有商保	1125	9.9	9.5	10.3
新农合	17 936	14.3	13.0	15.6
其中有商保	1870	12.9	11.5	14.4
纯商业医保	79	7.2	6.2	8.1
无医保	465	7.4	5.9	8.8

各医疗保险覆盖人群的年龄别住院率的趋势相近，均是两头高、中间低。0～14岁随着年龄上升，住院率下降，15岁以后上升，到25～34岁组达到一个小高峰后又下降，45岁以后住院率快速上升。基本医保中，65岁及以上人群住院率最高为城镇职工医保参保人，25～34岁人群住院率最高为城镇居民医保参保人，其余年龄组人群住院率最高均为新农合参保人。除65岁及以上年龄组外，其他年龄组中城镇职工医保有商保人群的住院率高于无商保人群；除15～24岁年龄组外，新农合有商保人群的住院率均高于无商保人群。城镇居民医保有商保和无商保人群同一年龄组的住院率差别不大（图2-3-4）。

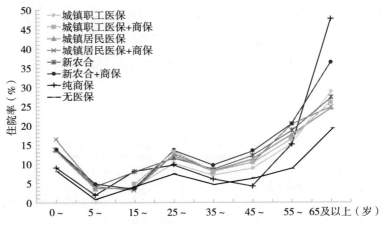

图2-3-4　不同医疗保险覆盖人群分年龄别住院率

三、入院与转诊情况

（一）入院方式

除城镇职工医保、城镇居民医保有商保人群外，入院方式比例最高的均为"直接入院"，其次为"门急诊收治入院"。由其他机构转入的占比很小（表2-3-24）。

（二）转诊机构

城镇居民有商保人群转诊机构占比最高的为社区卫生服务中心，纯商保人群为乡卫生院，除此之外的医保覆盖人群，转诊机构选择占比最高的均为县级医院（表2-3-24）。

（三）转院前后医院是否为医联体

城镇职工医保、城镇职工医保有商保人群转诊前后不是医联体的居多，纯商保人群转诊前后为医联体和不是医联体的比例相当，其他医保类型人群转诊前后为医联体居多。

表2-3-24　不同医疗保险覆盖人群入院方式和转诊机构构成（%）

医保类型	入院方式的构成			转自医疗机构的构成				
	门急诊收治入院	直接入院	其他机构转入	社区中心/乡镇卫生院	县级医院	市级医院	省级医院	民营医院
城镇职工医保	50.0	47.8	2.1	23.2	40.0	20.5	10.0	6.3
其中有商保	47.6	49.9	2.5	45.8	16.7	16.7	16.7	4.2
城镇居民医保	42.0	55.0	3.0	42.5	39.5	6.9	6.4	4.7
其中有商保	49.1	48.1	2.8	40.6	34.4	12.5	9.4	3.1
新农合	39.9	55.3	4.8	36.2	46.0	6.0	3.0	8.8
其中有商保	45.1	49.6	5.3	32.4	56.6	5.1	2.0	4.0
纯商业医保	44.3	51.9	3.8	100.0	—	—	—	—
无医保	39.8	57.4	2.8	23.1	61.5	7.7	7.7	—

四、住院服务的情况

（一）住院机构类型

城镇职工医保、城镇职工医保有商保、城镇居民医保、城镇居民医保有商保、无医保人群住院机构类型选择占比较大的为县级医院和市级医院，而新农合、新农合有商保人群住院机构类型选择占比较大的为县级医院和乡镇卫生院，纯商保人群住院机构类型选择占比较大的为县级医院和省级医院。

三项基本医保参保人选择基层医疗卫生机构（社区中心、乡卫生院）住院的占比差异有统计学意义（$\chi^2 = 1435.04$，$P < 0.01$），城镇职工医保参保人选择基层医疗卫生机构住院的占比（5.4%）低于城镇居民医保（17.8%）和新农合（24.2%）参保人（表2-3-25）。

表2-3-25　不同医疗保险覆盖人群住院机构类型构成（%）

医保类型	社区卫生服务中心	乡镇卫生院	县级医院	市级医院	省级及以上医院	民营医院	其他
城镇职工医保	3.2	2.2	44.0	26.1	17.2	6.6	0.7
其中有商保	1.9	2.5	46.1	24.1	18.9	5.7	0.7
城镇居民医保	2.9	14.9	50.8	15.2	8.4	7.1	0.7
其中有商保	1.7	13.7	53.2	15.1	9.3	6.6	0.4
新农合	1.4	22.8	54.4	9.2	4.4	7.3	0.5
其中有商保	1.1	20.5	57.0	9.5	4.5	7.1	0.3
纯商业医保	1.3	11.4	46.8	15.2	20.3	3.8	1.3
无医保	1.1	9.5	60.0	14.6	8.6	5.6	0.6

（二）住院地点

各医疗保险覆盖人群住院地点选择占比最大的均为"本县"，尤其是基本医保参保人，其县（市、区）域内就医比例均超过85%。"本市外县"占比最高的为城镇职工医保有商保人群（10.6%），"本省外市"占比最高的为无医保人群（5.4%），纯商保人群"外省"占比（10.1%）高于其他医保类型（表2-3-26）。

表2-3-26　不同医疗保险人群住院地点构成（%）

医保类型	本县（市、区）	本市外县（市、区）	本省外市	外省
城镇职工医保	86.2	10.1	2.4	1.2
其中有商保	86.3	10.6	1.9	1.2
城镇居民医保	87.2	7.8	3.3	1.7
其中有商保	86.1	9.8	3.3	0.8
新农合	85.4	7.4	5.3	1.9
其中有商保	86.0	7.4	5.0	1.6
纯商业医保	81.0	3.8	5.1	10.1
无医保	81.7	9.9	5.4	3.0

（三）住院等候天数

各医疗保险覆盖人群均是住院等候时间为1天的占比最高。住院等候天数为"5天及以上"比例最高的为城镇职工医保（5.7%）（表2-3-27）。

表2-3-27　不同医疗保险覆盖人群住院平均等候天数及构成

医保类型	住院平均等候天数（天）	住院等候天数的构成（%）				
		1天	2天	3天	4天	5天及以上
城镇职工医保	1.5	88.5	3.8	1.5	0.5	5.7
其中有商保	1.7	88.5	4.6	1.8	0.3	4.8
城镇居民医保	1.8	92.2	3.0	1.1	0.5	3.2
其中有商保	1.4	92.1	3.3	0.7	0.4	3.5
新农合	1.5	93.3	2.4	1.0	0.3	3.0
其中有商保	1.4	92.4	2.5	1.1	0.3	3.9
纯商业医保	1.6	86.1	5.1	5.1	—	3.8
无医保	1.3	92.7	2.4	1.1	0.9	3.0

（四）住院天数

次均住院天数从长到短依次为城镇职工医保参保人（11.4天）、城镇居民医保参保人（10.2天）、新农合（10.2天）参保人、新农合有商保人群（10.0天）、城镇职工医保有商保人群（9.2天）、城镇居民医保有商保人群（9.1天）、无医保人群（8.9天）、纯商业医保人群（6.5天）。

（五）手术患者比例

三项基本医疗保险覆盖人群的手术患者比例，城镇职工医保参保人（29.1%）最高，其次是城镇居民医保参保人（24.3%）和新农合人群（23.3%）。无医保人群的手术患者比例为24.1%。纯商保人群的手术患者比例最低（16.5%）。

（六）中途办理过出院手续的比例

中途办理过出院手续的比例从高到低依次为新农合参保人（4.9%）、城镇职工医保参保人（4.5%）、城镇居民医保参保人（4.1%）、城镇职工医保有商保人群（4.1%）、纯商保人群（3.8%）、新农合有商保人群（3.7%）、无医保人群（3.7%）、城镇居民医保有商保人群（3.5%）。

五、住院费用

由于住院医药费用呈偏态分布，所以本研究选择中位数和四分位间距来描述各组费用的集中和离散趋势，同时也给出了平均值和标准差。次均住院直接费用＝住院总的医药费用/住院总人次数。日均住院医药费用＝住院总的医药费用/总住院天数。次均住院间接费用＝总的间接费用/住院总人次数，间接费用包括交通、食宿等其他非医药费用。

（一）次均住院费用

1. 整体情况　无论是次均费用还是中位数，城镇职工医保参保人的直接住院费用最高，其次是城镇居民医保和无医保人群，新农合参保人相对较低，纯商保人群最低。

从住院间接费用中位数来看，无医保人群最高（500元），其次是城镇职工医保、城镇居民医保和新农合参保人（均是400元），纯商保人群最低（370元）。见表2-3-28。

2. 分医疗机构次均住院直接费用　医院层级越高，住院医药费用越高。城镇职工医保、城镇居民医保和新农合参保人在省级医院的住院费用分别是基层医疗卫生机构的2倍、8倍和5倍，纯商保人群则达到15倍。在基层医疗卫生机构中，城镇职工医保参保人的住院医药费用最高。在省级医院中，新农合参保人的住院费用最高（表2-3-29）。

表2-3-28　不同医疗保险覆盖患者住院直接费用和间接费用（元）

医保类型	次均住院直接费用	住院直接费用中位数	次均住院间接费用	住院间接费用中位数
城镇职工医保	13 490.7（15 660.7）	8000（9000）	926.8（1823.4）	400（1000）
其中有商保	11 673.3（15 664.7）	8000（7200）	913.4（1774.6）	500（900）
城镇居民医保	9794.4（12 939.1）	5000（7000）	865.1（1670.9）	400（900）
其中有商保	8251.5（14 034.3）	5000（5900）	904.5（1693.3）	420（900）
新农合	8403.0（14 034.3）	4000（6000）	904.5（1613.3）	400（860）
其中有商保	8217.4（13 892.8）	4300（6000）	896.5（1626.1）	400（850）
纯商业医保	6155.8（9664.0）	3938（4000）	1410.1（2829.2）	370（1000）
无医保	9321.5（14 802.2）	5000（7000）	944.9（1714.4）	500（900）

注：括号内为标准差或四分位间距。

表2-3-29　不同医疗保险覆盖人群在不同医疗机构的次均住院费用（元）

医保类型	基层医疗卫生机构	县/市/区级医院	省/地/市级医院	民营医院	其他
城镇职工医保	9358.0	14 386.8	21 290.5	8810.9	22 523.1
其中有商保	3227.9	12 834.4	19 124.7	4467.6	10 204.0
城镇居民医保	2769.7	13 987.4	22 264.3	9648.7	10 303.6
其中有商保	2202.8	11 475.1	17 544.7	13 978.7	9585.2
新农合	4796.8	12 035.2	24 027.6	7855.7	12 077.9
其中有商保	5764.7	13 699.5	20 071.8	3010.5	17 327.4
纯商业医保	986.2	3679.8	14 791.3	2891.9	—
无医保	2226.9	14 264.6	18 772.7	4247.4	3000.0

（二）日均住院费用

城镇职工医保参保人的日均住院费用最高，达到1448.5元，尤其是其中有商保人群，其日均住院费用达到1536.3元；其次是无医保人群，其日均住院费用为1300.3元；新农合参保人的日均住院费用最低，为871.3元，其中有商保的参保人为908.3元（表2-3-30）。

医院层级越高，日均住院费用越高。其中新农合参保人在市级及以上医院的日均住院费用与在基层医疗卫生机构住院的日均住院费用相差6.8倍，差距最大。从各级医疗机构的角度看，城镇职工医保参保人和无医保参保人的日均住院费用相比其他保险覆盖人群的要高。

表2-3-30 不同医疗保险覆盖人群的日均住院费用（元）

医保类型	合计	基层医疗卫生机构	县/市/区级医院	市级及以上医院	民营医院	其他
城镇职工医保	1448.5	511.4	1219	1889.8	850.8	1439.6
其中有商保	1536.3	733.5	1292.8	1980.9	893.7	894.1
城镇居民医保	1072.5	362.6	1073.7	1695.7	787.6	966.4
其中有商保	970.3	338.5	954.6	1365.8	1080.1	1432.6
新农合	871.3	305.6	901.4	1897.0	609.2	777.6
其中有商保	908.3	279.2	955.9	1894.7	462.1	1332.9
纯商业医保	1039.1	269.4	782.1	1718.3	450.0	1000.0

第五节　经济风险保护

一、门诊费用负担

由于就诊费用呈偏态分布，所以本研究选择中位数和四分位间距来表示各组费用的集中和离散趋势，同时也给出了均值和标准差。次均就诊自付直接医疗费用定义为两周就诊者总的自付医疗费用/两周就诊人次数。次均就诊间接费用定义为两周就诊者总的间接费用/两周就诊人次数。平均两周购药自付费用定义为两周购药总的自付费用/两周购药人次数。

（一）次均就诊自付直接医疗费

从门诊自付医疗费用中位数来看，新农合参保、新农合参保且有商保的人群最低，分别为65元和60元；其他几类保险人群的就诊自付费用中位数都是100元（表2-3-31）。

（二）次均就诊间接费用

居民除了支付门诊医疗费用外，就医过程中支付的其他相关费用（如交通费用等）称为就诊间接费用。调查结果显示不同医疗保险覆盖人群的次均就诊间接费用的中位数大多都是0，纯商保人群是1元，这表明居民就诊的间接费用很低，不同医疗保险覆盖人群之间的差别也很小（表2-3-31）。

表2-3-31　不同医疗保险覆盖人群两周门诊就诊者直接和间接费用（元）

医保类型	次均就诊自付直接医疗费用	自付直接医疗费用中位数	次均就诊间接费用	就诊间接费用中位数
城镇职工医保	646.4（2538.2）	100（279）	68.5（466.5）	0（5）
其中有商保	501.4（1628.6）	99.5（280）	36.6（179.6）	0（10）
城镇居民医保	503.5（1979.7）	100（270）	59.4（387.9）	0（10）
其中有商保	441.1（2425.3）	100（270）	60.8（377.8）	0（12）
新农合	457.2（2648.5）	65（207）	75.2（858.0）	0（12）
其中有商保	460.0（2514.3）	60（206）	52.9（338.7）	0（10）
纯商业医保	401.1（1360.3）	100（260）	44.6（121.5）	1（20）
无医保	505.5（1694.8）	100（270）	69.8（323.4）	0（19）

注：括号内为标准差或四分位间距。

（三）门诊患者对门诊就诊花费的感受

不同医疗保险覆盖人群的门诊患者认为门诊就诊花费"贵"比"不贵""一般"的比例小。其中新农合、新农合中有商保覆盖人群的门诊患者认为门诊就诊花费"不贵"的比例最大，均为43.6%，而城镇居民医疗保险、无医保的门诊患者认为门诊就诊花费"不贵"的比例较小，分别为34.8%、32.9%（表2-3-32）。

表2-3-32　不同医疗保险覆盖人群的门诊患者对门诊就诊花费的感觉的构成（%）

医保类型	不贵	一般	贵
城镇职工医保	35.1	39.7	25.2
其中有商保	37.8	37.7	24.5
城镇居民医保	34.8	39.4	25.9
其中有商保	36.1	39.7	24.2
新农合	43.6	38.1	18.3
其中有商保	43.6	37.8	18.6
纯商业医保	35.2	42.6	22.1
无医保	32.9	41.6	25.5

（四）两周自我治疗购药自付费用

从平均两周购药自付费用来看，城镇职工医保参保人最高，达到165.3元；其次为无医保人群；城镇职工医保有商保的参保人最低。从两周购药自付费用中位数来看，城镇职工医保和城镇居民医保参保人最高，均为50元，其次为城镇职工医保有商保的参保人，纯商保人群最低（表2-3-33）。

表2-3-33　不同医疗保险覆盖居民两周自我医疗购药自付费用（元）

医保类型	均值	标准差	中位数	四分位间距
城镇职工医保	165.3	360.8	50.0	165.0
其中有商保	111.4	255.5	40.0	88.0
城镇居民医保	139.3	337.9	50.0	102.0
其中有商保	121.8	316.5	35.0	85.0
新农合	137.2	552.5	36.0	85.0
其中有商保	127.7	490.9	30.0	70.0
纯商业医保	120.9	320.3	27.0	52.0
无医保	155.6	388.2	35.0	85.0

二、住院费用负担

（一）住院费用自付及补偿情况

基本医保参保人群中，从次均住院费用来看，新农合参保人的次均自付住院费用相对较低；从中位数来看，城镇职工医保的自付费用高于城镇居民医保，新农合参保人的自付费用则较低。无论是平均还是中位数，无医保人群的自付住院费用最高。

城镇职工医保、城镇居民医保、新农合、纯商保和无医保人群的次均自付住院费用占家庭人均年收入的比重分别为14.8%、26.5%、32.7%、17.3%、34.6%；基本医保参保人中，有商保人群比相应的无商保人群的次均自付住院费用占家庭人均年收入的比重要低。城镇职工医保、城镇居民医保、新农合、纯商保和无医保人群的次均自付住院费用占家庭人均消费性支出的比重分别为20.8%、34.0%、40.8%、23.1%和43.9%，差异有统计学意义；基本医保参保人中，有商保的参保人比无商保人群的次均自付住院费用占家庭人均消费性支出的比重要低。

城镇职工医保、城镇居民医保、新农合、纯商保和无医保人群的平均住院费用补偿比例依次为64.7%、52.6%、55.2%、41.9%和33.4%。城镇职工医保参保人住院费用的补偿比例最高，高出城镇居民和新农合参保人约10个百分点（表2-3-34）。

表2-3-34 不同医疗保险覆盖人群的住院费用自付及补偿情况

医保类型	次均自付住院费用（元）	自付住院费用中位数（元）	次均自付住院费用占家庭人均年收入的比重（%）	次均自付住院费用占家庭人均年消费性支出的比重（%）	平均住院费用补偿比例（%）
城镇职工医保	4712.9	2500	14.8	20.8	64.7
其中有商保	4418.5	2300	11.3	16.5	63.0
城镇居民医保	4851.1	2100	26.5	34.0	52.6
其中有商保	4249.9	2000	18.6	25.4	52.5
新农合	4139.9	1530	32.7	40.8	55.2
其中有商保	4021.0	1500	26.5	35.1	54.6
纯商业医保	4149.9	2000	17.3	23.1	41.9
无医保	6009.7	3000	34.6	43.9	33.4

（二）因经济原因自动离院情况

各医疗保险覆盖人群主要的出院原因是"遵医嘱离院"，占比均在84%以上。其中，城镇居民医保（13.3%）、新农合（13.3%）参保人和无医保人群（11.6%）自动离院比例比其他人群要高，在其自动离院的原因构成中，排在首位的均是"经济困难"（表2-3-35）。

表2-3-35 不同医疗保险覆盖人群自动离院比例及其原因构成

医保类型	自动离院的比例（%）	自动离院的原因构成（%）							
		久病不愈	病愈	经济困难	花费太多	医院设施差	服务态度不好	医生技术差	其他
城镇职工医保	6.9	11.6	25.5	11.8	11.5	1.8	0.3	2.9	34.5
其中有商保	4.6	20.9	18.6	7.0	4.7	4.7	—	4.7	39.5
城镇居民医保	13.3	13.3	25.6	26.1	10.7	1.4	0.4	2.4	20.1
其中有商保	9.3	20.0	22.9	16.2	7.6	2.9	—	2.9	27.6
新农合	13.3	12.4	21.9	26.6	8.1	1.0	0.6	1.5	27.9
其中有商保	8.8	9.7	30.9	23.0	6.1	0.6	1.2	0.6	27.9
纯商业医保	6.3	20.0	20.0	40.0	—	—	—	—	20.0
无医保	11.6	7.4	14.8	27.8	16.7	3.7	—	1.9	27.8

（三）住院患者对住院花费的感受

住院患者认为住院花费不贵、一般、贵的比例构成存在差异（$\chi^2 =$ 1296.22，$P < 0.01$）。新农合、新农合有商业医保的住院患者认为住院花费"不贵"的占比高于"贵"的占比，而其他六类人群则是认为住院花费"贵"的占比高于"不贵"的占比（表2-3-36）。

表2-3-36 不同医疗保险覆盖的住院患者对住院花费的感受的构成（%）

医保类型	不贵	一般	贵
城镇职工医保	20.8	39.8	39.4
其中有商保	24.6	41.2	34.2
城镇居民医保	22.1	36.7	41.2
其中有商保	22.0	38.7	39.3
新农合	35.3	37.1	27.6
其中有商保	36.3	36.8	27.0
纯商业医保	34.2	26.6	39.2
无医保	19.4	35.5	45.2

三、需住院未住院比例及其原因

"需住院"是指有医生诊断需要住院，"需住院未住院"是指有医生诊断需要住院但由于各种原因没有住院。需住院未住院的比例定义为需住院未住院人次数/需住院人次数×100%。

（一）需住院未住院比例

2018年城镇职工医保、城镇居民医保、新农合、纯商保和无医保人群的需住院未住院比例分别为17.6%、20.8%、22.3%、13.0%和27.2%，差异有统计学意义（$\chi^2 = 118.75$，$P < 0.01$），无医保人群的需住院未住

院比例最高，纯商保人群最低。

城镇职工医保参保人中，有商保人群的需住院未住院比例（14.7%）低于无商保人群（17.9%）（$\chi^2 = 7.034$，$P < 0.01$）；城镇居民医保参保人中，有商保人群的需住院未住院比例（17.2%）低于无商保人群（21.4%）（$\chi^2 = 12.50$，$P < 0.01$）；新农合参保人中，有商保人群的需住院未住院比例（18.9%）低于无商保人群（22.7%）（$\chi^2 = 17.76$，$P < 0.01$）。

城镇职工医保人群、城镇职工医保中有商保人群和纯商保人群的男性需住院未住院比例高于女性，其他医疗保险覆盖人群的男性与女性之间的需住院未住院比例差别不大（表2-3-37）。

表2-3-37 不同医疗保险覆盖人群需住院未住院比例

医保类型	需住院人次数（人次）	需住院未住院人次数（人次）	需住院未住院比例（%）		
			合计	男性	女性
城镇职工医保	10 829	1906	17.6	19.1	16.2
其中有商保	1107	163	14.7	20.2	11.5
城镇居民医保	9771	2034	20.8	20.6	20.9
其中有商保	1360	234	17.2	17.9	16.5
新农合	23 102	5159	22.3	22.0	22.6
其中有商保	2306	435	18.9	18.3	19.4
纯商业医保	92	12	13.0	8.1	16.4
无医保	644	175	27.2	27.9	26.7

从分年龄别需住院未住院的比例来看，各人群均在35～55岁年龄组的需住院未住院比例较高。无医保人群在各年龄组均高于基本医保覆

盖人群。15岁及以上人群，城镇居民医保和新农合参保人的需住院未住院比例均高于城镇职工医保参保人（图2-3-5）。

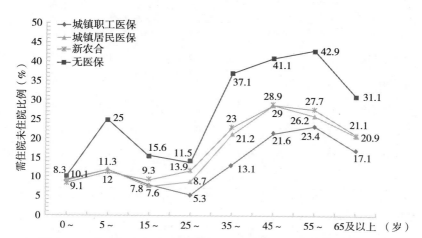

图2-3-5　基本医保和无医保覆盖人群分年龄别需住院未住院比例

注：由于基本医保中有商保人群和纯商保人群需住院未住院人次数较小，分年龄组后各年龄组的样本量太小，故不进行分年龄组的分析。

（二）需住院患者未住院的原因构成

从需住院患者未住院原因构成来看，各医疗保险覆盖人群差异具有统计学意义（$\chi^2 = 541.67$，$P < 0.01$）。城镇居民医保、新农合、无医保人群需住院未住院的原因为"经济困难"的比例分别占到51.3%、49.4%和58.0%，均排在其原因构成中的第一位。城镇职工医保，尤其是其中有商保的人群排在首位的原因是自认为"没有必要"，其次是"经济困难"（表2-3-38）。

第六节　小　　结

不同医疗保险覆盖人群的年龄结构、文化程度和就业状况等人口社会学特征存在差异，其中城镇职工医保以中老年人居多、文化程度相对

表2-3-38　不同医疗保险覆盖人群需住院患者未住院的原因构成（%）

医保类型	没有必要	无有效措施	经济困难	医院服务差	无时间	无床位	医疗保险限制	其他
城镇职工医保	33.2	5.8	28.6	0.7	15.6	1.6	0.6	13.9
其中有商保	41.1	4.1	17.1	0.7	24.0	1.4	0.7	11.0
城镇居民医保	21.1	3.4	51.3	0.2	12.7	1.5	0.6	9.1
其中有商保	29.9	5.5	34.3	—	16.9	2.0	0.5	10.9
新农合	15.2	2.9	49.4	0.2	21.4	0.8	0.3	9.8
其中有商保	18.5	3.6	44.6	0.3	23.4	1.7	0.6	7.4
无医保	18.8	3.6	58.0	—	8.0	2.9	—	8.7

注：由于纯商保人群需住院未住院的人次数只有12例，在分析其原因构成时各组的样本量太小，故不对其进行原因构成分析。

较高、离退休人员占比高；新农合中老年人口的占比高于城镇居民医保参保人，文化程度则相对较低。有商保的人群、无医保人群的年龄结构相对年轻。

新农合人群的自报健康状况最差，城镇居民医保次之，纯商保人群的自报健康状况最好。城镇职工医保的两周患病率和慢性病患病率最高，其次为新农合，纯商业医保最低。三项基本医保参保人群的两周患病率和慢性病患病率的差距缩小。基本医保参保人群中，有商保人群的两周患病率和慢性病患病率均低于无医保人群，可能与有商保人群相对年轻的人口结构有关。

不同医疗保险覆盖人群的两周患病未治疗的比例均已经很低了（3.0%以下）；采取自我治疗的比例也较低，其两大原因均为"自己知道治疗办法"和"自感病轻"。新农合参保人群的两周就诊率（25.2%）高于城镇职工医保（22.9%）和城镇居民医保（23.4%）参保人群；而分年龄别来看，65岁及以上年龄组中，城镇职工医保与城镇居民医保的两周就诊率差别不大，但高于新农合覆盖人群的两周就诊率。纯商业医保（17.2%）和无医保（17.4%）人群的两周就诊率则低于基本医保参保人群的两周就诊率。三项基本医保覆盖人群中，有商保人群的两周就诊率均低于无商保人群。不同医疗保险覆盖人群的两周平均就诊次数和就诊次数的构成上差别不大，但首诊就诊机构的选择上的差异具有统计学意义。总的来看，新农合参保人群的首诊就诊机构的级别相对较低，其选择县市区级及以下的医疗机构的占比达到75.6%。有五分之一的新农合参保人接受了"输液"服务。

城镇职工医保参保人群的住院率（14.8%）最高，其次是新农合（14.3%）和城镇居民医保（12.3%），无医保（7.4%）和纯商保（7.2%）人群最低。三项基本医保参保人群中，有商保人群的住院率均低于无商保人群。城镇职工医保参保人群住院流向基层医疗卫生机构的占比（5.4%）低于城镇居民医保（17.8%）和新农合（24.2%）参保人。城镇职工医保、城镇居民医保和新农合覆盖人群中分别有4.5%、4.1%和4.9%的参保人自报有中途办理过出院。

城镇职工医保、城镇居民医保、新农合、纯商保和无医保人群的次均自付住院费用占家庭人均消费性支出的比重分别为20.8%、34.0%、40.8%、23.1%和43.9%，城镇居民医保、新农合和无医保人群的住院负担仍较重。相对于城镇职工医保和纯商保人群，城镇居民医保、新农合和无医保人群的住院服务的经济可及性仍较差。从自动离院比例来看，城镇居民医保（13.3%）、新农合（13.3%）参保人群和无医保人群（11.6%）比其他人群要高，而且"经济困难"在其自动离院的原因构成中占比均排在首位。从需住院未住院的比例来看，城镇居民医保（20.8%）、新农合（22.3%）和无医保（27.2%）人群也比其他人群要高，而且其原因为"经济困难"的比例分别占到51.3%、49.4%和58.0%，均排在其原因构成中的第一位。城镇职工医保、城镇居民医保人群认为住院花费"贵"的比例明显高于"不贵"，而新农合参保人群认为住院花费"贵"的比例则低于"不贵"。值得注意的是，患者主观的感受与次均自付住院费用占家庭人均消费性支出的比重这一客观指标测量出来的结果不一致。这一不一致性还需要进一步探讨。

第四章
不同收入组基本医保参保人的卫生服务
利用与经济风险保护

第一节　收入分组方法

已有的理论与实证研究表明，收入是影响居民卫生服务需求与利用的重要因素。本研究以行政区县为单位，将调查家庭自报的人均年收入从低到高进行排序，按调查人口五等份进行分组，再将城镇职工医保、城镇居民医保、新农合参保人中处于相同收入组别的人群进行归并，形成了1～5收入组，分别是最低收入组、较低收入组、中等收入组、中高收入组和最高收入组。

三项基本医疗保险参保人的收入分组构成存在差异（$\chi^2 = 8732.8$，$P < 0.001$）。城镇职工医保参保人中高收入组的占比较高，而城镇居民医保和新农合参保人则在中低收入组中占比较高。在同一收入组中，城镇职工医保参保人的平均家庭人均年收入水平高于城镇居民医保参保人，新农合参保人的平均家庭人均年收入水平最低。城镇职工医保参保人中，收入组间收入差距最小，最高收入组平均家庭人均年收入是最低收入组的5.0倍。城镇居民医保参保人中，最高收入组平均家庭人均年收入是最低收入组的6.4倍。新农合参保人中，收入组间收入差距最大，最高收入组平均家庭人均年收入是最低收入组的7.8倍（表2-4-1）。

因此，本章重点分析城镇职工医保、城镇居民医保、新农合制度内不同收入组参保人卫生服务利用和经济风险保护的差异，进而比较分析三项基本医保制度之间同一收入组参保人卫生服务利用与经济风险保护的差异。

表2-4-1　三项基本医疗保险参保人的收入分组情况

收入组	城镇职工医保			城镇居民医保			新农合		
	调查人数（人）	构成比（%）	平均家庭人均年收入（元）	调查人数（人）	构成比（%）	平均家庭人均年收入（元）	调查人数（人）	构成比（%）	平均家庭人均年收入（元）
1	6833	11.4	10 490.5	13 240	21.2	6348.0	28 804	23.0	3909.7
2	9227	15.4	18 271.3	13 306	21.3	11 518.4	27 189	21.7	7690.3
3	11 227	18.7	24 440.2	13 178	21.1	15 856.9	25 760	20.6	10 790.5
4	14 321	23.9	31 095.7	12 126	19.4	21 765.4	22 416	17.9	15 439.5
5	18 334	30.6	52 146.6	10 667	17.1	40 907.1	21 158	16.9	30 399.1

注：1 = 最低收入组，2 = 较低收入组，3 = 中等收入组，4 = 较高收入组，5 = 最高收入组。

第二节　不同收入组城镇职工医保参保人卫生服务利用与经济风险保护

一、基本特征

（一）人口社会学特征

2018年共计调查参加城镇职工医保人口59 942人，其中最低收入组6833人，较低收入组9227人，中等收入组11 227人，较高收入组14 321组，最高收入组18 334人。

1. 性别、年龄、民族构成　调查的城镇职工医保人口中，不同收入组男女占比相近。从低到高收入组的男女性别比分别为1.04、1.02、1.04、1.05和1.11。

年龄构成方面，最低收入组和较低收入组的35～54岁人口比重较大，中等收入及以上收入组则为55岁及以上人口占比较大，尤其是较高收入组人群中65岁及以上人口占到29%。

不同收入组中汉族占大部分，均在94%以上；其他占比较多的民族依次为回族、维吾尔族、满族、壮族等（表2-4-2）。

表2-4-2 不同收入组城镇职工医保的性别、年龄、民族构成

指标	最低收入组	较低收入组	中等收入组	较高收入组	最高收入组
调查人数（人）	6833	9227	11 227	14 321	18 334
性别构成（%）					
男性	51.0	50.5	50.9	51.3	52.5
女性	49.0	49.5	49.1	48.7	47.5
年龄构成（%）					
0～4岁	0.4	0.2	0.2	0.1	0.1
5～14岁	0.5	0.5	0.3	0.2	0.1
15～24岁	3.4	3.4	2.3	2.0	2.1
25～34岁	18.1	17.2	16.5	14.0	13.0
35～44岁	21.2	19.9	17.6	16.4	15.3
45～54岁	21.2	19.8	18.3	17.6	21.5
55～64岁	18.8	20.4	20.7	20.7	20.1
65岁及以上	16.4	18.7	24.0	29.0	27.7
民族构成（%）					
汉族	96.1	96.0	96.2	95.7	94.3
其他	3.9	4.0	3.8	4.3	5.7

2. 婚姻状况、文化程度、就业状况及职业类型构成 调查的15岁及以上城镇职工医保参保人中，随着收入的增加，已婚人口占比逐渐增加，丧偶人口占比逐渐降低。文化程度方面，各收入组中初中、高中、大专学历占比较高，其次为本科学历，且随着收入水平的增高占比逐渐增大。

不同收入组人群在业者占比均最高，其次为离、退休者，再次为无业者。随着收入增加，离、退休人口占比逐渐增加，失业、无业人口占

比逐渐减少。最高收入组的在业人口占53.2%，无业人口占1.2%；最低收入组的在业人口占59.3%，无业人口占5.6%（表2-4-3）。

表2-4-3 不同收入组15岁及以上城镇职工医保参保人的婚姻状况、文化程度、就业状况构成

指标	最低收入组	较低收入组	中等收入组	较高收入组	最高收入组
调查人数（人）	6773	9165	11 167	14 274	18 304
婚姻状况（%）					
未婚	8.9	7.8	7.5	6.5	6.1
已婚	81.8	83.7	84.4	85.3	86.0
离异	3.0	2.6	2.2	2.3	2.3
丧偶	6.2	5.7	5.7	5.8	5.4
其他	0.1	0.2	0.2	0.2	0.1
文化程度（%）					
没上过学	2.7	2.2	2.2	2.2	1.5
小学	10.7	10.3	10.5	10.5	6.7
初中	29.8	30.0	28.9	27.4	20.6
高中/技校	20.3	20.7	20.0	19.1	17.1
中专	7.6	8.3	8.4	8.4	9.7
大专	17.5	17.0	16.7	16.6	20.6
本科	10.6	10.9	12.3	14.3	21.1
研究生	0.8	0.7	1.0	1.4	2.6
就业状况（%）					
在业	59.3	57.6	53.0	49.6	53.2
离、退休	31.6	36.3	43.1	47.8	45.0
在校学生	0.4	0.1	0.2	0.2	0.1
失业	3.2	2.6	1.6	0.8	0.5
无业	5.6	3.3	2.1	1.6	1.2

（二）贫困户、低保户占比及原因

贫困户比例和低保户比例均随收入增高而降低，最低收入组贫困户和低保户占比分别为3.3%和5.0%；最高收入组相应指标降至0.2%和0.2%。

从最低收入组到最高收入组，"因病影响劳动力"为致贫的首要原因，占比分别为52.2%、55.0%、41.5%、42.8%和37.3%。最低收入组、较低收入组和最高收入组中"因病治疗花费"为第二位致贫原因（表2-4-4）。

表2-4-4　不同收入组城镇职工医保参保人的贫困户、低保户占比及致贫原因构成（%）

指标	最低收入组	较低收入组	中等收入组	较高收入组	最高收入组
贫困户	3.3	1.5	0.9	0.5	0.2
低保户	5.0	2.7	1.5	0.7	0.2
致贫原因构成					
因病影响劳动力	52.2	55.0	41.5	42.8	37.3
劳动力少	14.5	9.7	16.1	17.1	16.4
因病治疗花费	17.4	21.0	17.5	17.8	25.4
其他	15.9	14.3	24.9	22.4	20.9

（三）卫生服务物理可及性

不同收入组调查人口中，从家到最近医疗机构的距离"不足1km"占比最高，随着收入增加该比例略有上升，最低收入组为63.7%，最高收入组为66.8%。到达最近医疗机构的平均时间，随着收入增加而缩短，最低收入组为8.5分钟，最高收入组为7.9分钟（表2-4-5）。

表2-4-5　不同收入组城镇职工医保参保人家到最近医疗机构的距离与时间

指标	最低 收入组	较低 收入组	中等 收入组	较高 收入组	最高 收入组
距离构成（%）					
不足1km	63.7	65.5	64.5	66.0	66.8
1～1.9km	22.1	21.7	21.4	21.1	20.8
2～2.9km	9.3	8.1	9.1	8.5	8.3
3～3.9km	2.6	3.0	2.9	2.7	2.4
4～4.9km	1.3	0.8	1.0	0.7	0.6
5km及以上	1.0	0.9	1.1	1.0	1.2
平均时间（分钟）	8.5	8.3	8.2	8.2	7.9

二、卫生服务需要

（一）两周患病情况

1. 两周患病率　最低收入组、较低收入组、中等收入组、较高收入组和最高收入组城镇职工医保参保人的两周患病率分别为31.3%、32.8%、35.7%、37.7%和37.1%。男性和女性的两周患病率均随着收入增加而增加。除最低收入组的男性与女性两周患病率相近外，其他收入组的男性的两周患病率均高于女性的两周患病率。

各收入组城镇职工医保参保人的两周患病率基本是随年龄的增加而上升。15～24岁年龄组，最低收入组的两周患病率低于高收入组，其他年龄组各收入水平之间的两周患病率差别不大（表2-4-6）。

表2-4-6 不同收入组城镇职工医保分性别分年龄别两周患病率（%）

指标	最低收入组	较低收入组	中等收入组	较高收入组	最高收入组
分性别					
男	31.0	34.6	37.0	38.7	38.9
女	31.6	31.0	34.3	36.7	35.1
分年龄别					
0～4岁	—	—	—	—	—
5～14岁	—	—	—	—	—
15～24岁	6.5	11.5	12.6	9.6	11.1
25～34岁	10.0	10.4	12.3	11.8	11.8
35～44岁	16.4	15.5	16.3	16.9	15.1
45～54岁	30.6	32.0	29.7	29.1	28.9
55～64岁	46.7	46.9	48.2	47.1	45.8
65岁及以上	63.5	62.1	62.4	62.9	63.3
合计	31.3	32.8	35.7	37.7	37.1

2. 发病时间与疾病严重程度

（1）两周发病时间：两周患者中，不同收入组调查人口中为慢性病持续到两周内的人群占比最高，约占80.0%；其次是两周内新发（表2-4-7）。

表2-4-7 不同收入组城镇职工医保参保人两周发病时间构成（%）

发病时间	最低收入组	较低收入组	中等收入组	较高收入组	最高收入组
两周内新发	15.5	15.2	14.3	13.7	13.9
急性病两周前发生	4.2	3.7	3.3	3.8	3.7
慢性病持续到两周内	80.3	81.1	82.4	82.6	82.4

（2）自己感觉疾病的严重程度：城镇职工医保各收入组参保人两周患病自觉"一般"的比例均在50.0%以上；最低收入组参保人两周患病自觉"严重"的比例比其他收入组要高，而最高收入组"不严重"的比例比其他收入组要高（表2-4-8）。

表2-4-8　不同收入组城镇职工医保参保人两周患病自觉疾病严重程度构成（%）

严重程度	最低收入组	较低收入组	中等收入组	较高收入组	最高收入组
严重	28.0	26.0	24.7	24.5	23.4
一般	50.8	50.6	52.0	50.5	50.2
不严重	21.2	23.4	23.3	25.0	26.4

（二）慢性病患病率

城镇职工医保最低收入组、较低收入组、中等收入组、较高收入组和最高收入组人群按人数的慢性病患病率分别为30.5%、32.0%、35.5%、37.1%和36.9%，低收入组的慢性病患病率低于高收入组。各收入组中男性慢性病患病率均高于女性。各收入组的慢性病患病率随着年龄的增加而增高，且65岁及以上人群中慢性病患病率最高，高达67.0%以上（表2-4-9）。

表2-4-9　不同收入组15岁及以上城镇职工医保参保人慢性病患病率（%）

指标	最低收入组	较低收入组	中等收入组	较高收入组	最高收入组
分性别					
男性	31.7	33.9	39.0	39.3	40.1
女性	29.3	30.0	31.8	34.8	33.5
分年龄别					
15～24岁	2.6	1.6	4.6	1.4	2.6
25～34岁	4.9	4.6	5.3	5.4	5.1
35～44岁	11.6	11.5	12.0	11.2	11.5
45～54岁	30.1	30.5	29.8	26.5	26.3
55～64岁	49.3	49.1	50.9	49.2	48.8
65岁及以上	68.0	67.2	67.4	67.4	68.2
合计	30.5	32.0	35.5	37.1	36.9

（三）自报健康状况

各收入组疼痛/不舒服维度有问题的比例均最高；自我照顾维度有问题比例均最低。各收入组的平均VAS评分差别不大，均在80～81分（表2-4-10）。

表2-4-10 不同收入组城镇职工医保参保人EQ-5D各维度有问题的比例及VAS评分

收入分组	EQ-5D健康维度有问题比例（%）					VAS评分（均值）
	行动	自我照顾	日常活动	疼痛/不适	焦虑/抑郁	
最低收入组	6.7	3.0	5.0	13.1	6.4	80.5
较低收入组	5.9	2.7	4.3	13.3	5.5	80.6
中等收入组	6.5	3.2	4.7	13.8	5.5	80.3
较高收入组	7.2	3.3	5.1	15.3	5.8	80.3
最高收入组	6.5	3.0	4.5	13.7	5.4	80.9

三、卫生服务需求与利用

（一）两周患病治疗情况

1. 两周患病治疗方式 各收入组城镇职工医保两周患病者两周前就诊和两周内就诊人群占绝大部分，其中，两周前就诊人群占比随收入增加而升高；两周内就诊人群占比随收入增加而降低（表2-4-11）。各收入组两周患病未治疗的比例均很小，差别也不明显。

表2-4-11　不同收入组城镇职工医保参保人的两周患病治疗方式构成（%）

治疗方式	最低收入组	较低收入组	中等收入组	较高收入组	最高收入组
未治疗	1.4	1.3	1.1	1.3	1.1
仅自我治疗	8.1	8.8	8.3	9.2	8.6
两周前就诊	50.4	51.7	53.4	53.5	56.2
两周内就诊	40.1	38.2	37.1	36.0	34.1

2. 自我治疗的原因构成　城镇职工医保各收入组患者采用自我治疗的最主要的原因构成中，"知道治疗方法"的占比最大，其次为"自感病轻"，各收入组此两项原因均占到了80.0%以上；最低、较低和中等收入组排在第三位的是"经济困难"，而较高收入组和最高收入组排在第三位的是"就诊麻烦"（表2-4-12）。

表2-4-12　不同收入组城镇职工医保患者采用自我治疗的原因构成（%）

自我治疗原因	最低收入组	较低收入组	中等收入组	较高收入组	最高收入组
自感病轻	30.3	29.2	30.8	28.8	30.0
经济困难	9.0	7.5	5.6	4.6	2.3
就诊麻烦	3.7	5.5	5.3	6.5	4.7
没时间	2.5	2.3	2.0	1.6	1.4
交通不便	0.1	—	0.4	0.3	0.5
无有效措施	2.5	2.6	2.2	3.1	2.7
知道治疗方法	47.9	47.9	49.9	51.3	54.3
其他	4.1	5.0	3.8	3.9	4.0

3. 自行用药情况　从城镇职工医保两周自我医疗患者自行用药的比例来看，高收入组略高于低收入组。各收入组自行用药的药物类型的构成上，其中处方药占比最高，尤其是最低收入组；其次为非处方药。各收入组间抗生素使用的构成情况差别也不明显，大部分自行用药都不包

含抗生素（表2-4-13）。

表2-4-13　不同收入组城镇职工医保患者两周内自行用药率及药物构成（%）

指标	最低收入组	较低收入组	中等收入组	较高收入组	最高收入组
自行用药比例	27.8	26.4	27.4	28.7	29.1
用药类型构成					
处方药	49.2	46.9	49.3	45.1	45.8
非处方药	39.6	42.3	39.2	42.7	42.1
两者都有	4.6	4.6	5.8	6.6	5.9
不知道	6.6	6.2	5.7	5.6	6.3
是否有抗生素					
是	13.9	13.7	15.0	13.6	12.6
否	75.3	78.0	77.6	80.5	81.4
不知道	10.8	8.4	7.4	5.9	6.1

4. 两周内患病未治疗的原因　最主要原因为经济困难，其在最低收入组和较低收入组占比较大，随着收入的增高明显降低。其次为自感病轻，再次为无有效治疗措施（表2-4-14）。因此，经济因素为患者是否采取治疗措施的重要影响因素。

表2-4-14　不同收入组城镇职工医保患者两周内患病未治疗的原因构成（%）

未治疗原因	最低收入组	较低收入组	中等收入组	较高收入组	最高收入组
自感病轻	35.3	23.4	38.8	35.8	32.6
经济困难	32.4	25.5	18.4	8.6	3.2
就诊麻烦	11.8	6.4	10.2	16.0	8.4
无时间	—	2.1	—	3.7	7.4
交通不便	—	2.1	2.0	1.2	1.1
无有效措施	14.7	14.9	10.2	19.8	21.1
其他	5.9	25.5	20.4	14.8	26.3

（二）门诊服务

1. 两周就诊率　城镇职工医保最低收入组、较低收入组、中等收入组、较高收入组和最高收入组的两周就诊人次数分别为1584人次、2042人次、2587人次、3481人次和4015人次，两周就诊率分别为23.2%、22.1%、23.0%、24.3%和21.9%，各收入组之间的就诊率差别不大。从性别来看，最低收入组男性的两周就诊率略低于女性，最高收入组男性就诊率略高于女性。15～24岁年龄组最低收入组的两周就诊率低于其他收入组；25岁及以上各年龄组的两周就诊率呈现随收入的增高而下降的趋势（表2-4-15）。

表2-4-15　不同收入组城镇职工医保参保人的两周就诊率（%）

指标	最低收入组	较低收入组	中等收入组	较高收入组	最高收入组
分性别					
男性	21.6	22.5	21.9	23.8	22.3
女性	24.8	21.8	24.3	24.9	21.4
分年龄别					
15～24岁	4.7	8.3	7.7	7.2	7.5
25～34岁	9.4	6.5	9.5	6.5	7.8
35～44岁	11.9	9.0	9.3	12.1	10.3
45～54岁	22.3	21.0	17.1	17.2	15.3
55～64岁	33.1	31.4	29.8	28.3	25.9
65岁及以上	47.6	44.7	42.9	42.7	38.2
合计	23.2	22.1	23.0	24.3	21.9

2. 就诊情况

（1）两周平均就诊次数和就诊次数构成：两周内平均就诊次数在不同收入组间差别不大。各收入组中，两周内就诊次数为1次的占80.0%左右，2次的占10.0%以上。不同收入组间就诊次数的构成差别较小（表2-4-16）。

表2-4-16　不同收入组城镇职工医保参保人两周内平均就诊次数和次数构成

指标	最低收入组	较低收入组	中等收入组	较高收入组	最高收入组
两周内平均就诊次数	1.7	1.6	1.6	1.6	1.5
就诊次数构成（%）					
1次	79.8	83.6	81.9	82.0	81.5
2次	12.9	9.7	12.3	11.3	12.8
3次	2.4	2.7	2.9	3.4	3.0
4次	1.5	1.1	1.0	1.1	1.0
5次	0.6	0.7	0.6	0.7	0.4
6次及以上	2.7	2.2	1.4	1.6	1.2

（2）两周内首诊机构情况：不同收入组在两周内首诊机构构成上存在差异，相对于社区卫生服务站等基层医疗卫生机构，高收入组比低收入组更多地选择到级别相对较高的医院就诊。各收入组患者选择首诊医疗机构的原因构成差别不大，最主要的原因均是"距离近或方便"，占不同收入组人群的50.0%以上；其次为"技术水平高"；再次是"定点单位"（表2-4-17）。

表2-4-17　不同收入组城镇职工医保两周内就诊患者首诊机构构成（%）

医疗机构	最低收入组	较低收入组	中等收入组	较高收入组	最高收入组
村卫生室/社区卫生服务站/诊所/门诊部	31.9	28.5	33.5	30.2	26.9
社区卫生中心/乡镇卫生院	22.2	24.2	21.3	21.8	18.7
市县区级医院	21.7	23.8	21.8	24.4	29.2
市级医院	11.6	10.0	11.3	11.7	11.5
省级及以上医院	6.8	8.9	8.5	8.3	8.7
民营医院	3.7	3.0	2.3	2.2	3.0
其他	2.2	1.5	1.5	1.3	1.9

（3）两周内就诊接受服务情况：城镇职工医保各收入组两周就诊者中接受"疾病诊断、疾病指导与用药调整""检验、检查""开药""门诊手术""其他治疗"等服务方面的构成差别不大；最高收入组接受"输液"服务的比例比最低收入组高出2.8个百分点（表2-4-18）。

表2-4-18　不同收入组城镇职工医保两周内就诊患者接受服务的比例（%）

就诊接受服务	最低收入组	较低收入组	中等收入组	较高收入组	最高收入组
疾病诊断与用药调整	91.5	91.6	90.7	91.8	91.6
检验、检查	53.7	52.7	50.4	53.6	56.6
开药	89.3	88.8	88.5	88.8	90.4
输液	12.0	13.4	13.9	13.8	14.8
门诊手术	2.5	2.1	2.3	2.6	2.2
其他治疗	5.9	7.7	7.9	6.3	6.5

（4）就诊买药情况：城镇职工医保各收入组两周内就诊患者买药机构构成差别不大，均主要在就诊机构买药，该比例达到86.0%及以上；其次为在实体药店买药，该比例在7.0%左右（表2-4-19）。另有6.0%左右的患者未购买药物。选择在网络药店购买的人数占比很少。

表2-4-19　不同收入组城镇职工医保两周内就诊患者买药机构构成（%）

买药机构	最低收入组	较低收入组	中等收入组	较高收入组	最高收入组
就诊机构	86.1	85.9	86.4	86.3	87.3
实体药店	7.8	7.0	6.0	6.7	6.9
网络药店	0.1	0.1	0.1	0.2	0
未买药	5.5	6.8	6.9	6.6	5.2
其他	0.5	0.3	0.6	0.4	0.5

各收入组"非就诊机构买药"的最主要原因构成的差别也不大，占比最大的是"其他"，其次为"就诊机构药价高"，再次为"就诊机构缺药"；"就诊机构无药房"和"不能使用医保卡"占比较小（表2-4-20）。

表2-4-20　不同收入组城镇职工医保就诊患者在非就诊机构买药原因构成（%）

买药原因	最低收入组	较低收入组	中等收入组	较高收入组	最高收入组
就诊机构无药房	4.6	3.8	5.8	4.5	3.3
就诊机构缺药	9.2	15.1	10.8	9.7	16.0
就诊机构药价高	27.6	29.2	26.7	30.7	23.5
不能使用医保卡	3.4	5.7	4.2	8.0	8.9
其他	55.2	46.2	52.5	47.2	48.4

（三）住院服务

1. 住院原因构成　各收入组城镇职工医保参保人住院的主要原因为疾病、分娩和中毒损伤，占90.0%以上。其中，因疾病原因入院在各收入组中占比均超70.0%。低收入组中的因分娩住院的占比要高于高收入组（表2-4-21）。

表2-4-21　不同收入组城镇职工医保住院患者住院原因构成（%）

住院原因	最低收入组	较低收入组	中等收入组	较高收入组	最高收入组
疾病	74.3	75.7	79.4	82.4	81.8
中毒损伤	2.5	3.5	2.6	2.2	2.5
康复	1.5	1.4	1.0	1.4	2.0
计划生育	0.6	0.6	0.7	0.5	0.5
分娩	15.1	13.8	11.3	9.0	7.8
体检	2.2	2.6	2.3	1.8	1.9
其他	3.8	2.4	2.7	2.7	3.4

2. 住院率　城镇职工医保最低收入组、较低收入组、中等收入组、较高收入组和最高收入组人群的住院率分别为12.4%、12.4%、14.2%、16.0%和16.4%。高收入组居民住院率高于低收入组。各收入组女性住院率均高于男性。65岁及以上年龄组中，高收入组的住院率高于低收入组；其他年龄组各收入水平之间的住院率差别不大（表2-4-22）。

表2-4-22　不同收入组城镇职工医保参保人的住院人次与住院率

指标	最低收入组	较低收入组	中等收入组	较高收入组	最高收入组
调查人数（人）	6833	9227	11 227	14 321	18 334
住院人次数（人次）	849	1148	1596	2293	3006
住院率（%）	12.4	12.4	14.2	16.0	16.4
分性别					
男性	10.9	10.4	13.0	14.8	15.3
女性	14.0	14.5	15.5	17.3	17.6
分年龄别					
15～24岁	4.3	3.8	5.0	5.1	2.3
25～34岁	10.0	11.0	10.8	9.5	9.7
35～44岁	6.3	6.8	7.4	7.0	7.4
45～54岁	10.7	8.5	6.6	7.4	10.4
55～64岁	14.0	13.1	16.6	16.6	14.8
65岁及以上	25.7	25.0	26.3	29.9	31.4

3. 住院治疗情况

（1）入院方式：城镇职工医保各收入组中入院方式的构成差别不大，47%以上的住院患者为直接入院，50.0%左右的住院患者为门急诊收治入院；其余为其他医疗机构转入，占比较小。进一步对转诊医疗机构分析，转自县级医院的患者占40.0%左右；转自市级医院、乡镇卫生院的患者约占20.0%；转自其他医疗机构的患者占比较小（表2-4-23）。转院患者中，最低收入组的转院患者主要是医联体内转院，中等收入组则主要是非医联体之间的转院,最高收入组则是医联体和非医联体内转院的比例差别不大。

表2-4-23 不同收入组城镇职工医保住院患者入院方式构成(%)

指标	最低收入组	较低收入组	中等收入组	较高收入组	最高收入组
入院方式					
门急诊收治入院	50.2	52.5	52.8	48.4	48.9
其他机构转入	1.7	2.5	2.2	1.7	2.4
直接入院	48.1	44.9	45.1	49.9	48.6
转自医疗机构类型					
社区卫生中心	35.7	20.7	11.4	10.3	19.2
乡镇卫生院	7.1	10.3	5.7	2.6	5.5
县级医院	35.7	34.5	37.1	51.3	38.4
市级医院	14.3	10.3	37.1	17.9	19.2
省级医院	7.1	10.3	2.9	12.8	12.3
民营医院	—	3.4	5.7	5.1	5.5
其他	—	10.3	—	—	—

(2)住院医疗机构类型:各收入组住院医疗机构构成上差别不大,均是县级医院占比最大,其次是市级医院和省级医院,在社区卫生服务中心、乡镇卫生院、民营医院等机构住院患者占比较少(表2-4-24)。

表2-4-24 不同收入组城镇职工医保住院患者住院医疗机构构成(%)

医疗机构类别	最低收入组	较低收入组	中等收入组	较高收入组	最高收入组
社区卫生中心/乡镇卫生院	6.0	6.1	5.1	5.1	5.4
县级医院	42.3	42.1	43.6	43.3	45.7
市级医院	25.2	24.8	26.8	28.2	25.0
省级医院	18.5	19.2	17.6	16.4	16.4
民营医院	7.2	7.1	6.2	6.3	6.8
其他	0.8	0.7	0.7	0.7	0.7

（3）住院地点：各收入组城镇职工医保住院患者住院地点构成上差别不大，在本县住院的患者均在86.0%左右，说明大部分患者在县域内接受治疗；在本市外县和本省外市住院患者占比较少；在外省住院患者占比最低，为1.1%左右（表2-4-25）。

表2-4-25　不同收入组城镇职工医保住院患者住院地点构成（%）

住院地点	最低收入组	较低收入组	中等收入组	较高收入组	最高收入组
本县	86.6	86.7	86.6	86.3	85.6
本市外县	11.1	9.6	10.2	10.5	9.7
本省外市	0.9	2.9	2.4	2.1	2.9
外省	1.4	0.9	0.8	1.1	1.7

（4）住院等候时间：各收入组城镇职工医保住院患者平均等候时间最短1.6天，最长1.9天，组间差别不大。等候天数的构成上差别也不大，等候1天的患者均占88.0%左右；等候5天以上的住院患者占5.8%左右（表2-4-26）。

表2-4-26　不同收入组城镇职工医保住院患者住院等候情况

住院等候情况	最低收入组	较低收入组	中等收入组	较高收入组	最高收入组
住院平均等候时间（天）	1.9	1.7	1.8	1.7	1.6
等候天数构成（%）					
1天	88.1	87.0	88.1	88.4	89.4
2天	3.7	4.2	3.3	3.7	3.9
3天	1.8	1.8	2.1	1.0	1.4
4天	0.6	0.5	0.6	0.6	0.5
5天及以上	5.9	6.4	5.8	6.3	4.8

（5）手术患者比例和住院天数：各收入组城镇职工医保住院患者中，手术患者占29.0%以上，中途办过出院患者比例约占5.0%，各收入组间差别不明显。不同收入组次均住院天数约11天，其中基层医疗卫生机构住院10天左右，县级、市级、省级医疗机构住院11天左右（表2-4-27）。

表2-4-27　调查住院患者手术占比和住院天数

指标	最低收入组	较低收入组	中等收入组	较高收入组	最高收入组
手术患者（%）	28.5	31.7	29.6	29.7	27.5
中途办过出院（%）	5.5	4.6	4.6	4.7	4.1
次均住院天数（天）	11.5	11.0	11.5	11.0	11.9
分医疗机构次均住院天数（天）					
基层机构	11.4	9.8	9.4	10.1	11.8
县级机构	11.4	11.4	11.7	11.3	11.6
市级机构	11.2	11.3	12.3	11.5	12.4
省级机构	11.7	10.4	10.7	10.5	12.5
民营机构	12.3	9.4	10.5	9.6	10.7
其他	17.3	16.3	9.7	8.8	11.5

4. 住院费用　从平均数来看，低收入组的次均住院直接费用要低于高收入组；从中位数来看，较高收入组的次均住院直接费用最高，其次是最低收入组，而最高收入组的次均住院直接费用则最低。

无论是平均数还是中位数，最高收入组的次均住院间接费用最高，较高收入组的次均住院间接费用最低，其他三个收入组的次均住院间接费用差别不大（表2-4-28）。

表2-4-28　不同收入组城镇职工医保住院患者的住院直接费用和间接费用（元）

收入分组	次均住院 直接费用	住院直接 费用中位数	次均住院 间接费用	住院间接 费用中位数
最低收入组	12 642.1	8400	912.0	400
较低收入组	12 915.2	8000	820.3	400
中等收入组	14 203.6	8104	946.3	400
较高收入组	13 551.5	8447	818.8	300
最高收入组	13 513.9	8000	1040.6	450

四、经济风险保护

（一）门诊费用负担

1. 就诊自付医疗费用和间接费用　不管是平均数还是中位数，城镇职工医保最低收入组的就诊自付医疗费用低于其他收入组。而各收入组间的就诊间接费用的差别不大（表2-4-29）。

表2-4-29　不同收入组城镇职工医保两周门诊就诊者直接和间接费用（元）

收入分组	次均就诊 自付医疗费用	就诊自付 医疗费用中位数	次均就诊 间接费用	就诊间接 费用中位数
最低收入组	551.0	90	70.7	0
较低收入组	662.8	100	62.0	0
中等收入组	579.0	100	57.4	0
较高收入组	662.6	100	58.7	0
最高收入组	709.4	100	87.0	0

2. 门诊患者对门诊就诊花费的感受　城镇职工医保各收入组患者对就诊花费的感受占比最高的均是"一般"。最低收入组认为就诊花费"贵"的比例高于最高收入组（表2-4-30）。

表2-4-30　不同收入组城镇职工医保门诊患者对就诊花费的感受的构成（%）

收入分组	不贵	一般	贵
最低收入组	31.9	39.5	28.6
较低收入组	33.5	41.5	25.0
中等收入组	35.7	37.8	26.5
较高收入组	33.2	40.4	26.4
最高收入组	37.9	39.5	22.6

（二）住院费用负担

1. 住院费用自付及补偿情况　无论是平均数还是中位数，中等收入组的自付住院费用最高，最高收入组的自付住院费用最低。高收入组的住院费用补偿比例高于低收入组（表2-4-31）。

表2-4-31　不同收入组城镇职工医保住院患者的住院自付费用及补偿比例

收入分组	次均自付住院费用（元）	自付住院费用中位数（元）	住院费用补偿比例（%）
最低收入组	4514.3	2500	61.3
较低收入组	4904.8	2700	62.5
中等收入组	5182.9	2700	63.0
较高收入组	4618.3	2500	66.3
最高收入组	4495.9	2100	66.2

2. 因经济原因自动离院情况　不同收入组城镇职工医保患者出院方式构成上差别不大，主要为遵医嘱离院，均约占91.0%；其次为自动离院。从自动离院的原因构成来看，除"其他"原因外，最低收入组自动离院排在第一位的原因为"经济困难"，其次为"治愈"和"久病不愈"；其他收入组患者自动离院排在第一位的原因是"治愈"，其次是"经济困难"或者"花费太多"（表2-4-32）。

表2-4-32　不同收入组城镇职工医保患者自动离院的比例及其原因构成（%）

收入分组	自动离院比例	自动离院原因构成							
		久病不愈	病愈	经济困难	花费太多	医院设施差	服务态度不好	医生技术差	其他
最低收入组	7.3	11.3	21.0	24.2	9.7	1.6	—	—	32.3
较低收入组	5.7	9.1	18.2	16.7	12.1	1.5	—	3.0	39.4
中等收入组	6.1	9.3	22.7	17.5	7.2	0	—	4.1	39.2
较高收入组	6.0	8.7	26.8	9.4	15.9	1.4	—	2.2	35.5
最高收入组	8.3	14.9	29.0	6.5	10.9	2.8	0.8	3.6	31.5

3. 住院患者对住院花费的感受　各收入组城镇职工医保住院患者对住院花费的感受认为"贵"的比例高于"不贵"的比例，最低收入组认为"贵"的比例（38.2%）略高于最高收入组（36.8%）（表2-4-33）。

表2-4-33　不同收入组城镇职工医保住院患者对住院花费的感受的构成（%）

收入分组	不贵	一般	贵
最低收入组	18.8	43.0	38.2
较低收入组	18.9	39.6	41.5
中等收入组	18.2	39.3	42.5
较高收入组	20.8	38.8	40.3
最高收入组	23.3	39.9	36.8

（三）需住院未住院比例及原因

最低收入组、较低收入组、中等收入组、较高收入组和最高收入组城镇职工医保参保人的需住院未住院比例分别为19.0%、20.1%、18.9%、17.5%和15.7%，随收入增加呈降低趋势。低收入组中需住院未住院的最主要原因为"经济困难"，最低收入组、较低收入组中此项原因分别占

40.1%和44.4%，其次为"没必要"和"无时间"；高收入组中最主要原因是"没必要"，在最高收入组中此项原因占比达39.1%，其次为"经济困难"和"无时间"（表2-4-34）。

表2-4-34　不同收入组城镇职工医保覆盖人群需住院未住院人次与比例

指标	最低收入组	较低收入组	中等收入组	较高收入组	最高收入组
需住院人次数（人次）	1050	1438	1968	2779	3565
未住院人次数（人次）	200	289	372	485	559
需住院未住院比例（%）	19.0	20.1	18.9	17.5	15.7
原因构成（%）					
没必要	25.7	30.0	29.8	33.9	39.1
无有效措施	4.8	2.5	3.6	7.7	7.6
经济困难	40.1	44.4	34.1	24.5	16.4
医院服务差	1.2	—	1.0	0.5	0.9
无时间	19.8	13.2	14.2	15.4	16.4
无床位	0.6	0.8	1.7	1.4	2.4
医疗保险限制	—	0.8	0.7	0.2	0.9
其他	7.8	8.2	14.9	16.3	16.4

第三节　不同收入组城镇居民医保参保人的卫生服务利用与经济风险保护

一、基本特征

（一）人口社会学特征

2018年，调查中共计调查了参加城镇居民基本医疗保险人口62 517人，其中最低收入组13 240人，较低收入组13 306人，中等收入组

13 178人，较高收入组12 126组，最高收入组10 667人。

1. 性别、年龄、民族构成　调查的城镇居民医保人口中，不同收入组男女占比相近。不同收入组的男女性别比分别为0.90、0.90、0.90、0.89和0.90。年龄构成方面，最低收入组和较低收入组的5～14岁以及55岁及以上人口比重较大，中等收入及以上收入组则为5～14岁以及45～54岁人口占比较大。不同收入组汉族占大部分，均在89.0%以上；其他占比较多的民族依次为壮族、藏族、回族、维吾尔族等（表2-4-35）。

表2-4-35　不同收入组城镇居民医保参保人的性别、年龄和民族构成

指标	最低收入组	较低收入组	中等收入组	较高收入组	最高收入组
调查人数（人）	13 240	13 306	13 178	12 126	10 667
性别构成（%）					
男性	47.4	47.4	47.3	47.0	47.4
女性	52.6	52.6	52.7	53.0	52.6
男女性别比	0.90	0.90	0.90	0.89	0.90
年龄构成（%）					
0～4岁	8.3	9.7	9.2	9.5	9.0
5～14岁	17.0	18.5	18.9	18.1	16.1
15～24岁	7.5	7.7	7.4	7.6	6.9
25～34岁	7.4	8.4	8.5	8.8	8.6
35～44岁	9.8	10.3	11.4	10.2	11.1
45～54岁	14.2	15.3	16.5	17.3	22.4
55～64岁	15.0	15.2	14.0	14.1	13.4
65岁及以上	20.9	14.9	14.2	14.3	12.4
民族构成（%）					
汉族	88.8	89.8	90.0	90.0	88.8
其他	11.2	10.2	10.0	10.0	11.2

2. 婚姻状况、文化程度、就业状况构成　调查的15岁及以上城镇居民医保参保人中，已婚人口的占比均最高，其次是未婚和丧偶人群。相对于高收入组，低收入组的已婚和未婚的占比较低，丧偶的占比较高。可能与不同收入组年龄构成和家庭经济状况有关。

文化程度方面，较高收入组、高收入组中大专和本科学历人群占比明显高于较低收入组和最低收入组。其中较高收入组的大专和本科学历占比分别为6.0%、3.4%；最高收入组的大专和本科学历占比分别为7.6%、4.5%。而较低收入组的大专和本科学历占比分别为5.5%、3.1%；最低收入组的大专和本科学历占比分别只有4.8%、2.4%。调查结果显示，15岁及以上人口中，不同收入组初中人群占比最高，其次为小学。除了没上过学的人群，随着收入的增加，调查人口占比逐渐增高。

15岁及以上人口中，不同收入组人群在业者占比最高，其次为无业者，再次为在校学生。随着收入增加，在业人口占比逐渐增大、无业人口占比逐渐减少。最高收入组的在业人口占58.7%，无业人口占21.9%；最低收入组的在业人口占37.8%，无业人口占44.0%（表2-4-36）。

（二）贫困户、低保户占比及原因

城镇居民医保参保人中，收入越高，贫困户和低保户比例越低。最低收入组中贫困户和低保户占比分别为10.8%和15.2%；最高收入组相应指标降至2.8%和1.9%。

"因病影响劳动力"是各收入组因病致贫的首要原因，占比分别为51.5%、46.9%、40.4%、41.9%和30.6%（表2-4-37）。

表2-4-36　不同收入组15岁及以上城镇居民医保参保人婚姻状况、
文化程度、就业状况构成

指标	最低收入组	较低收入组	中等收入组	较高收入组	最高收入组
调查人数	9895	9557	9463	8773	7996
婚姻状况（%）					
未婚	14.2	14.1	13.2	13.0	11.7
已婚	71.7	75.1	76.6	78.5	79.8
离异	3.1	2.1	2.3	1.7	2.0
丧偶	10.8	8.4	7.8	6.7	6.3
其他	0.2	0.2	0.1	0.1	0.2
文化程度（%）					
没上过学	15.7	12.6	10.1	9.4	7.4
小学	28.9	25.8	25.4	24.4	22.4
初中	30.1	33.4	34.2	35.1	34.9
高中/技校	14.4	15.2	16.1	16.9	17.9
中专	3.6	4.3	4.9	4.6	4.9
大专	4.8	5.5	5.9	6.0	7.6
本科	2.4	3.1	3.2	3.4	4.5
研究生	0.2	0.2	0.2	0.2	0.4
就业状况（%）					
在业	37.8	47.0	50.2	52.4	58.7
离、退休	6.2	9.0	11.7	12.7	10.7
在校学生	7.1	7.5	7.0	7.2	6.3
失业	4.9	4.0	3.4	2.5	2.4
无业	44.0	32.6	27.6	25.2	21.9

表2-4-37　不同收入组城镇居民医保参保人的贫困户、低保户占比与致贫原因构成（%）

指标	最低收入组	较低收入组	中等收入组	较高收入组	最高收入组
贫困户	10.8	6.4	4.9	3.8	2.8
低保户	15.2	7.1	4.5	3.3	1.9
致贫原因构成					
因病影响劳动力	51.5	46.9	40.4	41.9	30.6
劳动力少	20.9	22.9	24.1	22.4	26.9
因病治疗花费	15.5	14.3	14.4	14.6	14.7
其他	12.1	15.9	21.2	21.0	27.8

（三）卫生服务物理可及性

不同收入组调查人口中，从家到最近医疗机构的距离"不足1km"的占比均最高，随着收入增加该比例逐渐升高，最低收入组为56.6%，最高收入组为64.3%。到达最近医疗机构的平均时间随着收入增加而缩短，最低收入组为9.2分钟，最高收入组为7.2分钟（表2-4-38）。

表2-4-38　不同收入组城镇居民医保参保人家到最近医疗机构的距离与时间

指标	最低收入组	较低收入组	中等收入组	较高收入组	最高收入组
距离构成（%）					
不足1km	56.6	57.3	60.4	62.5	64.3
1～1.9km	21.4	22.7	22	20.8	19.9
2～2.9km	12.4	11.8	10.7	10.5	10.4
3～3.9km	4.8	4.4	3.9	3.4	3.1
4～4.9km	1.9	1.4	1.1	1.0	0.8
5km及以上	3.0	2.4	1.8	1.8	1.5
平均时间（分钟）	9.2	8.5	7.7	7.5	7.2

二、卫生服务需要

（一）两周患病情况

1. **两周患病率**　城镇居民医保低收入组、较低收入组、中等收入组、较高收入组和最高收入组人群患病人数分别为13 240人、13 306人、13 178人、12 126人和10 667人，两周患病率分别为33.7%、29.6%、29.9%、28.9%和28.4%，低收入组的两周患病率要高于高收入组。各收入组中，男性的两周患病率均低于女性。各收入组分年龄别两周患病率呈现两头高中间低的"√"型分布。15～64岁年龄段，最低收入组的两周患病率要高于最高收入组，其他年龄组低收入与高收入组的两周患病率差别不大（表2-4-39，图2-4-1）。

表2-4-39 不同收入组城镇居民医保参保人两周患病率（%）

指标	最低收入组	较低收入组	中等收入组	较高收入组	最高收入组
分性别					
男性	32.3	27.7	26.9	25.6	25.0
女性	35.0	31.3	32.6	31.9	31.5
分年龄别					
0～4岁	23.1	20.7	23.0	21.4	19.8
5～14岁	11.2	12.0	12.7	12.6	13.0
15～24岁	12.3	9.4	9.5	9.2	8.8
25～34岁	16.8	14.9	16.4	14.6	12.9
35～44岁	25.0	23.8	20.5	19.2	20.1
45～54岁	39.3	36.9	35.0	32.6	31.8
55～64岁	51.7	45.1	48.1	47.2	44.7
65岁及以上	57.2	56.7	59.6	58.6	59.9
合计	33.7	29.6	29.9	28.9	28.4

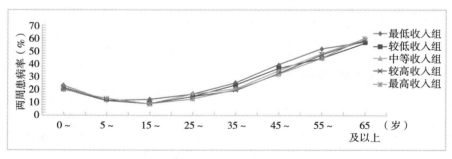

图2-4-1 不同收入组城镇居民医保分年龄别两周患病率

2. 发病时间与疾病严重程度

（1）两周发病时间：两周患者中，60.0%以上是慢性病在两周前发生持续到调查的这两周内，20.0%以上的患病是两周内新发，其余为急性病两周前发生持续到两周内。两周内新发人数占比和急性病持续到两周内人数占比随收入增加而增加；慢性病持续到两周内的人数占比随收入的增加而降低（表2-4-40）。

表2-4-40　不同收入组城镇居民医保参保人的两周患病发病时间构成（%）

发病时间	最低收入组	较低收入组	中等收入组	较高收入组	最高收入组
两周内新发	24.4	28.7	30.6	29.8	30.6
急性病两周前发生	3.9	4.4	4.5	4.7	5.0
慢性病持续到两周内	71.7	66.9	64.9	65.6	64.4

（2）自己感觉疾病的严重程度：调查人群中，最低收入组、较低收入组、中等收入组、较高收入组和最高收入组分别有37.2%、31.5%、29.9%、27.8%和25.6%的人群自觉疾病严重，随收入的增加呈降低趋势；自觉疾病不严重的人群分别占19.0%、22.0%、23.4%、22.9%和27.1%，随收入的增加呈增加趋势；自觉疾病一般的人群在各收入组占比无明显差异（表2-4-41）。

表2-4-41　不同收入组城镇居民医保参保人两周患者自觉疾病严重程度构成（%）

严重程度	最低收入组	较低收入组	中等收入组	较高收入组	最高收入组
严重	37.2	31.5	29.9	27.8	25.6
一般	43.8	46.5	46.8	49.3	47.3
不严重	19.0	22.0	23.4	22.9	27.1

（二）慢性病患病率

城镇居民医保最低收入组、较低收入组、中等收入组、较高收入组和最高收入组的慢性病患病率分别为38.2%、32.4%、32.0%、31.7%和30.4%，低收入组的慢性病患病率高于高收入组。各收入组中男性的慢性病患病率均低于女性。65岁及以上年龄组的低收入组的慢性病患病率低于高收入组，其他年龄组则是低收入组的慢性病患病率高于高收入组（表2-4-42）。

表2-4-42　不同收入组15岁及以上城镇居民医保参保人慢性病患病率（%）

指标	最低收入组	较低收入组	中等收入组	较高收入组	最高收入组
分性别					
男性	37.4	31.0	29.6	29.0	26.9
女性	39.0	33.6	34.0	33.8	33.3
分年龄别					
15～24岁	5.8	2.5	3.4	3.4	2.8
25～34岁	11.6	8.9	8.8	6.5	6.3
35～44岁	19.7	15.4	15.0	14.7	13.0
45～54岁	36.7	32.6	31.1	29.9	29.6
55～64岁	51.0	46.8	47.2	47.2	46.0
65岁及以上	59.9	58.1	60.6	61.3	62.7
合计	38.2	32.4	32.0	31.7	30.4

（三）自报健康状况

各收入组疼痛/不舒服维度有问题的比例均最高，自我照顾维度有问题比例均最低。各维度存在问题的比例随着收入的增加而降低，VSA评分随收入的增加而升高，这表明低收入组的自报健康状况要差于高收入组（表2-4-43）。

表2-4-43　不同收入组城镇居民医保参保人EQ-5D各维度有问题的比例及VAS评分

收入分组	EQ-5D健康维度有问题比例（%）					VAS评分（均值）
	行动	自我照顾	日常活动	疼痛/不适	焦虑/抑郁	
最低收入组	13.9	7.2	11.1	25.4	12.3	75.3
较低收入组	9.9	4.7	7.7	20.4	8.8	78.7
中等收入组	7.4	3.7	5.6	17.9	7.3	79.9
较高收入组	7.3	3.4	5.3	17.0	6.7	80.6
最高收入组	6.2	3.1	4.8	14.9	5.8	81.2

三、卫生服务需求与利用

（一）两周患病治疗情况

1. 治疗方式　各收入组城镇居民医保患者治疗方式构成上差别不大，两周前就诊和两周内就诊人群占绝大部分，纯自我治疗人群占到11%左右，未治疗占比较少（表2-4-44）。

表2-4-44　不同收入组城镇居民医保参保人的治疗方式构成（%）

治疗方式	最低收入组	较低收入组	中等收入组	较高收入组	最高收入组
未治疗	3.4	2.3	1.9	1.1	1.4
纯自我治疗	10.5	11.1	11.7	12.2	11.3
两周前就诊	43.9	43.3	40.1	42.3	42.4
两周内就诊	42.2	43.2	46.3	44.4	45.0

2. 自我医疗原因构成　各收入组城镇居民医保患者采取自我治疗的原因构成排位上，最主要的原因均是"知道治疗方法"，其次为"自感病轻"和"经济困难"，但是在低收入组的"经济困难"的占比高于高收入组（表2-4-45）。

表2-4-45　不同收入组城镇居民医保患者采取自我治疗原因构成（%）

自我治疗原因	最低收入组	较低收入组	中等收入组	较高收入组	最高收入组
自感病轻	27.5	31.9	33.9	33.1	34.8
经济困难	21.8	16.2	9.9	9.4	6.6
就诊麻烦	4.4	5.2	5.7	4.8	4.3
没时间	2.2	2.3	1.9	3.1	2.6
交通不便	1.2	1.2	0.8	1.0	0.8
无有效措施	2.7	2.2	1.8	2.3	2.9
知道治疗方法	36.9	37.3	42.0	43.2	44.3
其他	3.2	3.7	4.1	3.0	3.6

3. 自行用药情况　在选择自我治疗的患者中，各收入组中均有32.0%左右患者两周内自行用药。药物构成上，基本是非处方药占比最高，其次为处方药，不同收入组间差别较小。在是否有抗生素的构成上，各收入组间的差距也较小，大多都不是抗生素（表2-4-46）。

表2-4-46　不同收入组城镇居民医保患者两周内自行用药率及用药情况构成（%）

用药情况	最低收入组	较低收入组	中等收入组	较高收入组	最高收入组
两周自行用药率	31.9	31.5	32.8	31.8	31.2
用药类型构成					
处方药	41.1	36.3	32.9	33.2	32.4
非处方药	38.3	42.7	44.9	46.1	47.7
两者都有	5.1	5.7	7.4	7.4	6.2
不知道	15.5	15.3	14.7	13.3	13.6
是否有抗生素					
是	19.7	20.3	19.4	17.7	17.3
否	66.1	67.7	68.0	72.0	71.4
不知道	14.2	12.1	12.5	10.3	11.2

4. 两周内患病未治疗的原因　低收入组两周患病未治疗的最主要原因为"经济困难"，其次为"自感病轻"。而高收入组两周患病未治疗的主要原因为"自感病轻"，其次为"经济困难"（表2-4-47）。

表2-4-47　不同收入组城镇居民医保患者两周内患病未治疗的原因构成（%）

未治疗原因	最低收入组	较低收入组	中等收入组	较高收入组	最高收入组
自感病轻	16.4	21.0	29.1	30.2	34.1
经济困难	49.7	43.8	31.6	20.9	29.5
就诊麻烦	6.8	8.6	7.6	9.3	4.5
无时间	1.1	4.8	7.6	—	4.5
交通不便	0.6	1.0	—	4.7	—
无有效措施	14.7	6.7	12.7	16.3	15.9
其他	10.7	14.3	11.4	18.6	11.4

（二）门诊服务

1. 就诊率　城镇居民医保最低收入组、较低收入组、中等收入组、较高收入组和最高收入组的两周就诊率分别为26.3%、22.7%、23.8%、22.2%和21.9%，随收入增长呈逐渐降低趋势。从性别来看，各收入组中男性的两周就诊率低于女性。从年龄别来看，两周就诊率均呈"√"状分布。5～14岁、65岁及以上低收入组的两周就诊率要低于高收入组，其他各年龄组则是低收入组的两周就诊率高于高收入组（表2-4-48）。

表2-4-48　不同收入组城镇居民医保参保人的两周就诊率（%）

指标	最低收入组	较低收入组	中等收入组	较高收入组	最高收入组
分性别					
男性	23.9	20.9	21.5	19.3	18.4
女性	28.5	24.3	25.9	24.9	25.1
分年龄别					
0～4岁	29.0	24.6	28.0	24.2	21.9
5～14岁	10.7	9.8	11.5	11.4	11.7
15～24岁	8.4	6.0	6.9	6.3	5.8
25～34岁	13.9	12.0	17.0	10.7	8.9
35～44岁	16.5	18.2	14.8	12.8	15.2
45～54岁	28.6	24.0	24.0	23.2	21.4
55～64岁	38.5	34.2	34.5	30.9	32.4
65岁及以上	42.9	42.1	46.9	47.5	48.6
合计	26.3	22.7	23.8	22.2	21.9

2. 就诊情况

（1）就诊次数：两周内平均就诊次数为1.6次，不同收入组间无明显差别。75.0%左右的人口两周内平均就诊1次；15%左右的人口两周内平均就诊2次，不同收入组间差别较小（表2-4-49）。

表2-4-49　不同收入组城镇居民医保参保人两周内平均就诊次数和就诊次数构成

就诊情况	最低收入组	较低收入组	中等收入组	较高收入组	最高收入组
两周内平均就诊次数	1.6	1.6	1.6	1.6	1.6
就诊次数构成（%）					
1次	73.6	75	74.8	76.8	75.4
2次	15.9	15	15.3	14.1	15.1
3次	5.4	5.7	4.8	5.4	5.7
4次	2.1	1.6	2.6	1.3	1.8
5次	1.6	1.0	1.4	0.8	1.0
6次及以上	1.4	1.7	1.1	1.6	1.0

（2）两周内首诊机构情况：不同收入组两周内首诊机构构成上存在差异，相对于村卫生室、社区卫生服务站等基层医疗卫生机构，高收入组比低收入组更多地选择到级别相对较高的医院就诊（表2-4-50）。

不同收入组城镇居民医保患者选择首诊医疗机构原因构成差别不大，最主要的原因是离家较近，占不同收入组人群的55.0%左右；其次为技术水平高，占18.0%左右；再次是有信赖的医生，占7.0%左右。

表2-4-50　不同收入组城镇居民医保患者两周内首诊机构构成（%）

首诊医疗机构	最低收入组	较低收入组	中等收入组	较高收入组	最高收入组
村卫生室/社区卫生服务站/诊所/门诊部	50.3	50.6	48.8	45.8	46.3
社区卫生中心/乡镇卫生院	18.8	19.3	17.6	18.2	18.2
市县区级医院	17.0	17.6	19.9	22.2	21.9
市级医院	5.0	4.8	5.4	5.8	5.2
省级及以上医院	4.5	3.3	3.1	3.1	3.5
民营医院	2.0	2.4	3.1	2.6	3.4
其他	2.4	2.1	1.9	2.2	1.6

（3）两周内就诊接受服务情况：城镇居民医保两周就诊者中，低收入组接受输液服务的比例要高于高收入组，其他服务接受比例上各收入组之间的差别不大（表2-4-51）。

表2-4-51 城镇居民医保不同收入组患者两周内就诊接受服务比例（%）

就诊接受服务	最低收入组	较低收入组	中等收入组	较高收入组	最高收入组
用药调整	93.9	94.3	93.7	93.3	94.1
检验检查	50.0	47.2	47.8	51.3	49.7
开药	91.7	91.5	91.2	92.3	89.9
输液	20.8	17.4	16.2	16.6	15.5
门诊手术	1.8	2.1	1.2	2.0	2.0
其他治疗	6.5	8.3	7.9	8.2	8.4

（4）就诊买药情况：城镇居民医保各收入组人口在买药机构构成上的差别不大，均主要是在就诊机构买药，其次是实体药店买药或未买药，在网络药店和其他地方买药的比例很小（表2-4-52）。

表2-4-52 城镇居民医保不同收入组两周内就诊患者买药机构构成（%）

买药机构	最低收入组	较低收入组	中等收入组	较高收入组	最高收入组
就诊机构	88.8	88.9	88.8	88.5	87.6
实体药店	6.5	6.2	5.6	6.8	6.1
网络药店	0.1	—	0.1	0.1	0.1
未买药	4.3	4.6	4.9	4.4	5.9
其他	0.3	0.3	0.5	0.3	0.4

进一步对未在就诊机构买药的原因进行分析，各收入组之间的差别也不大，除其他原因外，主要原因均为就诊机构药价高，占30.0%左右；其次为就诊机构缺药；就诊机构无药房和不能使用医保卡的原因占比较

小（表2-4-53）。

表2-4-53　城镇居民医保不同收入组就诊患者在非就诊机构买药原因构成（%）

买药原因	最低收入组	较低收入组	中等收入组	较高收入组	最高收入组
就诊机构无药房	0.6	3.1	8.1	3.1	4.0
就诊机构缺药	14.2	12.4	12.9	10.9	23.8
就诊机构药价高	34.8	25.6	28.2	30.5	21.8
就诊机构不能使用医保卡	2.6	1.6	4.8	2.3	2.0
其他	47.7	57.4	46.0	53.1	48.5

（5）中医服务利用情况：此次调查中，最低收入组、较低收入组、中等收入组、较高收入组和最高收入组分别有348人、334人、346人、284人和268人利用中医服务。选择中医类机构的人员占55%以上，非中医类机构约占44%。各收入组间利用中医服务的机构类型构成上差别不大（表2-4-54）。

表2-4-54　不同收入组城镇居民医保两周内患者利用中医服务情况

中医服务情况	最低收入组	较低收入组	中等收入组	较高收入组	最高收入组
利用中医服务人数（人）	348	334	346	284	268
机构类型（%）					
中医类机构	55.2	60.5	52.3	57.4	56.7
非中医类机构	44.8	39.5	47.7	42.6	43.3

（三）住院服务

1. 住院原因　城镇居民医保各收入组人口住院原因构成差别不大，住院的最主要原因为疾病，占比均超80%；其次为分娩和中毒损伤住院（表2-4-55）。

表2-4-55　不同收入组城镇居民医保住院患者住院原因构成（%）

住院原因	最低收入组	较低收入组	中等收入组	较高收入组	最高收入组
疾病	82.9	81.9	82.6	83	84.7
中毒损伤	3.9	3.9	3.3	5.1	5.1
康复	0.7	0.8	1.1	0.9	0.6
计划生育	0.3	0.3	0.2	0.4	0.2
分娩	8.4	9.8	9.4	7.5	6.2
体检	0.1	0.5	0.6	0.5	0.8
其他	3.8	2.9	2.8	2.5	2.4

2. 住院率　城镇居民医保最低收入组、较低收入组、中等收入组、较高收入组和最高收入组的住院率分别为13.5%、11.9%、12.3%、12.2%和11.9%。低收入组的住院率略高于高收入组。各收入组中女性住院率均高于男性。65岁及以上年龄组中，低收入组的住院率要低于高收入组，其他各年龄组则是低收入组的住院率要高于高收入组（表2-4-56）。

表2-4-56　不同收入组城镇居民医保参保人的住院人次与住院率

指标	最低收入组	较低收入组	中等收入组	较高收入组	最高收入组
调查人数（人）	13 240	13 306	13 178	12 126	10 667
住院人次数（人次）	1783	1578	1625	1477	1265
住院率（%）	13.5	11.9	12.3	12.2	11.9
分性别					
男性	13.0	10.8	10.5	10.9	10.4
女性	13.9	12.8	13.9	13.3	13.1
分年龄别					
0～4岁	14.0	12.3	14.0	13.7	13.9
5～14岁	2.8	3.5	3.8	4.1	3.4
15～24岁	4.1	5.1	3.8	4.4	3.2
25～34岁	14.7	13.3	13.9	11.3	10.1
35～44岁	9.9	9.0	6.9	7.6	7.6
45～54岁	12.4	11.6	11.7	10.9	9.4
55～64岁	20.7	15.8	16.4	16.9	18.4
65岁及以上	22.1	22.8	27.2	26.3	28.5

3. 住院治疗情况

（1）入院方式与转院情况：城镇居民医保各收入组间在入院方式构成上差别不大，55.0%左右的住院患者为直接入院，40.0%左右的住院患者为门急诊收治入院；其余为其他医疗机构转入，占比较小。进一步对转诊医疗机构分析，低收入组转自社区卫生中心和乡镇卫生院的比例要高于高收入组，转自县级医院的比例要低于高收入组（表2-4-57）。转院患者中，医联体内转院的比例，低收入组（43.1%）低于高收入组（53.7%）。

表2-4-57　不同收入组城镇居民医保住院患者入院方式构成（%）

指标	最低收入组	较低收入组	中等收入组	较高收入组	最高收入组
入院方式					
门急诊收治入院	40.2	43.3	42.5	40.7	44
其他机构转入	3.3	2.3	3.1	3.2	3.2
直接入院	56.5	54.4	54.4	56.1	52.8
转自医疗机构类型					
社区卫生中心	29.3	5.6	19.6	6.4	17.1
乡镇卫生院	22.4	25	25.5	34	22
县级医院	24.1	55.6	33.3	51.1	41.5
市级医院	8.6	8.3	11.8	—	4.9
省级医院	8.6	5.6	7.8	4.3	4.9
民营医院	3.4	—	—	4.3	7.3
其他	3.4	—	2.0	—	2.4

（2）住院医疗机构构成：城镇居民医保低收入组在县级以下医疗机构以及县级以上机构住院的比例要高于高收入组，在县级医院和民营医院住院的比例要低于高收入组（表2-4-58）。

表2-4-58 城镇居民医保不同收入组住院患者住院医疗机构构成（%）

医疗机构类别	最低收入组	较低收入组	中等收入组	较高收入组	最高收入组
社区卫生中心/乡镇卫生院	19.9	18.6	17.0	16.4	16.7
县级医院	48.5	51.6	49.9	50.9	54.2
市级医院	15.6	14.8	15.6	16.8	12.9
省级医院	9.9	7.7	9.6	6.4	7.5
民营医院	5.6	6.7	6.6	9.2	8.1
其他	0.6	0.6	1.2	0.3	0.6

（3）住院地点：城镇居民医保参保人群中，低收入组患者在本县住院的比例要高于高收入组，在本市外县、本省外市住院的比例要低于高收入组，在外省住院的比例较低且收入组之间的差别不大（表2-4-59）。

表2-4-59 不同收入组城镇居民医保住院患者住院地点构成（%）

住院地点	最低收入组	较低收入组	中等收入组	较高收入组	最高收入组
本县	88.1	88.1	86.9	87.4	84.9
本市外县	7.9	7.7	6.9	8.0	8.9
本省外市	2.5	3.0	3.6	3.2	4.3
外省	1.6	1.1	2.6	1.4	1.8

（4）住院等候时间：各收入组平均等候时间最短1.2天，最长1.5天，组间差别不大。等候1天的患者占90.0%以上；等候5天以上的住院患者占3.0%左右，说明绝大部分患者能在2天内入院（表2-4-60）。

表2-4-60　不同收入组城镇居民医保住院患者住院等候情况

住院等候情况	最低收入组	较低收入组	中等收入组	较高收入组	最高收入组
住院平均等候时间（天）	1.5	1.3	1.5	1.4	1.2
等候天数构成（%）					
1天	91	92.8	91.4	92.3	94.1
2天	3.3	2.7	3.4	2.9	2.5
3天	1.2	1.0	0.9	1.4	1.0
4天	0.5	0.9	0.3	0.5	0.4
5天及以上	4.0	2.7	3.9	2.9	2.0

（5）手术患者比例和住院天数：城镇居民医保住院的手术患者占20.0%以上，中途办过出院患者比例约占4.0%，组间差别不明显。不同收入组次均住院天数约10天，其中基层医疗卫生机构住院8天左右，县级医疗机构住院10天左右；市级机构和省级机构住院时间相对较长，可能与疾病严重程度有关（表2-4-61）。

表2-4-61　不同收入组城镇居民医保住院患者手术患者占比和住院天数

指标	最低收入组	较低收入组	中等收入组	较高收入组	最高收入组
手术患者（%）	22.9	23.4	24.4	24.9	26.5
中途办过出院的比例（%）	4.0	4.8	3.7	4.1	3.7
次均住院天数（天）	10.8	10.2	9.7	10.0	10.3
分医疗机构次均住院天数（天）					
基层机构	8.5	8.1	7.5	7.6	7.8
县级机构	10.6	10.5	9.9	10.6	11.4
市级机构	12.5	12.0	11.2	10.9	9.3
省级机构	13.1	10.2	10.4	10.4	10.7
民营机构	12.2	9.4	10.2	9.1	9.0
其他	15.8	15.9	7.5	12.5	12.5

4. 住院直接费用与间接费用　从平均数来看，最高收入组的次均住院直接费用最高，其次是最低收入组。从中位数来看，最低收入组的次均住院直接费用最高（5159.5元），其他收入组之间的次均住院直接费用均是5000元。无论是平均数还是中位数，最高收入组的次均住院间接费用最高，较高收入组的次均住院间接费用最低（表2-4-62）。

表2-4-62　不同收入组城镇居民医保住院患者的住院直接费用和间接费用（元）

收入分组	次均住院 直接费用	住院直接 费用中位数	次均住院 间接费用	住院间接 费用中位数
最低收入组	9918.5	5159.5	872.2	400
较低收入组	9277.5	5000	852.5	400
中等收入组	9459.6	5000	875.7	350
较高收入组	9634.6	5000	818.6	340
最高收入组	10 866.0	5000	908.0	440

四、经济风险保护

（一）门诊费用负担

1. 就诊直接医疗费用和间接费用　从中位数来看，最低收入组和中等收入组的次均就诊自付医疗费用最高，而较低收入组的次均就诊自付医疗费用则是最低；各收入组的次均就诊间接费用中位数均为0（表2-4-63）。

表2-4-63　不同收入组城镇居民医保两周门诊就诊者直接和间接费用（元）

收入分组	次均就诊 自付医疗费用	就诊自付 医疗费用中位数	次均就诊 间接费用	就诊间接 费用中位数
最低收入组	471.5	100	73.4	0
较低收入组	498.4	90	56.4	0
中等收入组	507.8	100	51.7	0
较高收入组	532.4	97	55.6	0
最高收入组	513.5	95	57.9	0

2. 门诊患者对门诊就诊花费的感受　各收入组城镇居民医保门诊患者对就诊花费的感受"不贵"和"一般"两项占比加起来均大于70%。最低收入组认为就诊花费"贵"的比例高于最高收入组，其他收入组的这一比例差别不大（表2-4-64）。

表2-4-64　不同收入组城镇职工医保门诊患者对就诊花费的感受的构成（％）

收入分组	不贵	一般	贵
最低收入组	34.1	37.7	28.1
较低收入组	35.5	39.2	25.3
中等收入组	34.0	39.7	26.2
较高收入组	33.7	40.6	25.7
最高收入组	37.0	40.0	23.0

（二）住院费用负担

1. 住院费用自付及补偿情况　从平均数来看，最高收入组的次均住院自付费用最高，其次是最低收入组。从中位数来看，最低收入组和最高收入组的自付住院费用相同，高于其他三个收入组。各收入组城镇居民医保住院患者的补偿比例差别不大（表2-4-65）。

表2-4-65　不同收入组城镇居民医保住院患者的住院自付费用及补偿比例

收入分组	次均住院自付费用（元）	住院自付费用中位数（元）	住院费用补偿比例（％）
最低收入组	4993.4	2200	52.5
较低收入组	4669.5	2100	52.1
中等收入组	4638.4	2100	52.3
较高收入组	4763.8	2100	52.9
最高收入组	5255.4	2200	53.4

2. **因经济原因自动离院情况**　不同收入组城镇居民医保住院患者80.0%以上为遵医嘱离院，自动离院患者在最低收入组、较低收入组、中等收入组、较高收入组和最高收入组中的占比分别为13.2%、13.0%、12.3%、14.6%和13.6%。从自动离院的原因构成来看，在低收入组中"经济困难"是第一位的原因，最低收入组该比例达到44.3%，其次为"病愈"。在高收入组中，"治愈"是第一位原因（表2-4-66）。

表2-4-66　不同收入组城镇居民医保住院患者自动离院的比例及其原因构成（%）

收入分组	自动离院比例	自动离院原因构成							
		久病不愈	病愈	经济困难	花费太多	医院设施差	服务态度不好	医生技术差	其他
最低收入组	13.2	9.8	17.9	44.3	7.7	0.4	0.4	2.1	17.4
较低收入组	13.0	13.2	22.9	30.7	9.8	1.5	0.5	1.5	20.0
中等收入组	12.3	13.0	23.0	23.0	13.5	1.0	—	1.5	25.0
较高收入组	14.6	16.2	28.2	17.6	13.0	1.4	0.5	4.2	19.0
最高收入组	13.6	15.1	39.0	9.9	9.9	2.9	0.6	2.9	19.8

3. **住院患者对住院花费的感受**　各收入组城镇居民医保住院患者对住院花费的感受，认为"贵"的比例高于"不贵"的比例。低收入组认为"贵"的比例要高于高收入组（表2-4-67）。

表2-4-67　不同收入组城镇居民医保住院患者对住院花费的感受的构成（%）

收入分组	不贵	一般	贵
最低收入组	21.6	35.2	43.2
较低收入组	20.7	35.3	44.0
中等收入组	21.9	37.1	41.0
较高收入组	23.2	38.1	38.7
最高收入组	23.6	38.2	38.3

（三）需住院未住院的比例及原因

城镇居民医保最低收入组、较低收入组、中等收入组、较高收入组和最高收入组人群需住院而未住院的比例分别为26.3%、21.0%、19.5%、17.8%和17.1%，随收入增加呈降低趋势。对未住院的原因构成进行分析，各收入组中最主要原因为"经济困难"，其中最低收入组、较低收入组中此项原因分别占66.7%和55.5%（表2-4-68）。

表2-4-68　城镇居民医保不同收入组患者需住院未住院的比例与原因构成

指标	最低收入组	较低收入组	中等收入组	较高收入组	最高收入组
需住院人次数（人次）	2420	1999	2021	1800	1530
未住院人次数（人次）	637	420	394	321	262
需住院未住院比例（%）	26.3	21.0	19.5	17.8	17.1
未住院的原因构成（%）					
没必要	14.8	18.2	22	26.5	33.2
无有效措施	2.4	3.6	2.8	4.3	5.1
经济困难	66.7	55.5	45.9	36.2	34.6
医院服务差	0.4	—	0.3	—	0.5
无时间	8.3	12.2	13.2	17.1	18.2
无床位	1.0	0.9	2.5	2.7	0.5
医疗保险限制	0.4	0.6	0.6	0.4	0.9
其他	6.1	9.0	12.6	12.8	7.0

第四节　不同收入组新农合参保人卫生服务利用与经济风险保护

一、基本特征

（一）人口社会学特征

2018年调查中共计调查参加新农合人口125 327人，其中最低收入组28 804人，较低收入组27 189人，中等收入组25 760人，较高收入组

22 416组，最高收入组21 158人。

1. 性别、年龄、民族构成　被调查人口中，不同收入组男女占比相近。不同收入组的男女性别比分别为0.97、0.98、0.98、0.98和0.96；年龄构成方面，不同收入组差别较大。年龄方面，随着收入的提高，65岁及以上人口占比明显降低，最低收入组占29.0%，最高收入组只有11.3%。民族方面，不同收入组中汉族占大部分，均在80%以上；其他占比较多的民族依次为藏族、维吾尔族、满族、苗族等（表2-4-69）。

表2-4-69　不同收入组新农合参保人的性别、年龄、民族构成

指标	最低收入组	较低收入组	中等收入组	较高收入组	最高收入组
调查人数（人）	28 804	27 189	25 760	22 416	21 158
性别构成（%）					
男性	49.2	49.4	49.4	49.5	49.1
女性	50.8	50.6	50.6	50.5	50.9
年龄构成（%）					
0～4岁	5.5	6.9	6.5	5.8	5.1
5～14岁	13.0	14.1	14.3	13.0	10.5
15～24岁	5.3	6.2	6.6	6.7	5.6
25～34岁	7.9	9.3	10.1	9.6	9.3
35～44岁	8.6	10.6	11.2	12.0	12.4
45～54岁	13.4	17.1	20.2	25.1	29.4
55～64岁	17.2	17.0	16.5	15.7	16.3
65岁及以上	29.0	18.8	14.5	12.2	11.3
民族构成（%）					
汉族	86.8	86.7	86.4	84.7	84.9
其他	13.2	13.3	13.6	15.3	15.1

2. 15岁及以上新农合参保人的婚姻状况、文化程度、就业状况构成　调查人口中，随着收入的增加，已婚人口占比逐渐增加，丧偶人口占比逐渐降低。可能与不同收入组年龄构成和家庭经济状况有关。文化程度方面，较高收入组、高收入组中大专和本科学历人群占比明显高于

较低收入组和最低收入组。其中较高收入组的大专和本科学历占比分别为2.7%、1.0%；最高收入组的大专和本科学历占比分别为2.5%、1.0%。而较低收入组的大专和本科学历占比分别为2.1%、0.7%；最低收入组的大专和本科学历占比分别只有1.6%、0.6%。

15岁及以上人口中，不同收入组人群在业者占比最高，其次为无业者，再次为在校学生。随着收入增加，在业人口占比逐渐增大、失业人口占比逐渐减少。最高收入组的在业人口占70.8%，无业人口占23.4%；最低收入组的在业人口占50.1%，无业人口占43.3%（表2-4-70）。

表2-4-70 不同收入组15岁及以上新农合参保人的婚姻状况、文化程度、就业状况构成

指标	最低收入组	较低收入组	中等收入组	较高收入组	最高收入组
调查人数（人）	23 468	21 484	20 400	18 214	17 849
婚姻状况（%）					
未婚	9.1	9.8	9.9	9.4	7.5
已婚	79.0	81.0	81.8	83.0	85.0
离异	1.5	1.3	1.1	1.1	1.1
丧偶	10.1	7.8	7.0	6.3	6.3
其他	0.2	0.2	0.2	0.1	0.1
文化程度（%）					
没上过学	25.2	18.7	16.0	14.6	14.2
小学	36.3	34.8	32.4	31.5	29.9
初中	27.5	32.7	36.2	37.6	39.2
高中/技校	7.2	8.9	9.9	10.1	10.6
中专	1.5	2.1	2.3	2.5	2.5
大专	1.6	2.1	2.2	2.7	2.5
本科	0.6	0.7	0.9	1.0	1.0
研究生	0.0	0.1	0.1	0.1	0.1
就业状况（%）					
在业	50.1	58.2	63.8	66.5	70.8
离、退休	1.4	1.4	1.5	1.4	1.5
在校学生	3.2	4.2	4.4	4.2	3.2
失业	2.0	1.8	1.5	1.4	1.2
无业	43.3	34.5	28.8	26.4	23.4

各收入组在业人员的职业构成均以农民为主，占比均达到55.0%以上，其中最低收入组农民占71.5%；最高收入组农民占58.4%。随着收入增加，技术人员、企事业管理人员、自由职业者和个体经营者占比逐渐增加。例如，较高收入组和最高收入组中技术人员占比分别为2.3%和2.9%，高于最低收入组和较低收入组。

（二）贫困户、低保户占比及原因

贫困户比例和低保户比例随收入增高而降低，最低收入组贫困户和低保户占比分别为17.1%和15.3%；最高收入组相应指标降至5.6%和3.6%。

调查人口中，因病影响劳动力为最低收入组、较低收入组、中等收入组和较高收入组因病致贫的首要原因，占比分别为45.6%、41.0%、34.7%和34.1%，呈现逐渐降低的趋势。最高收入组因病致贫的首要原因为劳动力少，占29.7%；其次原因为因病影响劳动力，占28.6%（表2-4-71）。

表2-4-71　不同收入组新农合参保人贫困户、低保户占比及致贫原因构成（%）

指标	最低收入组	较低收入组	中等收入组	较高收入组	最高收入组
贫困户	17.1	14.2	10.3	8.3	5.6
低保户	15.3	10.4	7.3	5.2	3.6
致贫原因构成					
因病影响劳动力	45.6	41.0	34.7	34.1	28.6
劳动力少	30.4	31.8	34.5	30.2	29.7
因病治疗花费	16.3	16.2	17.4	17.4	20.2
其他	7.7	11.0	13.5	18.3	21.5

（三）卫生服务物理可及性

不同收入组调查人口中，新农合参保人从家到最近医疗机构的距离

"不足1km"的家庭占比均最高，随着收入增加该比例逐渐升高，最低收入组为49.9%，最高收入组为55.8%。到达最近医疗机构的平均时间随着收入增加而缩短，最低收入组为10.3分钟，最高收入组为7.7分钟（表2-4-72）。

表2-4-72　不同收入组新农合参保人家到最近医疗机构的距离与时间

指标	最低收入组	较低收入组	中等收入组	较高收入组	最高收入组
距离构成（%）					
不足1km	49.9	51.5	52.3	53.4	55.8
1km ～	24.0	24.1	23.3	23.1	23.2
2km ～	13.0	11.9	12.9	11.7	10.5
3km ～	4.7	4.6	5.2	4.6	4.0
4km ～	2.3	2.2	1.8	2.0	1.6
5km及以上	6.0	5.7	4.4	5.2	5.0
平均时间（分钟）	10.3	9.3	8.6	8.2	7.7

二、卫生服务需要

（一）两周患病情况

1. 两周患病率　新农合低收入组、较低收入组、中等收入组、较高收入组和最高收入组人群的患病人数分别为10 762人、8691人、7795人、6687人和6393人，两周患病率分比为37.4%、32.0%、30.3%、29.8%和30.2%，两周患病率均随着收入增加而降低。各收入组中男性的两周患病率均低于女性。45岁以下各年龄组中，各收入组间的两周患病率差别不大；45岁以下各年龄组，随着收入的增高两周患病率有所降低（表2-4-73）。

表2-4-73 不同收入组新农合参保人两周患病率（%）

指标	最低收入组	较低收入组	中等收入组	较高收入组	最高收入组
分性别					
男性	35.1	30.3	27.8	27.1	27.3
女性	39.6	33.5	32.7	32.5	33.0
分年龄别					
0～4岁	22.9	22.2	22.1	23.0	23.6
5～14岁	14.1	13.6	12.8	14.6	13.4
15～24岁	10.2	11.5	10.7	10.6	12.2
25～34岁	16.8	16.0	13.9	14.2	15.0
35～44岁	23.4	20.6	21.8	22.9	21.9
45～54岁	37.7	35.6	34.3	33.1	31.7
55～64岁	51.2	46.0	45.3	43.5	43.8
65岁及以上	56.9	54.3	55.2	54.5	55.9
合计	37.4	32.0	30.3	29.8	30.2

2. 发病时间与疾病严重程度

（1）两周发病时间：新农合各收入组的两周患者在发病时间构成上差别不大，均是慢性病在两周前发生持续到调查的这两周内为主，其次是两周内新发，其余为急性病两周前发生持续到两周内（表2-4-74）。

表2-4-74 不同收入组新农合两周患者发病时间构成（%）

发病时间	最低收入组	较低收入组	中等收入组	较高收入组	最高收入组
两周内新发	22.0	26.9	28.7	30.4	28.9
急性病两周前发生	4.4	5.1	5.0	5.2	5.0
慢性病持续到两周内	73.6	68.0	66.3	64.4	66.1

（2）自己感觉疾病的严重程度：新农合最低收入组、较低收入组、中等收入组、较高收入组和最高收入组分别有42.2%、37.6%、35.2%、35.1%和32.3%的人群自觉疾病严重，随收入的增加呈降低趋势；自觉疾病不严重的人群分别占17.2%、19.8%、20.4%、22.7%和24.3%，随收入的增加呈增加

趋势；自觉疾病一般的人群在各收入组中占比无明显差异（表2-4-75）。

表2-4-75　不同收入组新农合两周患者自觉疾病严重程度构成（%）

严重程度	最低收入组	较低收入组	中等收入组	较高收入组	最高收入组
严重	42.2	37.6	35.2	35.1	32.3
一般	40.6	42.6	44.5	42.2	43.4
不严重	17.2	19.8	20.4	22.7	24.3

（二）慢性病患病率

15岁及以上新农合参保人最低收入组、较低收入组、中等收入组、较高收入组和最高收入组慢性病患病人数分别为10 020人、7602人、6665人、5688人和5506人，按人数计算的慢性病患病率分别为42.7%、35.4%、32.7%、31.2%和30.8%，慢性病患病率随收入增加逐渐降低。各收入组中女性两周患病率均高于男性。各收入组的慢性病患病率随着年龄的增加而增高；65岁以下人群中，相同年龄组随着收入的增加慢性病患病率降低；65岁及以上人群的慢性病患病率各收入组之间的差异不大（表2-4-76）。

表2-4-76　不同收入组15岁及以上新农合参保人慢性病患病率（%）

指标	最低收入组	较低收入组	中等收入组	较高收入组	最高收入组
分性别					
男性	40.7	33.9	30.4	29.0	27.9
女性	44.6	36.8	34.8	33.4	33.6
分年龄别					
15～24岁	4.6	4.4	3.8	3.7	3.2
25～34岁	11.1	8.4	7.0	7.9	6.1
35～44岁	21.5	16.2	17.0	17.0	17.3
45～54岁	37.0	35.0	33.1	31.4	29.8
55～64岁	52.9	48.0	47.2	46.6	45.3
65岁及以上	61.2	58.7	58.8	58.5	61.5
合计	42.7	35.4	32.7	31.2	30.8

（三）自报健康状况

各收入组中，疼痛/不舒服维度有问题的比例均最高，自我照顾维度有问题比例均最低。各维度存在问题的比例随着收入的增加而降低，VSA评分随收入的增加而升高，这表明低收入组的自报健康状况要差于高收入组（表2-4-77）。

表2-4-77 不同收入组新农合参保人EQ-5D各维度有问题的比例及VAS评分

收入分组	EQ-5D各维度有问题比例（%）					VAS评分（均值）
	行动	自我照顾	日常活动	疼痛/不适	焦虑/抑郁	
最低收入组	18.1	9.1	14.1	30.0	13.9	72.3
较低收入组	12.3	5.9	9.6	23.3	10.3	76.3
中等收入组	9.4	4.1	7.0	20.5	8.7	78.2
较高收入组	8.1	3.7	6.4	19.2	8.2	78.9
最高收入组	7.6	3.3	5.4	19.0	7.6	80.0

三、卫生服务需求与利用

（一）两周患病治疗情况

1. 治疗方式 各收入组新农合参保人中两周患病治疗方式的构成上差别不大，两周前就诊和两周内就诊人群占绝大部分，纯自我治疗人群占比较少，在11.0%左右，未治疗占比很小（表2-4-78）。

表2-4-78 不同收入组新农合参保人两周患病治疗情况构成（%）

治疗情况	最低收入组	较低收入组	中等收入组	较高收入组	最高收入组
未治疗	2.9	2.2	2.2	1.7	2.2
纯自我治疗	8.6	9.2	10.7	11.1	9.7
两周前就诊	44.8	43.4	41.3	40.0	42.0
两周内就诊	43.7	45.3	45.9	47.2	46.1

2. 两周内患病未治疗的原因 新农合参保人两周内患病未治疗的最

主要原因构成来看，在最低收入组和较低收入组中"经济困难"的比例最高，在中等及以上收入组中则是"自感病轻"比例最高（表2-4-79）。

表2-4-79　不同收入组新农合患者两周内患病未治疗的原因构成（%）

未治疗原因	最低收入组	较低收入组	中等收入组	较高收入组	最高收入组
自感病轻	16.9	30.3	33.9	34.2	34.7
经济困难	47.3	38.9	27.7	28.9	21.8
就诊麻烦	5.9	3.0	5.1	3.5	5.4
无时间	3.3	3.0	7.3	7.9	5.4
交通不便	2.7	2.5	1.7	—	1.4
无有效措施	12.1	12.6	11.9	9.6	19.7
其他	11.8	9.6	12.4	15.8	11.6

3. 自我治疗情况　调查结果显示，约有32.0%的患者采用自我治疗。最主要的原因是"知道治疗方法"，约占40.0%以上；其次为"自感病轻"，占30.0%左右；再次为"经济困难"，此项原因随收入增加占比逐渐降低（表2-4-80）。

表2-4-80　不同收入组新农合患者采用自我治疗比例及原因构成（%）

指标	最低收入组	较低收入组	中等收入组	较高收入组	最高收入组
自我治疗比例	32.7	32.2	32.4	32.6	30.9
自我治疗原因构成					
自感病轻	24.0	27.1	29.2	31.5	32.5
经济困难	19.6	15.2	10.9	9.7	6.7
就诊麻烦	3.5	4.0	4.5	4.0	3.8
没时间	2.7	2.4	2.9	3.7	4.1
交通不便	1.6	1.3	1.1	1.1	0.8
无有效措施	2.3	2.4	2.4	2.8	2.6
知道治疗方法	43.2	44.0	45.6	43.3	46.3
其他	3.1	3.4	3.5	3.7	3.1

4. 两周内自行用药情况　在自我治疗的患者中，各收入组均约有30.0%的患者两周内自行用药，其中非处方药占比最高，约40.0%；其次为处方药。不同收入组间差别较小。有23.0%左右的人自行服用药物中有抗生素，提示抗生素滥用的问题需要关注（表2-4-81）。

表2-4-81　不同收入组新农合患者两周内自行用药情况（%）

用药情况	最低收入组	较低收入组	中等收入组	较高收入组	最高收入组
两周内自行用药率	30.2	30.0	29.8	30.0	28.2
药物构成					
处方药	38.4	39.1	36.7	34.8	39.3
非处方药	38.9	38.1	41.7	42.1	39.1
两者都有	5.3	4.6	5.9	5.1	5.3
不知道	17.4	18.2	15.8	18.0	16.3
是否有抗生素					
是	21.4	22.8	23.9	22.9	23.7
否	64.5	63.2	63.8	63.8	65.1
不知道	14.2	14.0	12.3	13.3	11.2

（二）门诊服务

1. 两周就诊率　新农合最低收入组、较低收入组、中等收入组、较高收入组和最高收入组的两周就诊率分别为29.6%、25.4%、23.2%、23.4%和23.0%，随收入增长逐渐降低。各收入组中男性的两周就诊率要低于女性。除15～24岁年龄组外，其他各年龄组中低收入者的两周就诊率要略高于高收入组（表2-4-82）。

表2-4-82 不同收入组新农合参保人的两周就诊率（%）

指标	最低收入组	较低收入组	中等收入组	较高收入组	最高收入组
分性别					
男性	26.9	23.0	20.7	20.5	20.1
女性	32.2	27.9	25.7	26.2	25.8
分年龄别					
0～4岁	24.6	25.8	25.6	24.5	22.1
5～14岁	13.6	13.0	11.3	12.1	12.4
15～24岁	8.4	9.5	8.6	8.8	10.4
25～34岁	13.8	13.4	11.2	11.6	12.2
35～44岁	20.7	15.1	15.7	17.5	16.0
45～54岁	30.3	28.6	24.1	24.8	23.1
55～64岁	38.1	33.1	33.6	34.8	32.1
65岁及以上	43.2	41.9	41.9	40.3	42.6
合计	29.6	25.4	23.2	23.4	23.0

2. 就诊情况

（1）就诊次数：两周内平均就诊次数为1.5～1.6次，不同收入组间无明显差别。75.0%左右的人两周内就诊1次；15.0%左右的人两周内就诊2次，不同收入组间差别较小（表2-4-83）。

表2-4-83 不同收入组新农合患者两周内平均就诊次数和次数构成

指标	最低收入组	较低收入组	中等收入组	较高收入组	最高收入组
两周内平均就诊次数	1.6	1.6	1.5	1.5	1.5
就诊次数构成（%）					
1次	74.4	75.1	75.5	75.9	77.3
2次	15.4	15.2	15.7	15.1	14.4
3次	6.1	5.5	5.6	5.4	4.8
4次	1.7	2.0	1.7	1.7	1.4
5次	1.1	0.8	0.5	0.8	0.9
6次及以上	1.2	1.5	1.0	1.2	1.2

（2）两周内首诊机构情况：不同收入组新农合患者两周内首诊机构构成上存在差异，相对于村卫生室、社区卫生服务站等基层医疗卫生机构，高收入组比低收入组更多地选择到级别相对较高的医院就诊。

不同收入组新农合患者选择首诊医疗机构的原因构成差别不大，最主要的原因是离家较近，占不同收入组人群的55.0%左右；其次为技术水平高，占18.0%左右；再次是有信赖的医生，占7.0%左右（表2-4-84）。

表2-4-84　不同收入组新农合覆盖人群患者两周内首诊机构构成（%）

首诊医疗机构	最低收入组	较低收入组	中等收入组	较高收入组	最高收入组
村卫生室/社区卫生服务站/诊所/门诊部	55.1	55.3	55.5	52.8	53.4
社区卫生中心/乡镇卫生院	22.6	20.4	20.0	22.1	19.2
市县区级医院	15.7	16.9	17.2	17.1	19.3
市级医院	1.8	2.0	1.9	2.2	2.6
省级及以上医院	0.8	0.9	1.1	0.9	1.7
民营医院	1.8	2.4	2.3	2.4	2.2
其他	2.3	2.1	2.0	2.5	1.6

（3）两周内就诊接受服务情况：新农合各收入组就诊者中，90.0%以上接受了开药和用药调整；50.0%左右的患者接受检验检查；20.0%左右的患者采取了输液治疗。不同收入组间治疗方式构成差别不大（表2-4-85）。

表2-4-85　新农合不同收入组患者两周内就诊接受服务情况（%）

就诊接受服务	最低收入组	较低收入组	中等收入组	较高收入组	最高收入组
用药调整	93.8	94.2	95.0	94.3	94.8
检验检查	49.1	50.0	50.7	50.6	54.1
开药	91.0	91.9	91.6	91.1	92.3
输液	20.7	19.8	19.0	19.1	19.9
门诊手术	1.4	2.1	1.7	2.0	2.2
其他治疗	5.8	6.6	5.3	5.4	5.8

（4）就诊买药情况：新农合各收入组中，90.0%左右的就诊患者选择在就诊机构买药；5.0%左右的患者选择在实体药店买药；另有5.0%左右的患者未购买药物；选择在网络药店购买的人数占比较少（表2-4-86）。

表2-4-86 不同收入组新农合两周内就诊患者买药机构构成（%）

买药机构	最低收入组	较低收入组	中等收入组	较高收入组	最高收入组
就诊机构	89.2	89.7	89.9	88.9	90.7
实体药店	5.0	4.9	4.6	4.9	4.4
网络药店	0.1	—	0	0.1	0.1
未买药	5.3	5.1	4.9	5.8	4.5
其他	0.4	0.3	0.5	0.4	0.3

进一步对未在就诊机构买药的原因进行分析，主要原因为就诊机构缺药，占30.0%左右；其次为就诊机构药价高；就诊机构无药房和不能使用医保卡的原因占比较小（表2-4-87）。

表2-4-87 不同收入组新农合就诊患者在非就诊机构买药原因构成（%）

买药原因	最低收入组	较低收入组	中等收入组	较高收入组	最高收入组
就诊机构无药房	4.0	7.7	4.0	4.4	9.5
就诊机构缺药	29.9	26.0	28.6	32.2	25.9
就诊机构药价高	19.9	16.2	15.1	17.5	17.1
就诊机构不能使用医保卡	3.0	2.6	3.5	3.8	2.5
其他	43.2	47.7	48.7	42.1	44.9

（5）中医服务利用情况：此次调查中，最低收入组、较低收入组、中等收入组、较高收入组和最高收入组分别有709人、633人、561人、525人和547人利用中医服务。选择中医类机构的人员占55.0%以上，非中医类机构占40.0%左右（表2-4-88）。

表2-4-88　不同收入组新农合两周内就诊患者利用中医服务人数和机构类型构成

指标	最低收入组	较低收入组	中等收入组	较高收入组	最高收入组
利用中医服务人数（人）	709	633	561	525	547
机构类型构成（%）					
中医类机构	60.6	55.8	60.1	58.5	57.4
非中医类机构	39.2	44.2	39.6	41.5	42.4

（三）住院服务

1. 住院原因　各收入组新农合住院患者住院的最主要原因为疾病、分娩和中毒损伤，占90.0%以上，其中因疾病原因入院患者在各收入组中占比均超过80.0%。因中毒损伤住院的患者占5.0%左右，且随着收入的增加占比逐渐增加（表2-4-89）。

表2-4-89　不同收入组新农合住院患者的住院原因构成

指标	最低收入组	较低收入组	中等收入组	较高收入组	最高收入组
住院人次数（人次）	4907.0	3939.0	3380.0	2847.0	2840.0
住院原因构成（%）					
疾病	85.8	84.0	82.9	82.7	83.8
中毒损伤	3.9	4.5	5.0	5.5	5.7
康复	1.0	0.5	0.8	0.7	0.5
计划生育	0.3	0.4	0.5	0.8	0.5
分娩	6.1	7.5	7.9	7.8	6.5
体检	0.4	0.5	0.5	0.5	0.5
其他	2.5	2.7	2.5	2.1	2.5

2. 住院率　最低收入组、较低收入组、中等收入组、较高收入组和最高收入组新农合参保人的住院率分别为17.0%、14.5%、13.1%、12.7%和13.4%。低收入组的住院率高于高收入组。各收入组女性住院率均高

于男性，可能原因是育龄期女性分娩，住院率较高。0～4岁、65岁及以上年龄组中，最低收入组的住院率要低于最高收入组，其他各年龄组则是最低收入组的住院率要高于最高收入组（表2-4-90）。

表2-4-90　不同收入组新农合参保人的住院人次数与住院率

指标	最低收入组	较低收入组	中等收入组	较高收入组	最高收入组
调查人数（人）	28 804	27 189	25 760	22 416	21 158
住院人次数（人次）	4907	3939	3380	2847	2840
住院率（%）	17.0	14.5	13.1	12.7	13.4
分性别					
男性	15.9	13.6	11.4	11.5	11.6
女性	18.1	15.3	14.8	13.9	15.2
分年龄别					
0～4岁	12.0	14.5	14.4	12.4	15.0
5～14岁	4.1	4.3	3.7	4.4	4.0
15～24岁	8.6	7.8	7.6	8.1	8.0
25～34岁	13.4	12.1	10.8	11.0	9.7
35～44岁	10.2	8.9	7.8	8.4	8.4
45～54岁	16.2	12.8	11.4	10.9	11.1
55～64岁	21.0	17.8	17.7	17.6	19.1
65岁及以上	26.4	27.1	27.2	27.3	30.6

3. 住院治疗情况

（1）入院方式：调查结果显示，50.0%以上的住院患者为直接入院，40.0%左右的住院患者为门急诊收治入院；其余为其他医疗机构转入，占比较小。进一步对转诊医疗机构分析，转自县级医院的患者占50.0%左右；转自乡镇卫生院的患者约占30.0%；转自其他医疗机构的患者占比较小（表2-4-91）。转院患者中，有45%以上的患者由医联体转入；30.0%左右的患者由非医联体转入；另有20.0%左右的患者不清楚，提示医联体可能有利于患者在不同级别医疗机构间转运。

表2-4-91　不同收入组新农合住院患者的入院方式构成（%）

指标	最低收入组	较低收入组	中等收入组	较高收入组	最高收入组
入院方式					
门急诊收治入院	39.4	39.3	39.6	40.9	40.9
其他机构转入	4.6	4.9	5.3	4.7	4.8
直接入院	56.1	55.8	55.2	54.4	54.3
转诊医疗机构类型					
社区卫生中心	6.7	4.1	10.1	11.9	3.0
乡镇卫生院	29.0	33.0	29.2	27.6	25.2
县级医院	48.2	41.8	43.8	44.8	52.6
市级医院	5.8	6.2	6.2	6.0	5.9
省级医院	0.9	5.2	2.8	3.0	3.7
民营医院	4.0	3.6	4.5	3.7	5.2
其他	5.4	6.2	3.4	3.0	4.4

（2）住院医疗机构构成：相对于到乡镇卫生院等基层机构住院，高收入组比低收入组更多地选择到级别较高的医院住院（表2-4-92）。

表2-4-92　不同收入组新农合住院患者住院医疗机构构成（%）

医疗机构类型	最低收入组	较低收入组	中等收入组	较高收入组	最高收入组
社区卫生中心/乡镇卫生院	27.8	25.9	23.1	21.6	19.4
县级医院	52.3	53.2	56.2	55.1	56.5
市级医院	8.6	9.0	8.7	11.1	9.4
省级医院	3.5	4.1	4.0	4.7	6.4
民营医院	7.4	7.2	7.6	6.9	7.6
其他	0.3	0.6	0.4	0.7	0.6

（3）住院地点：在本县住院的患者占85.0%以上，说明大部分患者在县域内接受治疗；在本市外县和本省外市住院患者占比较少，且随收入增加呈上升趋势；在外省住院患者占比最低，约2.0%，各收入组间差别不明显（表2-4-93）。

表2-4-93　不同收入组新农合住院患者住院地点构成（%）

住院地点	最低收入组	较低收入组	中等收入组	较高收入组	最高收入组
本县	87.9	86.0	85.9	82.9	82.2
本市外县	5.8	7.1	7.8	9.1	8.4
本省外市	4.5	5.2	4.8	5.9	7.0
外省	1.8	1.7	1.5	2.2	2.4

（4）住院等候时间：各收入组平均等候时间最短1.3天，最长1.5天，组间差别不大。等候1天的患者占90.0%以上；等候5天以上的住院患者占3.0%左右，说明绝大部分患者能在两天内入院（表2-4-94）。

表2-4-94　不同收入组新农合住院患者住院等候时间

指标	最低收入组	较低收入组	中等收入组	较高收入组	最高收入组
平均等候时间（天）	1.3	1.3	1.3	1.5	1.4
等候天数构成（%）					
1天	93.7	93.1	93.3	93.2	92.7
2天	2.3	2.3	2.6	2.4	2.6
3天	0.7	1.3	0.8	1.0	1.3
4天	0.3	0.3	0.4	0.3	0.2
5天及以上	3.0	3.0	2.8	3.1	3.1

（5）手术占比和住院天数：调查结果显示，手术患者占20.0%以上，中途办过出院患者比例约占5.0%，组间差别不明显。不同收入组次均住

院天数约10天，其中基层医疗卫生机构住院8天左右，县级医疗机构住院10天左右；市级机构和省级机构住院时间相对较长，可能与疾病严重程度有关（表2-4-95）。

表2-4-95　不同收入组新农合住院患者手术患者占比和住院天数

指标	最低收入组	较低收入组	中等收入组	较高收入组	最高收入组
手术患者（%）	20.3	22.3	24.1	25.7	26.6
中途办过出院（%）	5.1	4.8	4.3	4.6	5.3
次均住院天数（天）	10.4	10.1	10.2	10.0	10.2
分医疗机构次均住院天数（天）					
基层机构	8.5	8.4	8.2	7.7	7.9
县级机构	10.9	10.5	10.4	9.9	10.3
市级机构	14.0	11.4	14.0	12.3	11.8
省级机构	11.5	13.0	11.8	15.3	14.4
民营机构	9.8	9.1	9.2	11.3	9.1
其他	7.8	13.7	8.6	10.6	11.4

4. 住院直接费用与间接费用　无论是平均数还是中位数，新农合低收入组的次均住院直接费用和次均住院间接费用都低于高收入组（表2-4-96）。

表2-4-96　不同收入组新农合住院患者的住院直接费用和间接费用（元）

收入分组	次均住院直接费用	住院直接费用中位数	次均住院间接费用	住院间接费用中位数
最低收入组	8200.9	4000	803.6	350
较低收入组	8154.3	4000	906.6	450
中等收入组	7948.5	4000	890.9	450
较高收入组	8727.0	4400	972.6	500
最高收入组	9270.7	4500	1026.0	500

四、经济风险保护

（一）门诊费用负担

1. **就诊直接医疗费用和间接费用** 无论从平均数还是中位数来看，最高收入组新农合门诊就诊者的次均就诊自付医疗费用高于其他收入组；次均就诊间接费用也是高收入组高于其他收入组，但各收入组新农合门诊就诊者就诊间接费用中位数均为0（表2-4-97）。

表2-4-97　不同收入组新农合两周门诊就诊者直接和间接费用（元）

收入分组	次均就诊 自付医疗费用	就诊自付 医疗费用中位数	次均就诊 间接费用	就诊间接 费用中位数
最低收入组	442.9	60	61.4	0
较低收入组	439.3	65	88.7	0
中等收入组	473.5	65	74.8	0
较高收入组	423.0	60	61.0	0
最高收入组	524.6	80	96.5	0

2. **门诊患者对门诊就诊花费的感受** 各收入组新农合门诊患者对就诊花费的感受的构成差别不大，均是"不贵"的比例最高，其次是"一般"，认为"贵"的比例最低（表2-4-98）。

表2-4-98　不同收入组新农合门诊患者对就诊花费的感受的构成（%）

收入分组	不贵	一般	贵
最低收入组	43.0	38.5	18.4
较低收入组	43.2	38.4	18.4
中等收入组	42.6	38.6	18.8
较高收入组	44.9	37.4	17.7
最高收入组	44.8	37.5	17.8

（二）住院费用负担

1. 住院费用自付及补偿情况　无论是平均数还是中位数，新农合低收入组的次均住院自付费用低于高收入组。新农合低收入组的补偿比例高于高收入组（表2-4-99）。

表2-4-99　不同收入组新农合住院患者的住院自付费用及补偿比例

收入分组	次均住院 自付费用（元）	住院自付 费用中位数（元）	住院费用 补偿比例（%）
最低收入组	3917.5	1500	57.4
较低收入组	4011.4	1500	55.4
中等收入组	3932.6	1500	54.6
较高收入组	4359.2	1800	53.5
最高收入组	4719.0	1900	53.5

2. 因经济原因自动离院情况　不同收入组新农合住院患者80.0%以上为遵医嘱离院，最低收入组、较低收入组、中等收入组、较高收入组和最高收入组中的自动离院的比例分别为14.6%、13.5%、12.7%、13.0%和11.9%，随收入增加呈降低趋势。从自动离院的原因构成来看，低收入组排在首位的是"经济困难"，最低收入组该原因的占比为35.6%（表2-4-100）。

表2-4-100　不同收入组新农合住院患者自动离院的比例及其原因构成（%）

收入分组	自动离院 比例	自动离院原因构成							
		久病 不愈	病愈	经济 困难	花费 太多	医院 设施差	服务 态度不好	医生 技术差	其他
最低收入组	14.6	10.6	19.0	35.6	7.8	0.6	0.8	1.3	24.4
较低收入组	13.5	13.6	20.7	24.3	8.3	1.5	0.6	1.9	29.2
中等收入组	12.7	13.6	23.1	18.0	8.6	0.7	0.5	1.4	34.1
较高收入组	13.0	11.9	20.1	26.0	7.6	1.6	0.8	1.9	30.1
最高收入组	11.9	13.6	30.6	22.3	7.7	1.2	0.3	1.2	23.1

3. 住院患者对住院花费的感受　各收入组中，70.0%以上的新农合住院患者对住院花费的感受主要是"不贵"和"一般"。各收入组认为"贵"的比例差别也较小（表2-4-101）。

表2-4-101　不同收入组新农合住院患者对住院花费的感受的构成（%）

收入分组	不贵	一般	贵
最低收入组	36.2	35.7	28.1
较低收入组	36.6	35.8	27.6
中等收入组	34.0	39.0	27.1
较高收入组	33.6	37.9	28.6
最高收入组	35.2	38.4	26.4

（三）需住院未住院情况

新农合参保人中，最低收入组、较低收入组、中等收入组、较高收入组和最高收入组的需住院未住院比例分别为25.1%、22.4%、22.3%、21.0%和18.5%，随收入增加呈降低趋势。各收入组中需住院未住院的最主要原因为"经济困难"，其中最低收入组、较低收入组中此项原因分别占59.2%和49.9%（表2-4-102）。

表2-4-102　不同收入组新农合参保人两周患者需住院未住院的比例及原因

指　　标	最低收入组	较低收入组	中等收入组	较高收入组	最高收入组
需住院人次数（人次）	6554.0	5079.0	4349.0	3607.0	3485.0
未住院人次数（人次）	1645.0	1139.0	968.0	759.0	643.0
需住院未住院比例（%）	25.1	22.4	22.3	21.0	18.5
未住院原因构成（%）					
没必要	13.6	14.1	17.4	17.5	15.7
无有效措施	1.9	2.7	2.9	3.6	5.1
经济困难	59.2	49.9	45.3	45.9	34.8
医院服务差	0.2	0.2	0.3	0.2	—
无时间	14.5	21.6	25.0	23.4	30.3
无床位	0.5	1.0	0.5	0.5	1.5
医疗保险限制	0.1	0.3	0.3	0.8	0.2
其他	10.1	10.1	8.4	8.2	12.3

第五节　不同收入组三项基本医保参保人的卫生服务利用与费用负担的比较分析

一、卫生服务需要

（一）两周患病率

在最低收入组，城镇职工医保参保人的两周患病率最低，新农合参保人最高；在中等及以上收入组，城镇职工医保参保人的两周患病率最高，城镇居民医保参保人最低（表2-4-103）。这可能与各收入组三项基本医保参保人的年龄构成有关。从最低收入组来看，相对城镇职工医保参保人，新农合参保人的年龄结构偏老；最高收入组则情况则相反，城镇职工医保参保人的年龄结构偏老。

表2-4-103　不同收入组三项基本医保参保人的两周患病率（%）

医保类别	最低收入组	较低收入组	中等收入组	较高收入组	最高收入组
城镇职工医保	31.3	32.8	35.7	37.7	37.1
城镇居民医保	33.7	29.6	29.9	28.9	28.4
新农合	37.4	32.0	30.3	29.8	30.2

（二）慢性病患病率

在低收入组，新农合参保人的慢性病患病率最高，城镇职工医保参保人的慢性病患病率则最低；在中等以上收入组，城镇职工医保参保人的慢性病患病率最高，城镇居民医保和新农合参保人的慢性病患病率相近（表2-4-104）。可能的解释同两周患病率，即各收入组三项基本医保参保人的年龄构成不同。

表2-4-104　不同收入组三项基本医保参保人的慢性病患病率（%）

医保类别	最低收入组	较低收入组	中等收入组	较高收入组	最高收入组
城镇职工医保	30.5	32.0	35.5	37.1	36.9
城镇居民医保	38.2	32.4	32.0	31.7	30.4
新农合	42.7	35.4	32.7	31.2	30.8

二、门诊服务利用

（一）两周就诊率

在低收入组，新农合参保人的两周就诊率最高，城镇职工医保参保人的两周就诊率最低；在中高收入组，三项基本医保参保人的两周就诊率差别不大（表2-4-105）。

表2-4-105　不同收入组三项基本医保参保人的两周就诊率（%）

收入分组	城镇职工医保		城镇居民医保		新农合	
	两周就诊率	95%CI	两周就诊率	95%CI	两周就诊率	95%CI
最低收入组	23.2	22.2～24.2	26.3	25.5～27.0	29.6	29.1～30.1
较低收入组	22.1	21.3～23.0	22.7	22.0～23.4	25.4	24.9～26.0
中等收入组	23.0	22.3～23.8	23.8	23.1～24.6	23.2	22.7～23.8
较高收入组	24.3	23.6～25.0	22.2	21.5～23.0	23.4	22.9～24.0
最高收入组	21.9	21.3～22.5	21.9	21.1～22.7	23.0	22.4～23.6

（二）门诊就诊自付费用

无论从均值还是中位数来看，在各收入组中，新农合参保人门诊就诊自付费用最低，城镇职工医保参保人与城镇居民医保参保人的门诊就诊自付费用差别不大（表2-4-106）。

表2-4-106　不同收入组三项基本医保参保人门诊就诊自付费用（元）

收入分组	城镇职工医保		城镇居民医保		新农合	
	均值	中位数	均值	中位数	均值	中位数
最低收入组	551.0	90.0	471.5	100.0	442.9	60.0
较低收入组	662.8	100.0	498.4	90.0	439.3	65.0
中等收入组	579.0	100.0	507.8	100.0	473.5	65.0
较高收入组	662.6	100.0	532.4	97.0	423.0	60.0
最高收入组	709.4	100.0	513.5	95.0	524.6	80.0

三、住院服务利用

（一）住院率

在低收入组，新农合参保人的年住院率最高，城镇职工医保和城镇居民医保参保人的年住院率差异不具有统计学意义；在中等及以上收入组，城镇职工医保参保人的年住院率最高，城镇居民医保和新农合参保人的年住院率除最高收入组外，其他收入组中的差异不具有统计学意义（表2-4-107）。

表2-4-107　不同收入组基本医保参保人年住院率（%）

收入分组	城镇职工医保		城镇居民医保		新农合	
	年住院率	95%CI	年住院率	95%CI	年住院率	95%CI
最低收入组	12.4	11.7～13.2	13.5	12.9～14.1	17.0	16.6～17.5
较低收入组	12.4	11.8～13.1	11.9	11.3～12.4	14.5	14.1～14.9
中等收入组	14.2	13.6～14.9	12.3	11.8～12.9	13.1	12.7～13.5
较高收入组	16.0	15.4～16.6	12.2	11.6～12.8	12.7	12.3～13.1
最高收入组	16.4	15.9～16.9	11.9	11.3～12.5	13.4	13.0～13.9

（二）住院直接费用

在各收入组，无论是从平均值还是中位数来看，城镇职工医保参保人的住院直接费用最高，其次是城镇居民医保参保人，新农合参保人的住院直接费用最低（表2-4-108）。

表2-4-108　不同收入组基本医保参保人住院直接费用（元）

收入分组	城镇职工医保		城镇居民医保		新农合	
	均值	中位数	均值	中位数	均值	中位数
最低收入组	12 642.1	8400.0	9918.5	5159.5	8200.9	4000.0
较低收入组	12 915.2	8000.0	9277.5	5000.0	8154.3	4000.0
中等收入组	14 203.6	8104.0	9459.6	5000.0	7948.5	4000.0
较高收入组	13 551.5	8447.0	9634.6	5000.0	8727.0	4400.0
最高收入组	13 513.9	8000.0	10 866.0	5000.0	9270.7	4500.0

四、经济风险保护

（一）住院费用负担

1. 次均住院自付费用　在各收入组，无论是从平均值还是中位数来看，新农合参保人的次均住院自付费用最低。在最高收入组，城镇职工医保参保人的次均住院自付费用低于城镇居民医保参保人，其他收入组则是前者高于后者（表2-4-109）。

表2-4-109　不同收入组基本医保参保人次均住院自付费用（元）

收入分组	城镇职工医保		城镇居民医保		新农合	
	均值	中位数	均值	中位数	均值	中位数
最低收入组	4514.3	2500.0	4993.4	2200.0	3917.5	1500.0
较低收入组	4904.8	2700.0	4669.5	2100.0	4011.4	1500.0
中等收入组	5182.9	2700.0	4638.4	2100.0	3932.6	1500.0
较高收入组	4618.3	2500.0	4763.8	2100.0	4359.2	1800.0
最高收入组	4495.9	2100.0	5255.4	2200.0	4719.0	1900.0

2. 住院费用补偿比　最低收入组的住院费用补偿比，城镇职工医保参保人高出城镇居民医保参保人8.8个百分点，高出新农合参保人3.9个百分比。最高收入组的住院费用补偿比，城镇职工医保参保人高出城镇居民医保参保人12.8个百分比，高出新农合参保人12.7个百分比（表2-4-110）。

表2-4-110　不同收入组基本医保参保人的住院费用补偿比（%）

医保类型	最低收入组	较低收入组	中等收入组	较高收入组	最高收入组
城镇职工医保	61.3	62.5	63.0	66.3	66.2
城镇居民医保	52.5	52.1	52.3	52.9	53.4
新农合	57.4	55.4	54.6	53.5	53.5

3. 住院经济负担　无论是次均住院自付费用占家庭人均年收入的比例还是次均住院自付费用占家庭人均消费性支出的比例，在同一基本医保参保人内均是呈现随收入增加而下降的趋势。从次均住院自付费用占家庭人均年收入的比例来看，新农合最低收入组比最高收入组高出84.7个百分点，差距最大；其次是城镇居民医保，最低收入组比最高收入组高出65.9个百分点；城镇职工医保最低收入组比最高收入组高出34.4个百分点，差距最小。从次均住院自付费用占家庭人均年消费性支出的比例来看，城镇居民医保和新农合参保人最低收入组高出最高收入组均是42.6个百分点，高于城镇职工医保参保人最低收入组与最高收入组之间的差距（24.9个百分点）。

无论是次均住院自付费用占家庭人均年收入的比例还是次均住院自付费用占家庭人均年消费性支出的比例，同一收入组内，城镇职工医保、城镇居民医保和新农合依次上升，且城镇职工医保和新农合参保人的住院负担之间的差距随收入的增加而变小。在最低收入组，次均住院自付费用占家庭人均年收入的比例，新农合参保人高出城镇职工医保参保人

57.2个百分点；次均住院自付费用占家庭人均年消费性支出的比例，新农合参保人高出城镇职工医保参保人28.6个百分点（表2-4-111）。

表2-4-111 不同收入组基本医保参保人的住院负担

收入分组	城镇职工医保		城镇居民医保		新农合	
	次均住院自付费用占家庭人均年收入比例（%）	次均住院自付费用占家庭人均年消费性支出比例（%）	次均住院自付费用占家庭人均年收入比例（%）	次均住院自付费用占家庭人均年消费性支出比例（%）	次均住院自付费用占家庭人均年收入比例（%）	次均住院自付费用占家庭人均年消费性支出比例（%）
最低收入组	43.0	38.5	78.7	62.8	100.2	67.1
较低收入组	26.8	32.3	40.5	44.7	52.2	54.5
中等收入组	21.2	27.9	29.3	35.7	36.4	43.3
较高收入组	14.9	20.4	21.9	29.1	28.2	37.5
最高收入组	8.6	13.6	12.8	20.2	15.5	24.5

（二）需住院未住院比例

在各收入组中，城镇职工医保参保人的需住院未住院的比例最低。在低收入组，城镇居民医保和新农合参保人的需住院未住院比例差别不大，在中等及以上收入组中城镇居民医保的需住院未住院的比例低于新农合参保人（表2-4-112）。

表2-4-112 不同收入组基本医保参保人的需住院未住院比例（%）

医保类型	最低收入组	较低收入组	中等收入组	较高收入组	最高收入组
城镇职工医保	19.0	20.1	18.9	17.5	15.7
城镇居民医保	26.3	21.0	19.5	17.8	17.1
新农合	25.1	22.4	22.3	21.0	18.5

第六节 小 结

城镇职工医保参保人中，相对于低收入组，高收入组的人口年龄结构偏老，高学历的占比较高，离、退休人口占比较高。高收入组的两周患病率、慢性病患病率要高于低收入组，自报健康状况则差别不大。各收入组的两周就诊率差别不大，但高收入组比低收入组更多地选择到级别相对较高的医院就诊。高收入组的住院率和次均住院费用高于低收入组。最低收入组的就诊自付医疗费用低于其他收入组。高收入组的住院费用补偿比例高于低收入组，最高收入组的自付住院费用低于其他收入组，高收入组认为住院花费"贵"的比例要低于低收入组。低收入组的需住院未住院比例高于高收入组。

城镇居民医保参保人中，相对于低收入组，高收入组的年龄结构相对年轻，文化程度较高，无业人口占比较小。低收入组的两周患病率、慢性病患病率高于高收入组，低收入组的自报健康状况差于高收入组。最低收入组的两周就诊率明显高于其他收入组；低收入组更多地选择在基层医疗卫生机构就诊。最低收入组的住院率和住院直接费用高于其他收入组。最低收入组的就诊自付费用高于最高收入组，认为就诊花费"贵"的比例也高于最高收入组。各收入组的住院费用补偿比例差别不大；最低收入组的自付住院费用较高，认为住院花费"贵"的比例要高于最高收入组。低收入组的需住院未住院比例高于高收入组。

新农合参保人中，相对于低收入组，高收入组的年龄结构相对年轻，文化程度较高，无业人口占比较小。低收入组的两周患病率、慢性病患病率高于高收入组，低收入组的自报健康状况差于高收入组。低收入组的两周就诊率高于高收入组；低收入组更多地选择在基层医疗卫生机构就诊。低收入组的住院率高于高收入组，住院直接费用、间接费用则低于高收入组；相对于到乡镇卫生院等基层机构住院，高收入组比低收入组更多地选择到级别较高的医院住院。最低收入组的就诊自付费用低于最高收入组；各收入组对就诊花费的感受的构成差别不大，均是"不贵"的比例最高。低收入组的自付住院费用低于高收入组，但低收入组的住院经济负担远高于高收入组。低收入组的需住院未住院比例高于高收入组。

同一收入组不同基本医疗保险制度之间的卫生服务需要、需求、利用、费用及负担之间也存在差异，尤其是低收入人群中的三项制度间差异大。例如，两周就诊率、住院率、需住院未住院比例，新农合最低收入组比城镇职工医保最低收入组分别高出6.4个、4.6个、6.1个百分点。

第五章
主要发现与政策建议

第一节　进展与成效

一、基本实现全民医保，筹资和保障水平大幅提升

截至2018年末，三项基本医保参保人数超过13.45亿人，覆盖率保持在95%以上。城镇职工医保人均筹资水平从2000年的448.9元增长到2018年的4182.7元，增长了9.3倍，年均增长率12.5%。城镇居民医保人均筹资水平从2007年的88.6元增长到2018年的798.3元，增长了9.0倍，年均增长率20%；新农合人均筹资水平从2005年的42.1元增长到2018年的659.1元，增长了15.6倍，年均增长率21.7%。本研究结果显示，城镇职工医保、城镇居民医保和新农合参保人的住院费用实际补偿比例分别为64.7%、52.6%和55.2%，这与国家医保局公布的统计数据基本一致。2008—2018年城镇居民医保和新农合参保人群的补偿比例持续上升，分别提高了10.9个、26.3个百分点，且低收入组的增幅最大。城镇职工医保的补偿比例变化较小。三项基本医保参保人的补偿比例之间的差距大幅降低。

二、基本医保的发展促进了参保人尤其是低收入参保人的卫生服务可及性及利用，制度内收入相关的不公平性逐步改善

本研究结果显示，2018年城镇职工医保、城镇居民医保、新农合参保人的两周就诊率分别为22.9%、23.4%、25.2%，住院率分别为14.8%、

12.3%、14.3%，均显著高于无医保人群的就诊率（17.4%）和住院率（7.4%）。城镇居民医保和新农合覆盖人群中，最低收入组的两周就诊率明显高于其他收入组。低收入组比高收入组具有更高的卫生服务需要，加上城镇居民医保和新农合近10年的快速发展，促进了低收入人群的卫生服务利用。2018年城镇职工医保、城镇居民医保、新农合和无医保覆盖人口需住院未住院比例分别为17.6%、20.8%、22.3%和27.2%，相比2008年该比例均有所下降。无医保人群的需住院未住院比例最高。三项基本医保制度内，最低收入组与最高收入组需住院未住院比例的差距逐渐缩小，表明制度内住院服务可及性的收入相关的不公平性在逐步改善。

三、基本医保参保人单次住院费用的可负担性及其收入相关的不公平性均得到改善

本研究结果显示，基本医保参保人单次住院自付费用带来的经济负担有所减轻。与徐玲等利用2008年第四次全国卫生服务调查数据分析中国基本医保自付住院费用占家庭人均年收入的比重相比较，三项基本医保各收入组的该比例均有较大幅度的下降，且最低收入组与最高收入组之间该比例的差距均缩小。这表明单次住院费用可负担性收入相关的不公平性均得到改善。这一方面可能与新医改以来基本医保保障水平上升及健康扶贫下各项保障政策向低收入人口倾斜有关；另一方面可能与多项控费措施下次均住院费用增速下降有关。卫生健康统计年鉴数据显示，在扣除物价上涨因素后，次均住院费用的年均增长率从2008—2013年的18.2%下降至2013—2018年的3.0%，住院总费用的年均增长率从18.2%下降至9.1%；次均门诊费用的年均增长率从5.6%下降至3.7%，门诊总费用从14.4%下降至8.3%。多项研究结果也显示，取消药品加成、医疗服务价格调整、医保支付方式改革等改革措施降低了药品费用和次均医

疗费用。

第二节 存在的问题与面临的挑战

一、人口老龄化及疾病模式快速转型，慢性病给个人和基本医保基金带来巨大的经济负担

本研究结果显示，城镇职工医保、城镇居民医保、新农合覆盖人口两周患病中慢性病持续到两周内的比例最高，分别达到82.1%、67%和68.3%。城镇职工基本医保、城镇居民基本医保、新农合覆盖人口的慢性病患病率分别为35.2%、33.1%、35.0%，比2013年分别上升了3.9个、9.0个、12.8个百分点，三项基本医保覆盖人口的卫生服务需要量快速增加，且差距缩小。慢性病日益突出成为常见病、多发病。慢性病的危险因素如高血压、吸烟、高钠饮食、环境污染等持续流行，预示着这些疾病的发病率还将持续增长。2017年，我国慢性病直接医疗成本为3.3万亿元，加上间接成本和对资本的积累影响超过当年GDP的10%。慢性病给个人和基本医保基金带来巨大的经济负担。同时，传染性非典型肺炎、甲型H1N1流行性感冒、新型冠状病毒肺炎等传染病不断新发，感染性疾病依然是一个严重的公共卫生问题，给社会和经济带来巨大的负担。

二、基本医保覆盖人群卫生服务利用率的大幅上升既与可及性改善相关，也可能与分解住院等低效率利用行为相关

国际研究发现，2016年中国的门诊服务利用率（人均5.17次）与全球平均水平（人均5.42次，95% CI，4.88～5.99）相近，但是住院率（人均年住院次数0.14次）明显高于全球平均水平（人均年0.10次，95% CI，0.09～0.11）。值得注意的是，本研究显示城镇职工医保、城镇居民医保、新农合和无医保住院患者中分别有4.5%、4.1%、4.9%和3.7%自报

有中途办理过出院手续。这提示，当前我国基本医疗保险覆盖人群住院率高涨一方面跟参保人住院服务可及性改善相关，另一方面可能与医院分解住院、医院与患者"共谋"低标准收治入院、"挂床"、虚假病例等行为相关。国家医保局官方也曝光了挂床住院、低标准收治入院、虚假病例等违法违规骗取医保基金的案件。这也提示，基本医保参保人次均住院费用增速放缓，一方面与新医改以来的取消药品加成、调整医疗服务价格、改革医保支付方式等改革措施有关，另一方面与以上所述的分解住院、小病住院等行为相关。

三、更高的基本医保保障水平与居民更多地选择利用高级别医院的医疗服务和更高的住院费用相关，控制医疗卫生费用的不合理增长面临较大挑战

本研究结果显示，城镇职工医保参保人相对于城镇居民医保和新农合参保人更有可能选择利用级别较高医院的医疗服务。城镇职工医保参保人的次均住院费用也高于新农合参保人。国家医保局统计数据也显示，城镇职工医保参保人的就医选择持续趋向三级医院，三级医院住院费用占比持续上升。一种可能的解释是城镇职工医保制度对基层医疗卫生机构和高级别医疗机构住院费用补偿比例之间的差异小于新农合制度基层医疗卫生机构和高级别医疗机构住院费用补偿比例之间的差异，对引导城镇职工医保参保人到基层医疗卫生机构住院的作用要小于新农合制度。国家医保局统计数据显示，2018年城镇职工医保制度对医疗机构住院费用政策范围内补偿比例和实际补偿比例，一级及以下医疗机构比三级医疗机构分别高出5.4个和10.5个百分点，而城镇居民医保制度相应的指标在一级及以下医疗机构比三级医疗机构分别高出16.9个和19.0个百分点。这提示扩大基层医疗卫生机构与三级医疗机构之间住院费用补偿比例的差距有助于引导城镇职工医保参保人到基层医疗卫生机构住院。另一种

可能的解释是医疗机构级别越高，城镇职工医保参保人与新农合参保人的住院费用补偿比例的差距越大。假设医院对同一疾病不同医疗保险类别住院患者的一次住院收取的费用是相同的，由于城镇职工医保参保人的补偿比例相对于新农合参保人要更高，需要其自付的费用较少，因此城镇职工医保参保人比新农合参保人更有可能选择到级别较高的医院住院。这提示在较长一段时期内基层医疗卫生机构的服务质量无法与高级别医疗机构相提并论的情况下，如果不能很好地设计和实施分级诊疗制度，随着各项医疗保障待遇的逐步提高，参保人会越来越多地趋向于到高级别医疗机构住院。居民医疗服务利用量的增加尤其是对高级别医院医疗服务利用量的增加会导致医疗卫生费用快速上涨，进而对基本医疗保险制度的可持续性构成威胁。

第三节　政策建议

根据以上研究结果和主要发现，本报告提出以下政策建议。

基于居民健康需要和保障需要，完善基本医疗保险的待遇保障机制。一是基于居民的患病情况和医疗费用支出模式，动态调整待遇保障；二是逐步扩大门诊服务保障范围，提高保障水平。

多措并举，控制医疗费用的不合理增长。一是进一步提高基层医疗卫生机构的实际补偿比例，拉大与三级医院实际补偿比例的差距，引导居民合理选择就医机构；二是发挥基本医保战略购买者的作用，理顺供需方激励约束机制；三是加强监管，监管重点从次均医药费用控制转向医疗服务质量和绩效转变。

协同开展动态监测管理，完善基本医保与大病保险、医疗救助等保障制度的衔接机制。医保部门与同级扶贫部门协同开展致贫返贫户的动态监测，并完善基本医保与大病保险、医疗救助三重保障制度的衔接机制，根据居民经济水平身份和患病情况的变化，三重制度无缝衔接，发挥好综合保障功能。

参 考 文 献

［1］国家卫生健康委统计信息中心. 2018年全国第六次卫生服务统计调查报告［M］. 北京：人民卫生出版社，2021.

［2］林俊聪，刘嘉祯，张鹭鹭. 基本医疗保险公平性定量评价方法综述［J］. 卫生经济研究，2013，（10）：28-31.

［3］葛延风，贡森，丁宁宁，等. 中国医改问题·根源·出路［M］. 北京：中国发展出版社，2007.

［4］王绍光. 学习机制与适应能力：中国农村合作医疗体制变迁的启示［J］. 中国社会科学，2008，（6）：111-133＋207.

［5］World Health Organization. Primary health care：report of the international conference on primary health care［R］. Geneva：World Health Organization，1978.

［6］吴群红，李叶，徐玲，等. 医疗保险制度对降低我国居民灾难性卫生支出的效果分析［J］. 中国卫生政策研究，2012，5（9）：62-66.

［7］YIP W N，FU H Q，CHEN A T，et al. 10 years of health-care reform in China：progress and gaps in Universal Health Coverage［J］. Lancet，2019，394（10204）：1192-1204.

［8］中华人民共和国卫生部. 2012中国卫生统计年鉴［M］. 北京：中国协和医科大学出版社，2012.

［9］WAGSTAFF A，DMYTRACZENKO T，ALMEIDA G，et al. Assessing latin america's progress toward achieving universal health coverage［J］. Health Affairs，2015，34（10）：1704-1712.

［10］国家医保局. 2018年医疗保障事业发展统计快报［EB/OL］.［2021-02-11］. http：//www.caoss.org.cn/sbnr.asp?id＝1493.

［11］MENG Q，XU L，ZHANG Y，et al. Trends in access to health services and financial protection in China between 2003 and 2011：A cross-sectional study［J］. Lancet，2012，379（9818）：805-814.

［12］中共中央国务院关于深化医疗保障制度改革的意见［EB/OL］.［2021-02-11］. http：//www.gov.cn/xinwen/2020-03/05/content_5487407.htm.

［13］刘京生. 中国健康保险发展研究［M］. 北京：中国社会科学出版社，2011.

［14］谭中和. 我国职工医保筹资和待遇水平现状及对有关问题的思考［J］. 中国医疗保险，2017，（6）：9-14.

［15］陈文玲，易利华. 2011年中国医药卫生体制改革报告［M］. 北京：中国协和

医科大学出版社，2011.

［16］国家医疗保障局. 2018年全国基本医疗保障事业发展统计公报［EB/OL］.
　　　［2021-02-11］. http：//www.nhsa.gov.cn/art/2019/6/30/art_7_1477.html.

［17］关于做好2011年新型农村合作医疗有关工作的通知［EB/OL］.［2021-02-11］.
　　　http：//www.gov.cn/zwgk/2011-04/11/content_1841646.htm.

［18］国家发展改革委，卫生部，财政部，等. 关于开展城乡居民大病保险工作的指
　　　导意见［J］. 中国实用乡村医生杂志，2012，19（21）：1-3.

［19］王琬. 大病保险筹资机制与保障政策探讨——基于全国25省《大病保险实施
　　　方案》的比较［J］. 华中师范大学学报（人文社会科学版），2014，53（3）：
　　　16-22

［20］王琬，吴晨晨. 制度缘起、政策争议与发展对策——大病保险研究现状与思考
　　　［J］. 华中师范大学学报（人文社会科学版），2019，58（1）：31-37.

［21］邓微，卢婷. 我国城乡居民大病保险筹资机制探讨——基于全国28个省市的
　　　样本分析［J］. 中国医疗保险，2015，（8）：33-35.

［22］宋占军. 城乡居民大病保险保障水平分析［J］. 中国物价，2018，（5）：
　　　89-91.

［23］彭浩然，郑倩昀，冯玉红. 中国社会医疗保险扩张会促进商业健康保险发展
　　　吗？［J］. 金融研究，2017，（5）：97-110.

［24］汪瑾. 商业健康险发展面临的机遇、挑战以及对策［J］. 上海立信会计金融学
　　　院学报，2018，1：111-120.

［25］中国商业健康险市场的密度和深度远低于成熟市场，市场增长潜力巨大［EB/
　　　OL］.［2021-02-11］. https：//www.qianzhan.com/analyst/detail/220/180726-088f1c35.
　　　html.

［26］徐玲，简伟研. 中国基本医疗保障制度受益公平性的实证研究［J］. 医学与社
　　　会，2010，23（11）：45-47.

［27］FU HQ，LI L，YIP W. Intended and unintended impacts of price changes for
　　　drugs and medical services：Evidence from China［J］. Social Science & Medi-
　　　cine，2018，211：114-122.

［28］ZHANG H，HU HM，WU C，et al. Impact of China's public hospital reform on
　　　healthcare expenditures and utilization：a case study in zj province［J］. Plos One，
　　　2015，10（11）：e0143130.

［29］ZHOU M，WANG H，ZENG X，et al. Mortality，morbidity，and risk factors
　　　in China and its provinces，1990–2017：a systematic analysis for the Global Bur-
　　　den of Disease Study 2017［J］. The Lancet，2019，394（10204）：1145-1158.

［30］饶克勤. 三医改革联动与国际经验借鉴［J］. 卫生经济研究，2019，36（1）：
　　　4-9.

［31］刘远立，吴依诺，何鸿恺，等. 加强我国公共卫生治理体系和治理能力现代化

的思考——以科学认识和把握疫情防控的新常态为视角［J］. 行政管理改革，2020，（3）：10-16.

［32］MOSES MW，PEDROZA P，BARAL R，et al. Funding and services needed to achieve universal health coverage：Applications of global，regional，and national estimates of utilisation of outpatient visits and inpatient admissions from 1990 to 2016，and unit costs from 1995 to 2016［J］. Lancet Public Health，2019，4（1）：e49-e73.

［33］HE R，MIAO Y，YE T，et al. The effects of global budget on cost control and readmission in rural China：a difference-in-difference analysis［J］. Journal of Medical Economics，2017，20（9）：1-8.

［34］刘军强，刘凯，曾益. 医疗费用持续增长机制——基于历史数据和田野资料的分析［J］. 中国社会科学，2015，（8）：104-125，206-207.

［35］国家医疗保障局. 国家医保局曝光台首期曝光典型案件（5例）［EB/OL］.［2021-02-01］. http：//www.nhsa.gov.cn/art/2020/7/10/art_74_3322.html.

［36］FU HQ，LI L，YIP W. Intended and unintended impacts of price changes for drugs and medical services：Evidence from China［J］. Social Science & Medicine，2018，211：114-122.

［37］JIN Y Z，YUAN B B，ZHU W M，et al. The interaction effect of health insurance reimbursement and health workforce on health care：Seeking behaviour in China［J］. International Journal of Health Planning and Management，2019，34（4）：900-911.

［38］MENG Q Y，XU K. Progress and challenges of the rural cooperative medical scheme in China［J］. Bulletin of the World Health Organization，2014，92（6）：447-451.

分级诊疗制度下基层卫生
服务体系评估

复旦大学公共卫生学院

严 非　王 伟　孙艳春　徐 芳　侯志远　刘 爽　王艺园　邓子如

李星星　臧召燕

摘　　要

一、研究背景

分级诊疗制度的核心和关键所在是要"健全布局合理、分工明确，以基层为重点和互相协作的分级诊疗服务体系"。因此，推动医疗服务供给侧的结构改革、明确不同医疗卫生机构在分级诊疗中的职责定位、加强医联体机制体制建设、带动基层医疗卫生服务能力和水平的提升及促进患者合理分流，成为现阶段深化医改的关键举措。其中，基层卫生服务的能力和质量能否满足所辖区域居民基本卫生服务需求、能否承接医院下转的患者是分级诊疗制度能否实现的关键；没有基层卫生服务能力和质量的保障，分级诊疗便是空中楼阁。经过10年"强基层"建设，基层卫生服务体系建设如何？基层卫生服务能力达到什么程度？基层卫生服务质量是否有所改善？现阶段的能力和质量能否保障分级诊疗制度建设稳步推进？除此之外，分级诊疗制度的支撑环境是否很好地发挥保障激励作用？基层卫生服务还存在哪些不足，还需要做到什么，需要什么支持，这些都是亟待研究的问题。

二、研究目的

本研究将对新医改至今的基层卫生服务体系的发展情况，特别是服务能力和服务质量进行比较系统的评估，并对其在分级诊疗制度建设中的功能定位、协作机制、政策导向和支撑环境进行分析，为分级诊疗制度的完善提供政策建议。

三、研究内容与方法

采用定量与定性相结合及点面结合的方法，利用全国性现有登记资料和二手资料，以及案例地区现场调查资料，对全国及案例地区的分级诊疗现状，尤其是基层医疗卫生服务体系建设，基层医疗卫生机构功能发挥、服务能力和质量的现状与变化趋势，以及分级诊疗相关的政策、资源、机制等支撑环境因素进行综合分析。

现有资料包括来自中华人民共和国国家卫生健康委员会、中华人民共和国中央人民政府等国家官方网站2009年至今的分级诊疗相关政策文件；2010—2018年中国卫生健康统计年鉴、国家第六次卫生服务调查中家庭健康询问调查及医务人员调查数据。

现场调查包括在全国选取在分级诊疗开展方面有一定代表性的案例地区，兼顾地区分布，选择了贵州省、青海省、广东省，在各省分别选择一个城市区和一个农村县，原则上在每个城市区/农村县按照大中小规模抽取6家社区卫生服务中心/乡镇卫生院以及1～2家综合医院。①定量调查：案例地区的区县基本情况调查、43家社区卫生服务中心/乡镇卫生院机构资源配置和服务提供情况调查、41家病种能力筛查、617名卫生技术人员基本情况调查、470名卫生技术人员知识技能测试、93名临床医生虚拟患者诊疗能力测试、208位糖尿病患者接受服务情况调查。②定性调查：16位行政管理部门管理人员、12位二、三级医院管理人员、

23位社区卫生服务中心负责人，以及26位乡镇卫生院负责人个别深入访谈；15个医务人员小组访谈；12位乡村医生和18位医务人员个别深入访谈。

四、结果

（一）分级诊疗制度下全国基层医疗卫生服务体系的发展状况

1. 全国分级诊疗制度政策的发展 全国分级诊疗制度政策发展越来越全面并成体系。2009年国家首次提出分级诊疗概念，2015年首次将"分级诊疗"上升到制度层面，之后国务院办公厅和国家卫生健康委员会出台了一系列政策文件，从健全分级诊疗信息系统、探索分级诊疗医联体多种模式试点、改革医保支付方式、建设远程医疗协作网、建立医联体综合绩效考核制度、规范家庭医生签约服务等方面强化分级诊疗支撑环境，不断推进分级诊疗制度稳步发展。本文将政策发展分为分级诊疗概念提出时期、分级诊疗加速建设时期、分级诊疗体系完善时期、分级诊疗稳步推进时期，以及分级诊疗全面发展时期5个时期。

2. 全国基层医疗卫生服务体系的建设发展 在服务机构发展方面，2009—2017年，全国医院的机构数、床位数以及卫生技术人员数量增长速度均快于基层总体水平。政府财政补助方面，基层增长速度则要快于医院。

从卫生人力资源分布来看，2009—2017年，所有医疗卫生机构卫生技术人员（以下简称"卫技人员"）的数量都呈增长趋势，医院卫技人员数量增长速度（0.077）比基层（0.040）快，其中县级医院卫技人员增长速度与医院平均水平相当。从卫生人员质量来看，2018年全国医务人员调查数据显示，乡镇卫生院医务人员以大专学历（44.3%）、初（师）级职称（40.1%）为主，其他医疗卫生机构，包括社区卫生服务中心、县医院和城市二、三级医院医务人员均以大学本科学历为主，职称均以中级职称为主。与2013年相比，各类机构的大学本科及以上学历占比有所增长，高级职称比例也在增长，但各类医疗机构间相比，基层医疗卫生机构高学历增长的比例低于医院。

3. 全国基层医疗卫生服务体系的功能发挥 从居民就诊服务来看，诊疗量变化速度方面，2009—2017年，医院诊疗人次、门急诊人次以及出院人次增长速度均快于基层总体水平。但在基层机构中，社区卫生服务中心诊疗人次和门急诊人次增长速度快于医院，而卫生院诊疗人次、门急诊人次以及出院人次增长速度远慢于医院，甚至村卫生室诊疗人次与门急诊人次在后期呈负增长趋势。就诊流向方面，全国基层医疗卫生机构诊疗人次和门急诊人次占比呈下降趋势，诊疗人次占比从2009年的62%下降到2017年的54%，门急诊人次占比从2009年的61%下降到2017年的53%。医院的诊疗人次和门急诊人次占比均处于上升趋势，诊疗人次占比从2009年的35%增长到2017年的42%，门急诊人次占比从2009年的36%增长到2017年的43%。但在基层机构中，社区卫生服务中心占比呈上升趋势，卫生院和村卫生室占比呈下降趋势。从住院服务量看，2009—2017年，全国医疗卫生机构总的出院人次数，医院占6成以上且一直呈上升趋势，基层机构处于下降趋势，其中卫生院和社区卫生服务中心下降较为明显。

从居民就诊机构来看，2018年，患者两周内第一次就诊机构多在基层医疗卫生机构（67.5%），农村（73.6%）高于城市（61.3%）。对比2008年、2013年的全国卫生服务调查数据，2018年城市患者两周内第一次就诊机构为基层的比例有所上升，农村有所下降；城市患者在县/市/区医院和省/地/市医院就诊的比例有所下降，但农村患者有所增多。2018年调查数据显示，大多数居民选择就诊机构主要是因为距离近/方便，其次分别是机构技术水平以及有信赖的医生；对于不同级别机构选择的原因有所区别，基层机构选择主要考虑距离，而对医院的选择首先考虑技术水平。年龄和医疗保险对于是否在基层机构就诊有影响，在基层医疗卫生机构就诊比例最高的为0～14岁，其次是老龄组，新农合居民比非新农合居民更倾向于基层就诊。从疾病种类看，普通感冒、流行性感冒（以下简称"流感"）、上呼吸道感染、高血压以及肠胃炎患者大多选择基层机构就诊，就诊比例达7成以上。

近年来各地探索分级诊疗的各种模式，不少地区实行医联体模式。2018年调查显示，44.2%的患者就诊机构与转诊机构是医联体，城市略高于农村，分别是45.1%和43.2%；城市地区医联体占比为东部略高于西部，远高于中部地区；农村地区则相反，西部远高于中部和东部地区。

以普通感冒为例，对比2018年与2013年患者两周内就诊机构可见，感冒患者大部分在基层医疗卫生机构就诊，2018年总体比例为87%，低于2013年的88.4%；2018年感冒患者在县/市/区医院和省/地/市医院就诊的比例增高。从城乡来看，城市感冒患者到基层机构就诊的比例低于农村患者。从地区分布来看，西部地区城市感冒患者到基层就诊的比例略高于中部地区，较高于东部地区；西部地区农村感冒患者到基层就诊的比例低于中东部地区。

从住院机构选择来看，2018年调查显示，城市患者在基层卫生机构住院比例（10.2%）较2008年调查数据（6.7%）有所上升，省/地/市医院住院比例从2008年的46.6%下降到2018年的36.1%。农村患者2018年选择基层医疗卫生机构住院的比例（24.6%）较2008年（36.6%）、2013年（29.8%）下降，县/市/区医院住院的比例由2008年的50%上升到2018年的56.4%。

从基层卫生服务质量来看，总体上，绝大多数患者对于基层医疗卫生机构的门诊以及基层住院服务表示满意，且相较于2013年总体满意度有所提高。门诊服务方面，2013年、2018年患者对于基层医疗卫生机构就诊最不满意的原因依次是医疗费用、技术水平及服务态度。住院服务方面，2013年住院患者对基层医疗卫生机构住院最不满意的原因依次是医疗费用、技术水平及服务态度，2018年技术水平超过医疗费用成为患者对基层医疗卫生机构住院最不满意的原因。

从平均每家机构拥有的卫生资源来看，每家基层医疗卫生机构拥有的床位数、卫技人员数及政府财政补助的增长速度均不低于医院的速度。

（二）案例地区分级诊疗制度下的基层卫生服务发展

1. 案例地区的分级诊疗实践模式　本次调查的案例地区分级诊疗主要模式分别为贵州省铜仁市的县域医共体与远程医疗协作网、青海省西宁市与同仁县的跨区域专科联盟以及广东省深圳市医院集团。

2. 案例地区分级诊疗实施状况　贵州省铜仁市倡导"市、县、乡、村"四级通联模式，两个案例地区均由区/县医院牵头、联合区/县域内基层医疗卫生机构组建县域医共体，该医共体最主要的特点是应用远程医疗。各牵头医院在贵州省卫健委的统一部署下，完成区域远程影像诊断、心电诊断中心的建设，并开展数字X线摄影（digital radiography，DR）以及心电远程医疗服务。其中，思南县人民医院每个月接受乡镇卫生院远程影像和心电诊断有100多例。绝大多数基层医疗卫生机构反映远程医疗的应用能在一定程度上帮助基层医疗卫生机构解决一些疑难杂症，提升基层医务人员的诊疗能力，帮助基层医疗卫生机构取得患者信任，将患者留在基层，有效促进了分级诊疗的开展。同时，采取区县医院和基层医疗卫生机构的人员双向流动等措施提升基层服务能力，包括医院的骨干医生下基层、基层医生到医院进修和对口健康扶贫行动等。但是调研也发现，贵州省案例地区分级诊疗实施仍然存在许多问题。远程医疗设备缺乏相应技术人员使用、医院下沉到基层的医生缺乏相应激励和管理约束机制、百姓常用药物无法在平台采购、基层简单手术开展受政策与能力限制、医保资金结余无明确使用标准、信息系统医防分离，以及大量公共卫生考核占据医务人员绝大多数时间精力，以上种种原因制约着分级诊疗的开展。

　　青海省各案例地区各区县医疗卫生机构除了分别与青海省心脑血管病专科医院、青海省仁济医院及黄南州人民医院等三甲医院组建松散型医联体外，还与西宁市第一人民医院以及妇幼保健中心、疾病控制中心等公共卫生机构共同组成健康服务共同体，目前健康服务共同体在初步运行状态。青海省案例地区松散型医联体主要的特征有两点：一是上级医院医生在基层坐诊1年及以上来帮扶基层医生提升诊疗水平以及专业技术能力；二是青海省各大医院利用优势专科，牵头组建八大专科联盟，促进资源横纵向流动。该松散型医联体虽然从多种渠道、各种方式提升了基层医疗卫生机构的诊疗服务能力，但是目前仍存在利益分配不均导致双向转诊不畅、患者先到上级医院诊疗后再到基层医疗卫生机构补开转诊单、基层医疗卫生机构重公卫任务考核而医疗能力被弱化、医务人员无时间参加培训等问题。

　　广东省深圳市罗湖区整合辖区所有公立医疗卫生机构，按照"人员编制一体化、运行管理一体化、医疗服务一体化"的原则，以"医保总额管理、结余奖励"的支付方式改革为动力，以组建一体化唯一法人代表的紧密型医疗集团为形式，构建以区域为中心的区域紧密型医联体，成立了医学检验、放射影像、消毒供应等6个资源共享中心。宝安区组建成立3个医疗集团，分别为宝安中医院集团、宝安人民医院集团及宝安第二人民医院集团。医疗集团通过慢性病管理首席专家、全科医生导师制、专家下沉等多种形式提升基层服务能力。基于健康罗湖等信息平台，提出出院即转诊的要求，推进双向转诊。分级实施以来，基层人员服务能力得到提高，居民对基层的接受程度提升，信任度增加。但同时还存在医院与基层转诊流程衔接有阻碍，各类信息系统还需整合，分配制度对工作积极性作用有限，尤其是公共卫生方面，公共卫生工作考核应更关注实效、提升工作效率等问题。

3. 案例地区基层卫生服务能力 从案例地区基层机构卫生服务能力来看，机构的病种治疗能力弱于诊断能力。调查的41家基层医疗卫生机构中，所有国家要求的66个病种均能初步诊断或确诊的有9家（贵州、青海、深圳各有3家），占比22.0%；21种及以上病种无法诊断的机构有4家（青海1家、深圳3家），占比9.8%；所有66个病种均能治疗或治愈的仅有1家机构，占比2.4%；31种及以上疾病无法治疗的机构有4家，占比9.8%。总体而言，机构对各科病种的诊疗能力由高到低依次为口腔科、耳鼻喉科、妇产科、外科和内科。调查机构自述不能确诊疾病的主要原因是，21个机构缺设备（52.5%）、18个机构人员能力不足（45.0%）；调查机构自述不能治疗的主要原因是，17个机构人员能力不足（42.5%）、11个机构缺设备（27.5%）。

从案例地区医务人员服务能力来看，医务人员的知识测试结果显示，得分由高到低依次为公共卫生人员、医生和护士；社区卫生服务中心医务人员的得分高于乡镇卫生院的医务人员。深圳市被调查的基层医务人员得分高于青海、贵州。医生平均得分为54.3±12.6分，及格率为30.0%，中心/站和卫生院/室医生平均得分分别为57.4±11.5分和49.2±12.7分，及格率分别为40.0%和12.8%。护士平均得分为50.3±11.1分，及格率为25.0%，中心/站和卫生院/室护士平均得分分别为52.5±10.6分和46.1±11.0分，及格率分别为32.6%和10.2%。公共卫生/防保人员平均得分为59.0±11.0分，及格率为49.6%，中心/站和卫生院/室公共卫生/防保人员平均得分分别为60.2±10.3分和57.5±11.7分，及格率分别为51.5%和47.3%。此次测试结果与2013年结果相比，医生和公共卫生/防保人员的及格率有所下降，分别下降了4个和7.1个百分点，护士及格率上升了3.4个百分点。

对医生的虚拟患者诊治能力测试结果则显示，总成绩及格率为30.1%，最高的维度是系统性为51.6%，其次是精准性为41.9%，最低的是敏捷性为3.2%。社区卫生服务中心医生测试及格率除了敏捷性维度，其余各维度和总成绩均高于乡镇卫生院医生测试及格率。地区及格率由高到低依次为深圳、青海和贵州。

社区卫生服务中心/站医务人员接受短期培训的比例高于卫生院/室，接受阶段性进修培训的比例医生较高（58.1%），其次是护士（37.2%），最低的是医技/药剂人员（17.8%）。

4. 案例地区基层机构的服务质量　患者对社区卫生服务站/村卫生室/诊所的评价较高，非常满意的占比为40.4%，最低的是县级及以上医院，为14.8%。从基层服务的协调连续性来看，对向上转诊过程中，机构间协调的总体评价好的比例为85.3%，评价最差的要素是上级医生重复基层医疗卫生机构已经完成的检查（82.9%），其次是基层医生没有把患者的病情告知上级医生（58.3%）。评价最好的要素是基层医生会对转诊治疗的相关情况进行随访（74.3%），其次是上级医生了解之前的治疗方案（72.2%）、了解和掌握相关病情和检查结果（65.7%）、认同之前的治疗方案（63.9%）。在调查的患者中，病情稳定后上级医疗机构将患者下转至基层的非常少，仅有5人（5.9%）。患者对家庭医生评价较高的方面主要是预约就诊等候时间短（62.0%），其次是家庭医生提供的信息容易理解（51.9%）、对家庭医生的专业能力充满信心（51.6%）和家庭医生为我提供了足够的信息（51.2%）。

五、结论与建议

（一）结论

2009年医改以来，卫生资源总量趋向医院，农村基层资源增速较缓，但城市基层增速快于医院。

2009年医改以来，全国诊疗量总体持续流向医院，农村基层诊疗量占比下降，但城市基层占比上升。

2018年家庭卫生调查显示，患者两周首诊选择基层的比例占六成以上，农村高于城市，中部城市和西部农村比例较低，与2013年、2008年相比，城市两周首诊选择基层比例总体上升，农村比例下降。

2018年调查显示，绝大多数患者对基层就诊表示满意，比2013年总体满意度提高。全国各类医疗机构人员满意度比2013年均提高，但基层增幅较小。

案例地区结合各自实情，积极探索分级诊疗的实践模式，贵州省的县域医共体与远程医疗协作网、青海省的跨区域专科联盟以及广东省的医院集团实施初见成效，居民对基层信任度提升。

医联体内机构间协作与利益分配机制尚不够完善、基层卫生服务功能不均衡、基层卫生服务能力仍有限、卫生人员激励考核机制有待完善、基层机构药品配置不足、信息系统割裂等问题，是案例地区分级诊疗开展面临的困难与问题。

（二）建议

1. 继续加强基层卫生服务体系建设　要特别关注我国农村和中部地区，一是各级政府应进一步加大对基层的投入；二是充分利用经济激励与考核作用，提高医务人员的收入，同时体现多劳多得，提升基层人员的稳定性和工作积极性；三是继续通过多种途径包括订单培养、需求评估基础上的在岗培训、面授和互联网等现代技术等方式的培训与进修，以及对口支援、医联体内人员互动交流、远程医疗等形式，全面提升基层卫生服务能力。

2. 进一步明确各级医疗卫生机构功能定位　加强基层医疗卫生机构的功能发挥，重视基本医疗卫生服务的发展，有效控制目前医院的不断扩张趋势，防止基层医疗卫生机构进一步萎缩所致的无序诊疗状况加剧，明确不同层级、不同类别、不同举办主体医疗卫生机构的目标、职责以及功能定位。在加强基本公共卫生服务的同时，必须注意加强基本医疗服务能力，满足居民的基本医疗需求。基本公共卫生和基本医疗服务应密切结合，共同发展，建立信息共享、互联互通机制，推进慢性病防、治、管整体融合发展，实现医防结合；通过医联体、优质资源下沉、远程医疗等多种形式提升基层能力，并从医保等多方举措支持基层首诊、急慢分治；适当扩大基层用药范围，增加基层的药品配备，方便居民就医，以利于分级诊疗的实现。

3. 加大力度引进、留住基层人才，加强人员培训　要加强面向农村定向的免费医学生培养，鼓励学生基层就业，对于愿意去基层就业的学生，学校和基层医疗卫生机构可以制订一些优惠政策，比如专项基金及职称晋升等。制订有效合理的人才激励机制、工资分配制度，提高基层医务人员工作积极性，使其留在基层。结合基层医务人员工作实际需求及专业技能需要，合理设计人才培养和进修计划，进一步加强基层卫生人才的继续教育培养，不断提升其实际操作能力。

4. 加强医疗机构间协作，完善转诊制度及利益分配制度　应制定科学合理、明确、具体、严格的医疗机构间双向转诊流程、制度及实施细则。不同协作模式应该根据自身模式特点，制订相关制度机制，协调模式内不同级别机构间利益分配，鼓励大医院下转患者，提高基层上转及接受下转患者的积极性。

5. 继续完善医疗保障制度　一是改革医疗保险支付方式，积极推进按病种付费、按人头付费，积极探索按疾病诊断相关分组付费、按服务绩效付费，形成总额预算管理下的复合式付费方式；继续对基层和医院就诊者加大补偿比例差距；二是完善差别化补偿报销政策，拉大医院与基层医疗卫生机构医保补偿比例差距，引导患者合理就医。

6. 加强公众教育，引导公众合理就诊流向　提高居民对分级诊疗、合理就医的认识，同时也提高医务人员对基层服务的认识和支持，逐步实现首诊在基层、小病到社区的目标。

第一章
前　言

第一节　研究背景与目的

一、研究背景

分级诊疗是医疗卫生体系一种有序的诊疗格局和状态。分级诊疗的基本流程通常是由初级卫生保健机构提供首诊，先解决大部分健康问题，再根据部分患者的病情需要转诊给专科医生进一步诊疗。专科诊疗结束后再转回基层医疗卫生机构、康复机构或回到社区进行随访管理。从这一过程可以看出，分级诊疗的目的不是"分"，而是"合"，是不同级别、不同类型的医疗卫生机构在各自明确分工基础上的协调与合作。世界卫生组织（World Health Organization，WHO）的三级医疗服务模式，即医疗服务分为初级保健、二级医疗和三级医疗，或分为全科医疗和专科医疗。这是对医疗卫生服务的分级，而不是简单地对医疗卫生机构进行分级。从这个意义上讲，分级诊疗是根据患者病情需要，提供不同级别的医疗卫生服务，而不是要求患者按照医疗机构的级别逐级就诊。

计划经济时期，我国政府在有限的资源基础上，初步建立了具有中国特色的三级医疗卫生服务体系，并取得了世界公认的成绩。随着市场经济的发展，优质医疗卫生资源逐渐集中在城市公立医院，基层医疗卫生机构服务能力削弱。同时，由于现行医保制度对参保人行为的约束和管制不够、参保人自由就医等原因，导致患者流向大医院，形成了医疗资源配置和利用的"倒三角"，逐级就诊的有序就医格局被打破，出现大医院"一号难求"，基层医疗卫生机构"门可罗雀"的现象，群众"看病难、看病贵"的问题日益加剧。由此可见，医疗卫生资源分布的"倒三角"与群众健康需求的"正三角"之间的矛盾亟待解决。因此，完善医疗卫生服务体系，建立行之有效的分级诊疗制度迫在眉睫。

2009年，中共中央国务院提出新医改方案，鼓励医疗卫生机构共建共享，探索医联体的体制机制建设，带动基层医疗卫生服务能力和水平的提升，优化医疗资源配置，力图形成"小病在基层，大病去医院，康复回社区"的就医格局。

2015年9月，国务院办公厅印发的《关于推进分级诊疗制度建设的指导意见》中提出的"基层首诊、双向转诊、急慢分治、上下联动"的目标，与2015年WHO提出的"以人为本的一体化服务"的理念高度一致，即将包括健康促进、疾病预防、治疗和临终关怀等在内的各种医疗卫生服务和管理整合在一起，根据健康需要，协调各级、各类医疗卫生机构为患者提供终生连贯的服务。

2016年，在我国卫生和健康大会上，习近平总书记将分级诊疗制度放在了医改攻坚期需要重点突破的5项基本医疗卫生制度建设之首（分级诊疗制度、现代医院管理制度、全民医保制度、药品供应保障制度、综合监管制度）。

要实现分级诊疗必须拥有一个强大的基层卫生服务体系。然而，我国面临卫生资源总量不足、分布不均衡、结构不合理等问题，80%的医疗资源集中在大中型医院，基层医疗卫生资源严重不足，城乡医疗技术水平差异显著，使患者更加倾向于去大型医疗机构就诊，即便是普通门诊患者也选择去大医院就诊，严重制约了分级诊疗的推行。

如今，新医改已走过近十年的历程，基层卫生服务体系建设一直是医改的重中之重。基层卫生服务在功能、机制和资源投入方面取得长足进展，其能力和服务质量显著改善。然而，由于基层卫生服务和公立医院定位不清、运行机制扭曲、分工协作不足等原因，使得我国整体卫生服务体系以医院，尤其是三级医院为中心，尚未建成以基层卫生服务为中心的服务体系。另外，居民也对基层卫生服务质量存在或多或少的不信任。这些在一定程度上阻碍了患者的合理分流，造成患者过度集聚在大医院，以及医疗费用的过快上涨。

分级诊疗制度的核心和关键所在是要"健全布局合理、分工明确，以基层为重点和互相协作的分级诊疗服务体系"。因此，推动医疗服务供给侧的结构改革，明确不同医疗卫生机构在分级诊疗中的职责定位，加强医联体机制体制建设，带动基层医疗卫生服务能力和水平的提升，促进患者合理分流，成为现阶段深化医改的关键举措。其中，基层卫生服务的能力和质量能否满足所辖区域居民基本卫生服务需求（做好"守门人"角色）、能否承接医院下转的患者是分级诊疗制度能否实现的关键；没有基层卫生服务能力和质量的保障，分级诊疗便是一纸空话、空中楼阁。经过十年"强基层"建设，基层卫生服务体系建设如何？基层服务能力达到什么程度？基层服务质量是否有所改善？现阶段的能力和质量能否保障分级诊疗制度建设稳步推进？除此之外，分级诊疗制度的支撑环境是否很好地发挥保障激励作用？基层卫生服务还存在哪些不足，还需要做到什么，需要什么支持？这些便成为亟待研究的问题。

本研究将对新医改至今的基层卫生服务体系发展情况，特别是服务能力和服务质量进行较为系统的评估，并对其在分级诊疗制度建设中的功能定位、协作机制、政策导向和支撑环境进行评价，为分级诊疗制度的完善提供政策建议。

二、研究目的

评估分级诊疗制度下基层卫生服务体系，尤其是服务能力和质量及其支撑环境，为完善分级诊疗制度提供建议。

1. 评价新医改至今基层卫生服务体系建设的进展，特别是服务能力和质量。

2．评价基层卫生服务机构在分级诊疗中的功能发挥及分级诊疗的
实践。

3．评价分级诊疗的支撑环境，包括协调机制、激励机制、信息系
统、资源共享等。

第二节　研究内容与方法

一、研究框架

分级诊疗最终实现基层首诊、双向转诊，其制度核心和关键之一是坚实
的基层卫生服务体系。根据世界卫生组织（WHO）定义，卫生系统主要包括
筹资、卫生人力、服务技术、服务提供、卫生信息、领导和治理6个模块。

由此，本研究将基层卫生服务体系要素进行分析，重点探讨现阶段
基层卫生服务能力及支撑环境是否能够保障分级诊疗制度建设稳步推进
（图3-1-1）。

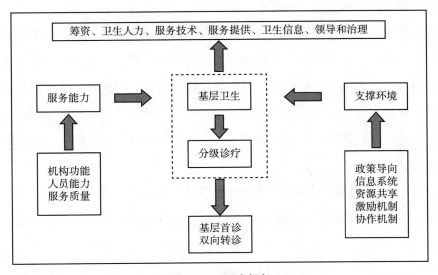

图3-1-1　研究框架

二、研究内容

（一）分级诊疗制度下全国基层卫生服务体系发展状况

1. 对全国分级诊疗制度政策的发展情况进行梳理　共分为分级诊疗概念提出时期、分级诊疗加速建设时期、分级诊疗体系完善时期、分级诊疗稳步推进时期，以及分级诊疗全面发展时期5个时期。

2. 全国基层卫生服务体系的建设发展　从组织网络、卫生人力资源分布与质量、政府财政补助、床位数量等医疗卫生资源数量及增长速度角度比较医院及不同基层医疗卫生机构建设情况。

3. 全国基层卫生服务体系的功能发挥　从居民就诊服务、居民就诊机构、卫生服务质量及卫生服务效率4个角度描述医疗卫生服务利用在医院及基层医疗卫生机构之间的流向情况。居民就诊服务中对不同层级医疗卫生机构诊疗人次、门急诊人次及出院人次变化速度及流向进行描述分析，从全国角度层面了解居民就诊流向变化情况；在居民就诊机构分析中利用全国卫生服务调查数据，对居民两周患病第一次就诊机构、普通感冒两周内就诊机构及年住院机构的选择进行分析，了解全国分级诊疗制度实施以来居民就诊机构的选择是否更多在基层机构。卫生服务质量中利用2013年、2018年国家卫生服务调查的数据，对患者基层就诊的满意度进行描述性分析和不同年份对比分析，以期侧面反映全国基层卫生服务质量的变化。卫生服务效率中对平均每家机构的年诊疗人次、年门急诊人次及年出院人次进行分析，比较医院与基层医疗卫生机构的卫生服务效率。

（二）案例地区分级诊疗制度下的基层卫生服务发展

本章对贵州省、青海省及广东省案例地区医联体服务模式、实施环境、具体实施、支撑环境、基层卫生服务能力、基层卫生服务质量以及存在的问题分别进行描述，结合定性访谈资料，总结各案例地区医联体实践效果及存在的问题，供其他地区医联体实践参考。其实施环境包括政策导向、激励机制、信息系统及协作机制等。基层服务能力包括机构病种服务能力及医务人员服务能力。利用糖尿病患者调查问卷，从血糖控制情况与患者感知服务质量两个方面侧面反映基层服务质量情况。

三、资料来源与收集方法

（一）现有文件

中华人民共和国国家卫生健康委员会、中华人民共和国中央人民政府等国家官方网站：收集2009年至今分级诊疗相关政策文件。

（二）全国性现有数据

2010—2018年中国卫生健康统计年鉴：收集不同类型医疗卫生机构的卫生技术人员数、床位数、诊疗人次数、门急诊人次数及住院人次数等数据。

全国第六次卫生服务调查：收集关于医务人员及患者的卫生服务利用等全国调查数据。

（三）案例地区现场调查

1. 案例地区与调查机构　国务院办公厅在2017年发布了《国务院办公厅关于推进医疗联合体建设和发展的指导意见》（国办发〔2017〕32号），该文件指出各地要根据本地区分级诊疗制度建设实际情况，组建不同形式的医联体，包括在城市组建医疗集团、县域组建医疗共同体、跨区域组建专科联盟，以及边远地区发展远程医疗4种模式。根据上述文件对于模式的划分，本研究分别选取了贵州省、青海省及广东省。其中，贵州省主要发展县域医共体及远程医疗协作，青海省主要发展跨区域专科联盟，广东省主要发展医疗集团。

在各省（直辖市）分别选择一个城市区和一个农村县作为案例地区，原则上在每个城市区/农村县按照大中小规模抽取6家社区卫生服务中心/

乡镇卫生院及 1～2 家综合医院，农村县要涵盖中心卫生院及一般卫生院。每家社区卫生服务中心/乡镇卫生院下抽取 1～2 家社区卫生服务站/村卫生室。具体地区和机构详见表 3-1-1。

表 3-1-1　案例地区和机构

省	市	区/县	社区卫生服务中心/乡镇卫生院	医院
贵州	铜仁	万山区	6家卫生院：大坪卫、下溪侗族、鱼塘侗族苗族乡、茶店街道、万山镇、谢桥 10家村卫生室：大龙村、槐花村、开天村、梅花村、土坪村、冲广坪站、谢桥村、龙门村、兴隆村、报溪村	万山区人民医院 铜仁市人民医院
		思南县	6家卫生院：许家坝镇、张家寨镇、邵家桥镇、塘头镇、大河坝镇、板桥乡 7家村卫生室：朝阳村、唐乔社区、青杠坝村、沙沟村、长江村、三汇村、泥溪村	思南县民族中医院 思南县人民医院
青海	西宁市	城西区	2家中心：虎台、西关大街 1家站：兴海站	
		城中区	3家中心：仓门街、南滩、南川东路	西宁市第一人民医院
		城东区	1家中心：东关大街	西宁市回族医院
	黄南州	同仁县	6家卫生院：兰采镇、隆务镇、保安镇、多哇镇、曲库乎镇、年都乎乡 1家村卫生室：直跃村	黄南州人民医院
广东	深圳市	罗湖区	9家社康中心：文华社康、桂圆街道社康、红岗社康、东门街道社康、莲塘街道社康、黄贝岭社康、草埔东社康、松园社康、笋岗社康	罗湖区人民医院
		宝安区	10家社康中心：海华社康、安乐社康、大浪社康、甲岸社康、布心社康、第五大道社康、海裕社康、海乐社康、假日名居社康、海富社康	宝安区人民医院

2. 定量调查　包括所选调查地区的区县基本情况调查、社区卫生服务中心/乡镇卫生院机构调查、病种能力筛查、卫生技术人员调查与知识测试、糖尿病患者接受服务情况调查（表 3-1-2）。

3. **定性调查**　包括：①行政管理部门管理人员访谈，包括市卫健局、区县卫健局负责人；②社区卫生服务中心/乡镇卫生院/社区卫生服务站/村卫生室负责人访谈；③社区卫生服务中心/乡镇卫生院医务人员访谈（表3-1-2）。

4. **现有资料收集**　包括卫生行政部门和社区卫生服务中心/乡镇卫生院的分级诊疗、医改、人员能力提升和激励等方面的文件和工作报告总结等（表3-1-2）。

表3-1-2　调查完成的数量

问卷情况		贵州	青海	深圳	合计
区县表（份）		2	4	2	8
机构问卷（份）	社区卫生服务中心/乡镇卫生院（份）	12	12	19	43
卫生人员问卷（份）	医生	74	67	67	208
	护士	46	48	62	156
	公共卫生/防保	79	36	18	133
	医技/药剂	39	32	49	120
病种筛查表（份）		12	12	17	41
临床医生虚拟患者测试（人数）		39	27	27	93
患者调查问卷（份）		86	68	54	208
定性访谈（人数）	机构管理人员　卫健局	3	6	7	16
	公立医院	4	7	1	12
	乡镇卫生院	10	16	0	26
	社区卫生服务中心	3	10	10	23
	医务人员小组（组）	9	3	3	15
	村医	5	7	0	12
	医务人员	4	8	6	18

四、资料整理与分析方法

问卷资料采用Epidata软件双遍录入并核对。

定量数据分析采用SPSS（22.0），主要采用基本的统计学描述，如算术平均数、中位数、比例、增长速度，必要时对不同年龄、不同经济收入、不同地区、不同年份的数据进行比较分析以及影响因素分析。主要指标包括医疗卫生机构诊疗人次增长速度、医疗卫生机构入院人次数增长速度、各级别医疗卫生机构数量增长速度、医疗卫生机构平均门诊人次、医疗卫生机构平均入院人次、卫生技术人员平均总收入、卫生技术人员学历构成情况、卫生技术人员职称构成情况等。

定性资料在根据录音逐字逐句转为文档后，采用主题框架法进行分析。首先根据访谈提纲和访谈中出现的新内容制订分析主题框架，利用MaxQDA（2018）进行编码，再将编码后的内容根据主题归类汇总后，形成分析报告。

第二章
分级诊疗制度下全国基层卫生服务
体系发展状况

第一节　全国分级诊疗制度政策的发展

本节是通过梳理全国分级诊疗相关政策，了解分级诊疗制度的政策导向。分级诊疗制度政策发展主要分为以下5个时期：分级诊疗概念提出时期、分级诊疗加速建设时期、分级诊疗体系完善时期、分级诊疗稳步推进时期，以及分级诊疗全面发展时期。为更好地对政策内容进行分析，图3-2-1从支撑环境的政策导向、信息系统、资源共享、激励机制以及协作机制角度对政策内容进行进一步的梳理。

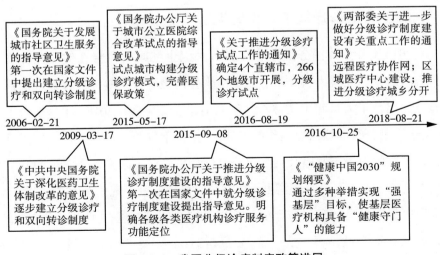

图3-2-1　我国分级诊疗制度政策进展

一、分级诊疗概念提出时期

"分级诊疗"在2009年的《中共中央国务院关于深化医药卫生体制改革的意见》中被首次提到，同年国务院出台的《国务院关于建立全科医生制度的指导意见》从基层守门人的方面作出了相关要求与指示。2013年7月18日，《国务院办公厅关于印发深化医药卫生体制改革2013年主要工作安排的通知》指出："要研究推进基层首诊负责制试点，建立健全分级诊疗、双向转诊制度和机制，增强医疗服务连续性和协调性。"表明分级诊疗已经成为我国深化医药卫生体制改革重要内容之一。

2015年5月6日，国务院办公厅出台以《关于城市公立医院综合改革试点的指导意见》为首的一系列政策，首次将"分级诊疗"上升到制度层面，并要求全力部署分级诊疗。同年，国务院办公厅出台的《关于推进分级诊疗制度建设的指导意见》进一步对分级诊疗制度建设的原则、重点以及目标任务进行了明确，并强调提高基层服务能力是分级诊疗的重点。

二、分级诊疗加速建设时期

2016年开始，国务院办公厅和国家卫生健康委员会在健全医保支付方式改革、完善人事政策、家庭医生签约服务模式等分级诊疗配套措施方面出台了大量政策文件。国家卫生健康委员会在2016年8月出台了《关于推进分级诊疗试点工作的通知》，持续推进分级诊疗建设，在同月召开的全国卫生与健康大会上，分级诊疗被确定为未来需要突破的五项制度之首。习近平总书记指出，要在分级诊疗制度、现代医院管理制度、全民医保制度、药品供应保障制度以及综合监管制度5项基本医疗卫生制度上取得突破，再一次明确了分级诊疗的重要性与紧迫性。同年12月，国务院出台《国务院关于印发"十三五"深化医药卫生体制改革规划的通知》，要求加快推进分级诊疗制度建设，并健全基于互联网、大数据技术的分级诊疗信息系统，提出"大力推进面向基层、偏远和欠发达地区的远程医疗服务体系建设，鼓励二三级医院向基层医疗卫生机构提供远程服务，提升远程医疗服务能力，利用信息化手段促进医疗资源纵向流动，提高优质医疗资源可及性和医疗服务整体效率。推进大医院与基层医疗卫生机构、全科医生与专科医生的资源共享和业务协同，健全基于互联网、大数据技术的分级诊疗信息系统"。截至2016年底，我国在266个城市开展了分级诊疗试点，占全国城市总数的88.1%。

三、分级诊疗体系完善时期

2017年开始，国务院、国家卫生健康委员会相继出台了政策文件对分级诊疗试点、家庭医生签约服务覆盖率等提出指标要求，并强调要全面启动多种形式的医疗联合体建设试点，提出"全面启动多种形式的医疗联合体建设试点，三级公立医院要全部参与并发挥引领作用，建立促进优质医疗资源上下贯通的考核和激励机制，增强基层服务能力，方便群众就近就医。探索对纵向合作的医疗联合体等分工协作模式实行医保总额付费等多种方式，推动医疗联合体成为服务共同体、责任共同体、利益共同体、管理共同体。开展诊疗—康复—长期护理连续服务模式试点。2017年6月底前各省（区、市）要明确推进医疗联合体建设的工作方案。综合医改试点省份每个地市以及分级诊疗试点城市至少建成1个有明显成效的医疗联合体"。逐步实行按病种付费为重点的多元复合式医保支付方式，提出"针对不同医疗服务特点，推进医保支付方式分类改革。对住院医疗服务，主要按病种、按疾病诊断相关分组付费，长期、慢性病住院医疗服务可按床日付费；对基层医疗服务，可按人头付费，积极探索将按人头付费与慢性病管理相结合；对不宜打包付费的复杂病例和门诊费用，可按项目付费。探索符合中医药服务特点的支付方式，鼓励提供和使用适宜的中医药服务。原则上对诊疗方案和出入院标准比较明确、诊疗技术比较成熟的疾病实行按病种付费"。政策要求到2020年，各地要在总结试点经验的基础上，全面推进医联体建设，所有二级医院以及政府办基层医疗卫生机构全部参与医联体。

四、分级诊疗稳步推进时期

2018年，国家层面出台的相关政策，其发文机关由国务院与国家卫生健康委员会转为国家卫生健康委员会具体处室（医政医管局、基层卫生健康司、体制改革司），政策文件内容对于分级诊疗的要求也更为具体，从远程医疗协作网的建设、家庭医生团队人员设置到医联体综合绩效考核制度的建立。国家卫生健康委员会办公厅发布的《关于印发进一步改善医疗服务行动计划（2018—2020年）考核指标的通知》从远程医疗服务、信息化建设、临床路径完成率等方面对医疗卫生机构提出了考核要求，《关于规范家庭医生签约服务管理的指导意见》对家庭医生资质及家庭医生团队进行了明确的要求。

五、分级诊疗全面发展时期

2019年至今，国家继续大力推进分级诊疗制度建设，指导各地以病种为抓手建立分工协作机制，促进分级诊疗开展，同时开始探索社区医院的试点建设。《国务院办公厅关于印发深化医药卫生体制改革2019年重点工作任务的通知》中指出："指导各地以病种为抓手，明确不同级别和类别医疗机构的职责和功能定位，建立分工协作机制，促进分级诊疗。推动三级医院主动调整门诊病种结构，逐步扩大日间手术病种。重点在100个城市建设城市医疗集团，在500个县建设县域医疗共同体。引导医疗联合体，特别是医疗共同体有序发展，鼓励包括社会办医疗机构在内的各级各类医疗机构平等参与和适度竞争，促进优质医疗资源下沉，避免大医院'跑马圈地''虹吸患者'等问题。开展医疗联合体建设情况评估。"

分级诊疗相关政策及其主要内容见表3-2-1。

表3-2-1 分级诊疗政策梳理

支撑环境	时间	文件名称	主要内容
政策导向	2009年3月	《中共中央国务院关于深化医药卫生体制改革的意见》	首次提到 "分级诊疗" 概念：逐步建议建立分级诊疗和双向转诊制度，为群众提供便捷、低成本的基本医疗卫生服务
	2009年7月	《国务院关于建立全科医生制度的指导意见》	论述全科医生制度的重要性和必要性、全科医生的培养制度、执业方式、激励机制等
	2015年9月	《关于推进分级诊疗制度建设的指导意见》	全面部署分级诊疗，加入 "组织实施" 部分：稳妥推进试点，加强宣传引导
	2015年5月	《关于城市公立医院综合改革试点的指导意见》	首次将 "分级诊疗" 上升到制度层面：构建分级诊疗服务模式，完善与分级诊疗相适应的医保政策
	2016年4月	《关于做好2016年新型农村合作医疗工作的通知》	完善针对不同级别医疗机构的差异化支付政策，支持参合（保）居民与基层医疗卫生机构家庭医生团队开展签约服务，推进分级诊疗制度建设
	2016年8月	《关于推进分级诊疗试点工作的通知》	266个地级市作为试点城市开展分级诊疗试点工作
	2016年10月	《"健康中国2030" 规划纲要》	完善家庭医生签约服务，全面建立成熟完善的分级诊疗制度，形成基层首诊、双向转诊、上下联动，急慢分治的合理就医秩序，健全治疗、康复、长期护理服务链
	2017年5月	《关于做实做好2017年家庭医生签约服务工作的通知》	2017年，以省（区、市）为单位要在85%以上的地市开展家庭医生签约服务工作
	2016年11月	《国务院深化医药卫生体制改革领导小组关于进一步推广深化医药卫生体制改革经验的若干意见》	建立 "1＋1＋1" 的组合签约服务模式

续　表

支撑环境	时间	文件名称	主要内容
支撑环境	2018年4月	《国务院关于落实〈政府工作报告〉重点工作部门分工的意见》	加大医护人员培养力度，加强全科医生、儿科医生队伍建设，推进分级诊疗和家庭医生签约服务。通过发展"互联网+医疗"，医联体等，把优质医疗资源下沉
	2019年1月	《国家医学中心和国家区域医疗中心设置实施方案》	在区域、省域建设医学高地，促进优质医疗资源的均衡分布，全力推动卫生健康事业高质量发展，减少患者的跨区域流动，助推分级诊疗制度建设
	2019年2月	《国家卫生健康委办公厅关于开展社区医院建设试点工作的通知》	在自愿申请的基础上，2019年在河北等20个省（区、市）开展试点，2020年任务结束评估的基础上稳步推进
	2019年11月	《国务院深化医药卫生体制改革领导小组印发关于以药品集中采购和使用为突破口进一步深化医药卫生体制改革若干政策措施的通知》	形成以带量采购、招采合一、质量优先，确保用量，保证回款为特点的国家组织药品集中采购模式
协作机制	2013年7月	《国务院办公厅关于印发深化医药卫生体制改革2013年主要工作安排的通知》	要研究推进基层首诊负责制试点，建立健全分级诊疗、双向转诊制度机制，增强医疗服务连续性和协调性
	2017年1月	《国务院关于印发"十三五"深化医药卫生体制改革规划的通知》	多方位推进分级诊疗：因地制宜推广城市紧密型医联体、县域医共体、专科联盟、远程医疗协作网等
	2017年1月	《国务院办公厅关于印发中国防治慢性病中长期规划（2017—2025年）的通知》	优先将慢性病患者纳入家庭医生签约服务范围，积极推进高血压、糖尿病、心脑血管疾病、肿瘤、慢性呼吸系统疾病等患者的分级诊疗

续　表

支撑环境	时间	文件名称	主要内容
	2017年3月	《国务院关于落实〈政府工作报告〉重点工作部门分工的意见》	全面启动多种形式的医疗联合体建设试点
	2017年4月	《国务院办公厅关于推进医疗联合体建设和发展的指导意见》	推动构建分级诊疗制度,实现发展方式由以治病为中心向以健康为中心转变
	2018年8月	《两部门关于进一步做好分级诊疗制度建设有关重点工作的通知》	重点推进重大疾病和短缺医疗资源专科联盟建设,加快远程医疗协作网建设,促进优质医疗资源下沉,以区域医疗中心建设为重点推进分级诊疗区域分开,以县医院能力建设为重点推进分级诊疗城乡分开,以三级医院日间服务为重点推进分级诊疗急慢分开
	2019年1月	《关于进一步加强公立医疗机构基本药物配备使用管理的通知》	鼓励在城市医疗集团和县域医共体内,探索建立统一的药品采购目录并供应保障机制,牵头医院采取有效措施加强上级医疗机构对下级医疗机构用药指导和帮扶作用,逐步实现药品供应和药学服务同质化
	2019年5月	《国务院办公厅关于印发深化医药卫生体制改革2019年重点工作任务的通知》	指导各地以病种为抓手,明确不同级别和类别医疗机构的职责和功能定位,建立分工协作机制,促进分级诊疗
	2019年5月	《关于推进紧密型县域医疗卫生共同体建设的通知》	到2020年底,在500个县(含县级市、市辖区,下同)初步建成目标明确、权责清晰,分工协作的新型县域医疗卫生服务体系,逐步形成服务、责任、利益、管理的共同体

续　表

支撑环境	时间	文件名称	主要内容
激励机制	2016年5月	《关于印发推进家庭医生签约服务指导意见的通知》	健全相关医保支付和人事政策：健全有利于分级诊疗和家庭医生签约服务的基本医疗保险支付政策、人事政策
	2017年4月	《关于做好2017年新型农村合作医疗工作的通知》	助力分级诊疗制度建设，将符合规定的家庭医生签约服务费纳入医保制度范围
	2017年6月	《国务院办公厅关于进一步深化基本医疗保险支付方式改革的指导意见》	实行多元复合式医保支付方式；重点推行按病种付费，开展按疾病诊断相关分组付费试点；完善按人头付费、按床日付费等支付方式；强化医保对医疗行为的监管
	2018年1月	《国务院办公厅关于改革完善全科医生培养与使用激励机制的意见》	建立健全适应行业特点的全科医生培养制度；全面提高全科医生职业吸引力；加强贫困地区全科医生队伍建设
资源共享	2016年12月	《国务院关于印发"十三五"深化医药卫生体制改革规划的通知》	推进大医院与基层医疗卫生机构、全科医生与专科医生的资源共享和业务协同。
信息系统	2016年12月	《国务院关于印发"十三五"深化医药卫生体制改革规划的通知》	健全基于互联网、大数据技术的分级诊疗信息系统
	2018年4月	《国务院办公厅关于促进"互联网＋医疗健康"发展的意见》	健全"互联网＋医疗健康"服务体系；完善"互联网＋医疗健康"支撑体系

第二节　全国基层卫生服务体系的建设发展

医疗卫生服务体系的健康发展是分级诊疗制度顺利实施的基本保障，基层卫生服务体系是分级诊疗制度实施的基石。卫生服务体系由医疗卫生服务机构、预防保健服务机构以及基层卫生保健服务机构组成。本节利用全国卫生统计年鉴数据（2009—2017年），重点对全国各类医疗卫生机构，尤其是基层医疗卫生服务网络和人财物资源投入，包括机构的数量、床位数、人员数、政府财政补助进行总体描述、机构间对比分析以及不同年份的变化趋势分析，并分析两段卫生改革期间的变化速度，以了解全国医疗卫生服务体系，尤其是基层医疗卫生服务体系的发展状况。

一、服务机构

2009—2017年，医院机构整体数量增长速度高于基层医疗卫生机构，其中县级医院机构数的增长速度高于医院的平均水平。

将基层机构细分来看，可以发现在医改第一阶段（2009—2012年），社区卫生服务中心的机构数量增长速度（0.162）高于医院（0.045），门诊部机构数量增长速度在两个阶段都比医院快。卫生院机构数量则持续负增长（表3-2-2）。

二、卫生人力资源

（一）人员分布

总体来说，2009—2017年，所有医疗卫生机构卫生技术人员（以下简称"卫技人员"）数量都呈增长趋势，医院卫技人员数量增长速度（0.077）比基层（0.04）快，其中县级医院卫技人员数量增长速度与医院平均水平相当。

社区卫生服务中心在医改第一阶段（2009—2012年）快速引进卫技

表3-2-2 2009—2017年全国各类医疗卫生机构数量变化情况（个）

年份	医院			基层医疗卫生机构						
	小计	县级	小计	社区卫生服务中心	社区卫生服务站	卫生院	村卫生室	门诊部	其他	其他
2009	20 291	9238	882 153	5216	22 092	39 627	632 770	7639	174 809	14 127
2010	20 918	9621	901 709	6903	25 836	38 765	648 424	8291	173 490	14 300
2011	21 979	10 337	918 003	7861	24 999	37 962	662 894	9218	175 069	14 407
2012	23 170	10 940	912 620	8182	25 380	37 707	653 419	10 134	177 798	14 507
2013	24 709	11 722	915 368	8488	25 477	37 608	648 619	11 126	184 050	34 321
2014	25 860	12 365	917 335	8669	25 569	37 497	645 470	12 030	188 100	38 237
2015	27 587	13 074	920 770	8806	25 515	37 341	640 536	13 282	195 299	35 171
2016	29 140	13 640	926 518	8918	25 409	37 241	638 763	14 779	21 408	27 736
2017	31 056	14 482	933 024	9147	25 505	37 094	632 057	17 649	211 572	22 569
增长速度	0.055	0.058	0.007	0.073	0.018	-0.008	0	0.110	0.024	0.060
第一阶段	0.045	0.058	0.011	0.162	0.047	-0.016	0.011	0.099	0.006	0.009
第二阶段	0.060	0.058	0.004	0.023	0.001	-0.003	-0.007	0.117	0.035	0.092

人员，这一阶段卫技人员数量增长速度达到0.195，同一阶段医院卫技人员数量增长速度仅为0.082。

基层医疗卫生机构中，门诊部在医改之后一直处于人员扩招状态，卫技人员数量增长速度在两个医改阶段均比医院快（表3-2-3）。

进一步分析每家机构拥有的卫技人员数发现，2009—2017年，所有医疗卫生机构平均拥有的卫生技术人员数量都呈增长趋势，平均每家医院拥有卫技人员数量从157.7人增加到186.3人，但平均每家县级医院拥有的卫技人员数增加幅度相对稍低，从158.9人增加到175.5人；每家基层医疗卫生机构拥有的卫技人员数量从2.1人增加到2.7人（表3-2-4）。

表3-2-3　2009—2017年全国各类医疗卫生机构卫生技术人员数量变化情况（万人）

年份	医院		基层医疗卫生机构							其他
	小计	县级	小计	社区卫生服务中心	社区卫生服务站	卫生院	村卫生室	门诊部	诊所等	
2009	320.0	146.8	183.3	17.1	7.9	98.5	13.8	7.3	38.6	50.2
2010	343.8	156.7	191.4	23.7	9.4	99.5	12.1	8.0	38.6	52.4
2011	370.6	169.7	196.2	27.6	9.2	99.2	13.4	8.6	38.2	53.5
2012	405.8	185.8	205.2	29.2	9.5	102.7	14.8	9.9	39.0	56.6
2013	442.5	202.7	213.8	31.1	9.5	105.2	15.7	11.1	41.1	64.8
2014	474.2	216.5	217.7	32.3	9.4	106.2	15.8	11.9	42.0	67.1
2015	507.1	227.2	225.8	33.6	9.5	108.6	16.6	13.3	44.2	67.9
2016	541.5	240.0	235.4	34.8	9.8	112.4	16.9	15.0	46.5	68.5
2017	578.5	254.1	250.5	37.0	10.4	116.3	17.8	18.6	50.4	69.8
增长速度	0.077	0.071	0.040	0.101	0.035	0.021	0.032	0.123	0.034	0.042
第一阶段	0.082	0.082	0.038	0.195	0.062	0.014	0.024	0.106	0.004	0.041
第二阶段	0.073	0.065	0.041	0.048	0.019	0.025	0.037	0.134	0.052	0.043

表3-2-4　2009—2017年全国各类医疗卫生机构平均拥有卫生技术人员数情况（人）

年份	医院		基层医疗卫生机构							
	小计	县级	小计	社区卫生服务中心	社区卫生服务站	卫生院	村卫生室	门诊部	诊所等	其他
2009	157.7	158.9	2.1	32.9	3.6	24.9	0.2	9.6	2.2	35.5
2010	164.4	162.9	2.1	34.3	3.7	25.7	0.2	9.7	2.2	36.6
2011	168.6	164.2	2.1	35.1	3.7	26.1	0.2	9.3	2.2	37.1
2012	175.1	169.9	2.2	35.7	3.7	27.2	0.2	9.8	2.2	39.0
2013	179.1	172.9	2.3	36.7	3.7	28.0	0.2	10.0	2.2	18.9
2014	183.4	175.1	2.4	37.3	3.7	28.3	0.2	9.9	2.2	17.6
2015	183.8	173.8	2.5	38.2	3.7	29.1	0.2	10.0	2.3	19.3
2016	185.8	175.9	2.5	39.0	3.9	30.2	0.3	10.1	2.3	24.7
2017	186.3	175.5	2.7	40.5	4.1	31.4	0.3	10.5	2.4	30.9
增长速度	0.021	0.012	0.033	0.026	0.016	0.029	0.033	0.011	0.009	-0.017
第一阶段	0.036	0.023	0.027	0.028	0.014	0.031	0.013	0.006	-0.002	0.032
第二阶段	0.012	0.007	0.036	0.025	0.018	0.029	0.044	0.015	0.016	-0.045

从增长速度来看，2009—2017年，每家医院拥有的卫技人员数增长速度呈下降趋势，从第一阶段的0.036下降到第二阶段的0.012。每家县级医院拥有的卫技人员数增长速度从第一阶段的0.023下降到0.007。每家基层医疗卫生机构拥有的卫技人员数增长速度从第一阶段的0.027增长到0.036。

（二）人员质量

本部分利用2013年、2108年全国医疗卫生人员调查数据，对全国基层医务人员的学历、职称进行描述性分析和机构间对比分析，以期综合反映全国基层医务人员服务质量。

1. **医务人员学历构成**　2018年调查数据显示，除乡镇卫生院以外，医疗机构医务人员学历均以大学本科为主，其中社区卫生机构人员本科及以上学历者占比为51.1%、县医院为70.8%、城市二级医院为66.9%、城市三级医院为55.0%（表3-2-5）。乡镇卫生院医务人员以大专学历为主（占比为44.3%）。医院医务人员本科及以上学历的比例高于基层医疗卫生机构。

与5年前相比，城市三级医院和城市二级医院中医务人员大学本科及以上学历比例有所增高，其中城市三级医院的博士、硕士和大学本科学历医务人员占比分别增长了0.2个、6.3个和0.4个百分点，城市二级医院博士、硕士和大学本科医务人员占比分别增长了0.4个、1.8个和9.2个百分点。

县医院、社区卫生机构和乡镇卫生院医务人员的大学本科和硕士学历比例有所增长，其中县医院医务人员大学本科和硕士比例分别增长13个和1.2个百分点，社区卫生机构医务人员本科和硕士比例分别增长11.8个和0.6个百分点，乡镇卫生院医务人员本科和硕士比例分别增长18.1个和0.1个百分点。

乡镇卫生院医务人员本科比例增长高于社区卫生机构，硕士增长比例低于社区卫生机构。不同级别医疗机构间相比，基层医疗卫生机构高学历增长的比例低于医院。

表3-2-5　2013年、2018年全国调查机构医务人员学历构成（%）

学历	城市三级医院		城市二级医院		县医院		社区卫生机构		乡镇卫生院	
	2018年	2013年	2018年	2013年	2018年	2013年	2018年	2013年	2018年	2013年
博士	5.8	5.6	0.5	0.1	0.1	0.2	0	0.1	0	0.1
硕士	29.2	22.9	6.8	5.0	3.6	2.4	1.6	1.0	0.3	0.2
大学本科	55.0	54.6	66.9	57.7	70.8	57.8	51.1	39.3	37.5	19.4
大专	9.3	15.1	22.6	28.7	21.0	30.1	37.3	40.4	44.3	49.1
中专/中技	0.7	1.6	2.9	7.9	4.2	9.0	9.3	17.5	16.8	29.0
高中/技校	0.1	0.1	0.2	0.5	0.2	0.5	0.6	1.2	0.8	1.7
初中及以下	0	0.1	0.1	0.1	0	—	0.1	0.5	0.3	0.5

2. 医务人员的职称构成　2018年乡镇卫生院以师（初）级职称为主（40.1%），其他医疗机构均以中级职称为主，其中社区卫生机构为38.4%、县医院为34.9%、城市二级医院为37.2%、城市三级医院为35.8%（表3-2-6）。医院高级职称的比例高于基层医疗卫生机构。

与5年前相比，除了城市三级医院，其他医疗机构高级职称的比例均有所增长，其中城市二级医院副高级和正高级职称的比例分别增长了2.6个和0.6个百分点，县医院副高级和正高级职称比例分别增长了2.1个和1.8个百分点，社区卫生机构副高级职称比例增长了1.9个百分点，乡镇卫生院副高级和正高级职称比例分别增长了3.2个和0.1个百分点。

表3-2-6　2013年、2018年全国调查机构医务人员职称构成（%）

职称	城市三级医院		城市二级医院		县医院		社区卫生机构		乡镇卫生院	
	2018年	2013年	2018年	2013年	2018年	2013年	2018年	2013年	2018年	2013年
正高	8.0	9.5	3.7	3.1	4.1	2.3	1.2	1.2	0.4	0.3
副高	19.6	20.2	15.5	12.9	16.9	14.8	8.7	6.8	5.9	2.7
中级	35.8	33.4	37.2	37.9	34.9	38.8	38.4	36.4	25.3	23.9
师（初）级	29.8	27.1	32.7	32.2	32.1	30.4	33.2	35.7	40.1	38.6
士级	4.0	6.6	7.3	10.3	7.1	9.9	12.6	15.0	17.0	25.2
无职称	2.8	3.3	3.7	3.6	4.8	3.8	5.9	4.9	11.3	9.3

（三）政府财政补助

总体而言，2009—2017年，无论医院还是基层医疗卫生机构，政府财政补助都在逐年增加。

从总体增长速度来看，基层的财政补助增速高于医院，尤其是在医疗卫生改革的第一阶段，政府对社区卫生服务中心和卫生院的财政补助增速远高于医院，但到医疗卫生改革的第二阶段，增速都变缓，出现基层财政补助增速稍低于医院（表3-2-7）。

综合全国各类医疗卫生机构数量变化情况，进一步分析每家机构的财政补助，可以看出2009—2017年，所有医疗卫生机构的政府财政补助均呈增长趋势。平均每家医院的财政补助从326.8万元（2009年，全国20 291家医院财政补助收入共计6 631 731万元）增长到763万元（2017年，全国31 056家医院财政补助收入共计23 695 348万元），平均每家基层医疗卫生机构的财政补助从3.1万元（2009年，全国882 153家基层医疗卫生机构财政补助收入共计2 758 826万元）增长到19.1万元（2017年，全国933 024家基层医疗卫生机构财政补助收入共计17 844 180万元）（表3-2-7）。

从每家机构财政补助增长速度来看，基层医疗卫生机构每一阶段的增长速度均比医院快，第一阶段医院和基层医疗卫生机构平均财政补助增长速度分别为0.206和0.484，第二阶段医院和基层医疗卫生机构平均财政补助增长速度分别为0.153和0.146（表3-2-7）。

（四）机构床位

总体来说，医院床位数量增长速度快于基层医疗卫生机构床位数量增长速度，两者均在医改第二阶段速度放缓，其中，县级医院床位数的增长速度基本高于医院平均水平。

同样，将基层机构进行细分，可以发现社区卫生服务中心床位数量平均增长速度（0.088）与医院持平，但在医改第一阶段增长速度（0.173）快于医院（0.101）。卫生院的增长速度则较低，社区卫生服务站与门诊部床位数量处于负增长状态，主要是因为医改第二阶段（2012—2017年）床位数量的萎缩（表3-2-8）。

2009—2017年，平均每家医院拥有的床位数在不断增加，从153.8张增加到197.1张，其中县级医院从131.3张增加到173.4张。基层总体上平均每个机构拥有的床位数也在增加，从1.2张增加到1.6张。基层中，社区卫生服务中心从19.4张增加到21.7张，卫生院从24.2张增加到35.1张，而社区卫生服务站和门诊部每机构拥有床位数减少（表3-2-9）。

表3-2-7　2009—2017年全国各类医疗卫生机构财政补助情况（万元）

年份	医院	基层医疗卫生机构						其他
		小计	社区卫生服务中心	社区卫生服务站	卫生院	门诊部	诊所等	
2009	6 631 731	2 758 826	721 776	70 804	1 921 659	44 575	12	3 962 822
2010	7 941 926	4 107 879	1 093 480	80 069	2 881 209	—	35	4 628 937
2011	10 127 705	6 855 081	1 843 860	78 092	4 871 537	61 516	76	5 877 212
2012	11 636 210	9 015 444	2 488 587	117 814	6 408 967	—	76	6 488 691
2013	13 100 250	10 491 951	2 829 856	163 334	7 498 719	—	43	7 718 234
2014	14 578 311	11 319 592	3 169 760	175 329	7 974 421	—	82	9 108 378
2015	18 776 496	13 973 640	3 868 907	178 846	9 925 850	—	38	10 462 938
2016	21 384 621	15 768 012	4 449 164	213 127	11 105 682	—	39	11 333 030
2017	23 695 348	17 844 180	5 164 271	254 007	12 425 763	—	139	12 782 982
增长速度	0.173	0.263	0.279	0.173	0.263	—	0.358	0.158
第一阶段	0.206	0.484	0.511	0.185	0.494	—	0.850	0.179
第二阶段	0.153	0.146	0.157	0.166	0.142	—	0.128	0.145

表3-2-8　2009—2017年全国各类医疗卫生机构床位数量变化情况（张）

年份	医院		基层医疗卫生机构						其他
	小计	县级	小计	社区卫生服务中心	社区卫生服务站	卫生院	门诊部	其他	其他
2009	3 120 773	1 212 611	1 099 791	101 448	29 811	959 889	8514	129	196 048
2010	3 387 437	1 329 021	1 192 242	137 628	31 186	1 014 075	9233	120	207 152
2011	3 705 118	1 484 831	1 233 721	157 322	29 810	1 037 212	9258	119	221 050
2012	4 161 486	1 708 075	1 324 270	163 556	39 654	1 109 814	11 116	130	239 019
2013	4 578 601	1 905 700	1 349 908	167 998	26 243	1 146 079	9245	343	253 382
2014	4 961 161	2 069 344	1 381 197	171 754	24 159	1 176 641	8306	337	258 856
2015	5 330 580	2 203 944	1 413 842	178 410	22 569	1 204 989	7716	158	270 792
2016	5 688 875	2 333 376	1 441 940	182 191	20 498	1 232 623	6474	154	279 638
2017	6 120 484	2 511 187	1 528 528	198 586	19 772	1 303 695	6308	167	291 240
增长速度	0.088	0.095	0.042	0.088	-0.050	0.039	-0.037	0.033	0.051
第一阶段	0.101	0.121	0.064	0.173	0.100	0.050	0.093	0.003	0.068
第二阶段	0.080	0.080	0.029	0.040	-0.130	0.033	-0.107	0.051	0.040

从平均每家机构拥有的床位数增长速度来看，2009—2017年，医院和基层医疗卫生机构平均拥有床位数增长速度第二阶段均比第一阶段低，医院从0.053降低到0.019，其中县级医院从0.059降低到0.021，基层医疗卫生机构从0.077降低到0.013。

表3-2-9　2009—2017年全国各类医疗卫生机构平均拥有床位数量情况（张）

年份	医院		基层医疗卫生机构						其他
	小计	县级	小计	社区卫生服务中心	社区卫生服务站	卫生院	门诊部	其他	
2009	153.8	131.3	1.2	19.4	1.3	24.2	1.1	0	13.9
2010	161.9	138.1	1.3	19.9	1.2	26.2	1.1	0	14.5
2011	168.6	143.6	1.3	20.0	1.2	27.3	1.0	0	15.3
2012	179.6	156.1	1.5	20.0	1.6	29.4	1.1	0	16.5
2013	185.3	162.6	1.5	19.8	1.0	30.5	0.8	0	7.4
2014	191.8	167.4	1.5	19.8	0.9	31.4	0.7	0	6.8
2015	193.2	168.6	1.5	20.3	0.9	32.3	0.6	0	7.7
2016	195.2	171.1	1.6	20.4	0.8	33.1	0.4	0	10.1
2017	197.1	173.4	1.6	21.7	0.8	35.1	0.4	0	12.9
增长速度	0.031	0.035	0.037	0.014	−0.059	0.048	−0.119	—	−0.009
第一阶段	0.053	0.059	0.077	0.010	0.072	0.067	−0.000	—	0.059
第二阶段	0.019	0.021	0.013	0.016	−0.129	0.036	−0.183	—	−0.048

第三节　全国基层卫生服务体系的功能发挥

一、居民就诊服务分析

（一）诊疗量变化速度

1. 诊疗人次变化速度　根据我国医疗卫生改革的阶段（2009—2012年为第一阶段，2012—2017年为第二阶段）分析全国各类医疗卫生机构的诊疗人次变化速度，总体而言，医院在每一个阶段诊疗人次的增长速度都快于基层，其中县级医院诊疗人次的增长与医院总体类似。

但基层中的社区卫生服务中心诊疗人次的平均增长速度（0.111）以及第一阶段增长速度（0.204）均远高于医院（0.075，0.098）；基层中的门诊部诊疗人次的平均增长速度（0.089）和第二阶段增长速度（0.098）也快于医院（0.075，0.062）；而卫生院和村卫生室诊疗人次的增长速度远低于医院，甚至村卫生室诊疗人次在第二阶段呈负增长状态，从而使基层诊疗人次的总体增长速度低于医院（表3-2-10）。

2. 门急诊人次变化速度　各医疗卫生机构门急诊人次增长速度方面反映的情况和诊疗人次也类似。总体来看，医院门急诊人次的增长速度在两个阶段均高于基层。

但从基层内各机构来看，社区卫生服务中心门急诊人次总体增长速度（0.113）以及第一阶段的增长速度（0.208）均高于医院（0.076，0.098）；门诊部门急诊人次的平均增长速度（0.077）和第二阶段增长速度（0.095）也高于医院（0.076，0.063）。然而，卫生院和村卫生室的增长速度低于医院，尤其村卫生室在第二阶段呈负增长，使得基层门急诊人次总体增长速度低于医院（表3-2-11）。

3. 出院人次变化速度　从变化速度来看，医院两个阶段的出院人次数增长速度（0.145，0.082）均远高于基层（0.004，0.008），但是基层中社区卫生服务中心在第一阶段（2009—2012年）出院人次数增长速度（0.175）大于医院（0.145），护理站第一阶段的出院人次数增长速度非常快，达到0.657。卫生院的增长速度较慢，社区卫生服务站、门诊部出院人次数则一直处于负增长状态（表3-2-12）。

表3-2-10 2009—2017年全国各类医疗卫生机构诊疗人次变化情况（万人次）

年份	医院		基层医疗卫生机构							其他
	小计	县级	小计	社区卫生服务中心	社区卫生服务站	卫生院	村卫生室	门诊部	诊所等	
2009	192 194	64 564	339 237	26 080	11 617	91 946	155 170	6087	48 337	17 337
2010	203 963	68 535	351 156	34 740	13 711	90 119	165 702	6561	40 322	28 643
2011	225 884	75 947	380 560	40 950	13 704	87 754	179 207	7084	51 862	20 679
2012	254 162	86 695	410 921	45 475	14 394	97 767	192 708	7540	53 038	23 751
2013	274 178	93 016	432 431	50 789	14 921	101 713	201 218	8379	55 412	24 792
2014	297 207	100 934	436 395	53 619	14 912	103 759	198 629	8786	56 691	26 585
2015	308 364	103 090	434 193	55 903	14 742	106 256	189 407	9394	58 490	26 786
2016	326 956	108 447	436 663	56 327	15 562	109 115	185 264	10 289	60 108	29 551
2017	343 892	114 110	442 892	60 743	15 982	112 298	178 933	12 045	62 890	31 516
增长速度	0.075	0.074	0.034	0.111	0.041	0.025	0.018	0.089	0.033	0.078
第一阶段	0.098	0.103	0.066	0.204	0.074	0.021	0.075	0.074	0.031	0.111
第二阶段	0.062	0.056	0.015	0.060	0.021	0.028	-0.015	0.098	0.035	0.058

表3-2-11 2009—2017年全国各类医疗卫生机构门急诊总人次变化情况（万人次）

年份	医院	基层医疗卫生机构							其他
		小计	社区卫生服务中心	社区卫生服务站	卫生院	村卫生室	门诊部	诊所等	
2009	187 542	314 514	24 529	10 635	89 467	137 107	6007	46 770	16 684
2010	199 178	335 067	32 920	12 811	87 337	146 606	6477	48 916	17 887
2011	221 085	353 562	38 829	12 903	85 096	159 231	7017	50 487	19 834
2012	248 309	381 996	43 193	13 425	94 342	172 256	6900	51 880	22 688
2013	267 902	404 453	48 286	13 968	98 652	181 619	7595	54 333	23 698
2014	290 294	410 192	51 202	14 363	100 929	180 045	8016	55 637	25 378
2015	301 655	409 213	53 458	14 215	103 526	172 049	8603	57 361	26 079
2016	319 710	411 870	53 791	14 981	106 121	168 674	9427	58 876	28 454
2017	336 302	417 973	57 767	15 426	108 618	163 843	10 877	61 442	30 507
增长速度	0.076	0.036	0.113	0.048	0.025	0.023	0.077	0.035	0.078
第一阶段	0.098	0.067	0.208	0.081	0.018	0.079	0.047	0.035	0.108
第二阶段	0.063	0.018	0.060	0.028	0.029	-0.010	0.095	0.034	0.061

表3-2-12　2009—2017年全国各类医疗卫生机构出院人次数变化情况（万人次）

| 年份 | 医院 | 基层医疗卫生机构 | | | | | | 其他 |
		小计	社区卫生服务中心	社区卫生服务站	卫生院	门诊部	护理站	
2009	8454.3	4203.6	165.9	121.1	3899.9	16.6	0	654.6
2010	9477.9	3962.0	220.0	45.8	3684.2	11.9	0	698.1
2011	10 724.2	3771.2	248.9	48.4	3460.6	13.1	0	769.4
2012	12 706.0	4257.8	268.9	41.7	3932.9	14.2	0	876.6
2013	13 928.6	4288.3	292.4	30.9	3944.5	20.3	0.2	903.0
2014	15 319.1	4072.3	295.6	23.2	3732.5	20.8	0.2	974.3
2015	16 013.9	4014.2	303.1	16.4	3673.9	20.4	0.3	926.9
2016	17 432.6	4141.7	310.2	14.9	3799.7	16.7	0.2	1029.3
2017	18 822.7	4429.7	341.3	21.9	4055.0	11.4	0	1063.4
增长速度	0.105	0.007	0.094	−0.193	0.005	−0.046	0.124	0.063
第一阶段	0.145	0.004	0.175	−0.299	0.003	−0.051	0.657	0.102
第二阶段	0.082	0.008	0.049	−0.121	0.006	−0.043	−0.109	0.039

（二）就诊流向变化

1. 诊疗人次流向　从全国各类医疗卫生机构的诊疗人次构成来看，2009—2017年，基层医疗卫生机构（以下简称基层）诊疗人次占5～6成，其中以卫生院及村卫生室为主。从诊疗人次构成的变化趋势来看，医院呈持续上升趋势，从2009年的35%增长到2017年的42%，基层在2011年之后呈持续下降趋势。

进一步分析基层内各机构的诊疗人次构成可见，社区卫生服务中心（以下简称"中心"）呈持续快速上升趋势，构成比从2009年的4.8%上升到2017年的7.4%；卫生院和村卫生室呈下降趋势，卫生院构成比从16.8%下降到13.7%，村卫生室从28.3%下降到21.9%。详见表3-2-13。

表3-2-13 2009—2017年全国各类医疗卫生机构诊疗人次构成情况（%）

| 年份 | 医院 | 基层医疗卫生机构 | | | | | | | 其他 |
		小计	社区卫生服务中心	社区卫生服务站	卫生院	村卫生室	门诊部	诊所等	
2009	35.0	61.8	4.8	2.1	16.8	28.3	1.1	8.8	3.2
2010	34.9	60.2	6.0	2.3	15.4	28.4	1.1	6.9	4.9
2011	36.0	60.7	6.5	2.2	14.0	28.6	1.1	8.3	3.3
2012	36.9	59.7	6.6	2.1	14.2	28.0	1.1	7.7	3.4
2013	37.5	59.1	6.9	2.0	13.9	27.5	1.1	7.6	3.4
2014	39.1	57.4	7.1	2.0	13.6	26.1	1.2	7.5	3.5
2015	40.1	56.4	7.3	1.9	13.8	24.6	1.2	7.6	3.5
2016	41.2	55.1	7.1	2.0	13.8	23.4	1.3	7.6	3.7
2017	42.0	54.1	7.4	2.0	13.7	21.9	1.5	7.7	3.9

2. 门急诊人次流向 从全国各类医疗卫生机构的门急诊人次构成来看，与上述诊疗人次结果相似。

2009—2017年，基层门急诊人次所占比例稳定在5成以上。医院门急诊人次占比处于不断上升状态（从2009年的36.2%到2017年的42.9%），基层门急诊人次占比总体不断下降（从60.6%降至53.3%）。

从基层内各机构门急诊人次构成来看，社区卫生服务中心和门诊部呈上升趋势，社区卫生服务中心从2009年的4.7%上升到2017年的7.4%；但卫生院呈下降趋势，从17.2%下降到13.8%，村卫生室在2009—2011年间略有上升，但从2012年开始呈持续下降趋势，由2012年的26.4%下降到2017年的20.9%。详见表2-3-14。

3. 出院人次流向 2009—2017年，全国所有出院人次数中，医院占6成以上，且呈上升趋势，从2009年的63.5%上升到2017年的77.4%。

表3-2-14　2009—2017年全国各类医疗卫生机构门急诊人次构成情况（%）

| 年份 | 医院 | 基层医疗卫生机构 | | | | | | | 其他 |
		小计	社区卫生服务中心	社区卫生服务站	卫生院	村卫生室	门诊部	诊所等	
2009	36.2	60.6	4.7	2.1	17.2	26.4	1.2	9.0	3.2
2010	36.1	60.7	6.0	2.3	15.8	26.6	1.2	8.9	3.2
2011	37.2	59.5	6.5	2.2	14.3	26.8	1.2	8.5	3.3
2012	38.0	58.5	6.6	2.1	14.4	26.4	1.1	7.9	3.5
2013	38.5	58.1	6.9	2.0	14.2	26.1	1.1	7.8	3.4
2014	40.0	56.5	7.1	2.0	13.9	24.8	1.1	7.7	3.5
2015	40.9	55.5	7.3	1.9	14.0	23.3	1.2	7.8	3.5
2016	42.1	54.2	7.1	2.0	14.0	22.2	1.2	7.7	3.7
2017	42.9	53.3	7.4	2.0	13.8	20.9	1.4	7.8	3.9

　　基层医疗卫生机构出院人次数占比呈下降趋势，从2009年的31.6%下降到2017年的18.2%，特别是，卫生院和社区卫生服务站下降幅度较大，卫生院出院人次占比从29.3%下降到16.7%，社区卫生服务站出院人次占比从0.9%下降到0.1%。详见表3-2-15。

表3-2-15　2009—2017年全国各类医疗卫生机构出院人次数构成情况（%）

| 年份 | 医院 | 基层医疗卫生机构 | | | | | | 其他 |
		小计	社区卫生服务中心	社区卫生服务站	卫生院	门诊部	护理站	
2009	63.5	31.6	1.2	0.9	29.3	0.1	0	15.6
2010	67.0	28.0	1.6	0.3	26.1	0.1	0	17.6
2011	70.3	24.7	1.6	0.3	22.7	0.1	0	20.4
2012	71.2	23.9	1.5	0.2	22.0	0.1	0	20.6
2013	72.8	22.4	1.5	0.2	20.6	0.1	0	21.1
2014	75.2	20.0	1.5	0.1	18.3	0.1	0	23.9
2015	76.4	19.2	1.4	0.1	17.5	0.1	0	23.1
2016	77.1	18.3	1.4	0.1	16.8	0.1	0	24.9
2017	77.4	18.2	1.4	0.1	16.7	0.0	0	24.0

二、居民就诊机构分析

本节利用2018年全国卫生服务家庭健康询问调查数据，对居民两周患病就诊机构以及住院机构的选择进行分析，并与2013年、2008年的全国卫生服务调查数据进行比较分析，以期了解全国分级诊疗制度实施以来居民就诊机构的选择是否更多在基层医疗卫生机构，是否更接近首诊在基层的预期目标。

（一）居民两周患病第一次就诊机构构成

1. 就诊机构构成　2018年全国调查地区居民两周患病第一次就诊多在基层医疗卫生机构（诊所、门诊部、村卫生室、社区卫生服务站、卫生院、社区卫生服务中心），占比为67.5%；农村高于城市，分别为73.6%和61.3%。农村地区省/地/市医院就诊比例都较低，在2.8%左右。若以县区域内计算，则居民在县区域内就诊占87.0%，城市和农村分别为81.2%和92.8%。

从地区分布看，中部城市地区基层医疗卫生机构门诊服务利用稍低，为56.2%，而省/地/市医院就诊的比例较高，占16.8%；农村居民的县/市/区医院就诊比例西部略高于东中部地区，为21.2%。以县区域内就诊构成计算，东、中、西部城市地区分别为82.7%、78.1%和81.4%，东、中、西部农村地区分别为94.4%、92.8%和91.5%，详见表3-2-16。

表3-2-16　2018年全国调查地区居民两周患病第一次就诊机构构成（%）

机构类型	合计	城市				农村			
		小计	东	中	西	小计	东	中	西
基层医疗卫生机构	67.5	61.3	62.5	56.2	63.5	73.6	76.5	74.4	70.3
县/市/区医院	19.5	19.9	20.2	21.9	17.9	19.2	17.9	18.4	21.2
省/地/市医院	8.5	14.4	14.2	16.8	12.8	2.8	2.7	2.9	2.7
其他	4.4	4.5	3.0	5.1	5.7	4.4	2.9	4.3	5.8

2. 就诊机构选择原因　居民选择就诊机构的原因都是以距离近/方便为主，除了西部城市地区，其他各地都在50%以上；技术水平是居民选择就诊机构的第二位原因；有信赖的医生是第三位原因。详见表3-2-17。

表3-2-17　2018年全国调查地区居民两周患病第一次就诊机构选择的原因构成（%）

原因	合计	城市				农村			
		小计	东	中	西	小计	东	中	西
距离近/方便	54.3	53.0	57.5	51.3	48.6	55.5	57.6	58.2	51.2
技术水平高	18.7	18.5	15.1	20.9	21.0	19.0	18.3	18.3	20.2
有信赖的医生	7.1	7.3	6.9	6.0	8.6	6.9	6.5	5.1	8.8
收费合理	3.9	4.0	2.8	3.6	5.9	3.8	3.3	4.2	4.0
定点单位	3.4	4.8	3.9	6.4	4.9	2.0	2.6	1.8	1.5
药品丰富	2.7	3.0	4.9	1.1	2.1	2.4	2.3	1.4	3.5
设备条件好	2.5	2.2	2.1	2.6	2.0	2.8	2.4	2.9	3.1
有熟人	2.4	2.2	1.8	3.2	2.0	2.5	2.2	3.0	2.4
服务态度好	2.1	1.9	1.7	2.1	1.9	2.3	2.5	2.6	1.8
其他	1.9	2.0	1.8	1.9	2.4	1.8	1.6	1.7	2.2
有签约家庭医生	1.0	1.0	1.6	0.8	0.5	1.0	0.8	0.7	1.4

对于不同级别机构选择的原因，居民首选基层（诊所/卫生所/医务室、门诊部、村卫生室、社区卫生服务站、社区卫生服务中心、乡镇卫生院）主要是距离近，特别是村卫生室和社区卫生服务站及社区卫生服务中心。此外，选择社区卫生服务站和社区卫生服务中心还因为有签约医生。而选择医院（县/县级市/地/省辖市区属医院、省辖市/地/直辖市区属医院、省/自治区/直辖市区属及以上医院）首先考虑的是技术水平，其次是距离（表3-2-18）。

表3-2-18 2018年全国调查地区居民两周患病首次就诊机构选择的主要原因构成（%）

机构类别	距离最近	收费合理	技术水平高	设备条件好	药品丰富	服务态度好	定点单位	有熟人	有信赖医生	有签约医生	其他
诊所（卫生所、医务室）	64.9	5.6	12.7	0.1	1.3	1.5	0.4	3.2	8.6	0.2	1.5
门诊部	37.3	4.0	28.6	3.1	3.7	1.9	5.1	3.7	10.1	0	2.5
村卫生室	77.2	3.1	7.9	0.1	0.4	2.8	0.2	1.3	5.3	1.2	0.5
社区卫生服务站	77.3	3.1	2.8	0.1	1.0	3.0	2.1	0.6	3.2	6.5	0.3
社区卫生服务中心	69.5	5.2	3.4	0.3	4.5	2.3	5.0	1.1	5.2	2.9	0.6
乡镇卫生院	55.3	6.9	13.0	1.8	2.0	3.0	5.3	1.4	8.7	0.8	1.8
县/县级市/地/省辖市区属医院	25.1	1.6	38.7	8.2	4.8	1.6	5.9	3.2	7.7	0.2	2.9
省辖市/地/直辖市区属医院	28.3	1.5	40.5	5.0	3.6	0.9	8.2	3.3	5.7	0	3.1
省/自治区/直辖市区属及以上医院	23.5	0.6	46.1	4.6	6.3	0.5	7.8	1.7	7.2	0.1	1.7
民营医院	37.8	6.7	22.0	3.0	3.5	2.5	3.6	6.2	8.8	0	5.8
其他	41.1	5.6	11.0	1.0	11.8	0.3	1.7	5.5	8.5	0.1	13.3
合计	54.3	3.9	18.7	2.5	2.7	2.1	3.4	2.4	7.1	1.0	1.9

3. 不同特征居民就诊机构的选择　居民不同特征对就诊机构的选择显示，男女性在基层医疗卫生机构就诊的比例没有差别；不同年龄组在基层医疗卫生机构就诊的比例有差异，0～14岁组在基层医疗卫生机构就诊比例最高，其次是60岁及以上年龄组；与非新农合的居民相比，新农合居民在基层医疗卫生机构就诊的比例较高。详见表3-2-19、表3-2-20、表3-2-21。

表3-2-19　2018年全国调查地区不同性别两周患者就诊机构选择比较 [*n* (%)]

| 性别 | 基层医疗卫生机构就诊 | | 合计 | *P*值 |
	是	否		
男性	13 347（67.1）	6535（32.9）	19 882	0.094
女性	15 945（67.9）	7543（32.1）	23 488	
合计	29 292（67.5）	14 078（32.5）	43 370	

表3-2-20　2018年全国调查地区不同年龄两周患者就诊机构选择比较 [*n* (%)]

| 年龄（岁） | 基层医疗卫生机构就诊 | | 合计 | *P*值 |
	是	否		
0～14	3531（70.8）	1455（29.2）	4986	＜0.001
15～45	4119（60.5）	2691（39.5）	6810	
46～60	8622（67.3）	4198（32.7）	12 820	
61及以上	13 020（69.4）	5734（30.6）	18 754	
合计	29 292（67.5）	14 078（32.5）	43 370	

表3-2-21　2018年全国调查地区是否新农合两周患者就诊机构选择比较 [*n* (%)]

| 新型农村合作医疗保险 | 基层医疗卫生机构就诊 | | 合计 | *P*值 |
	是	否		
是	7712（72.4）	2933（27.6）	10 645	＜0.001
非	21 580（65.9）	11 145（34.1）	32 725	
合计	29 292（67.5）	14 078（32.5）	43 370	

4. 不同疾病患者就诊机构的选择　从两周内不同疾病患者第一次就诊机构构成看，普通感冒和流行性感冒患者大多数都在基层医疗卫生机构就诊，达87%及以上；上呼吸道感染、高血压和肠胃炎患者在基层医疗卫生机构就诊的比例也都在70%以上；糖尿病、椎间盘疾病、其他运动系统疾病和其他系统疾病患者有20%以上在县/市/区医院就诊。详见表3-2-22。

表3-2-22　2018年全国调查地区两周内患不同疾病者第一次就诊机构构成（%）

机构类型	合计	流行性感冒	普通感冒	上呼吸道感染	高血压	急慢性肠胃炎	糖尿病	椎间盘疾病	其他运动系统疾病	其他系统疾病	脑血管病
基层医疗卫生机构	67.5	87.7	87.0	79.5	77.0	70.4	64.8	62.1	61.5	61.3	58.6
县/市/区医院	19.5	7.2	7.2	11.4	13.0	19.0	22.3	23.3	23.0	22.3	28.6
省/地/市医院	5.0	1.2	1.5	2.5	4.2	3.1	5.9	4.2	5.7	6.2	6.6
其他	7.9	3.9	4.2	6.5	5.9	7.6	6.8	10.5	9.8	10.1	6.3

5. 就诊机构与转诊机构间医联体情况　近年来，各地探索多种分级诊疗模式，大部分地区以医联体模式为抓手。2018年调查显示，两周患者就诊机构与转诊机构属于医联体的占比，城市略高于农村；城市地区属于医联体的，东部略高于西部，远高于中部地区；农村地区相反，西部远高于中部和东部地区。详见表3-2-23。

表3-2-23　2018年全国调查地区两周患病转诊患者就诊机构与
转诊机构间医联体情况（%）

医联体	合计	城市				农村			
		小计	东	中	西	小计	东	中	西
是	44.2	45.1	55.3	25.0	45.5	43.2	21.9	36.7	63.0
否	40.9	42.0	34.1	56.8	42.4	39.7	50.0	46.7	25.9
不知道	14.9	13.0	10.6	18.2	12.1	17.1	28.1	16.7	11.1

6. 就诊机构选择的变化趋势　对比2008年、2013年、2018年三次国家卫生服务调查数据可见，近10年来，患者两周内第一次就诊在基层医疗卫生机构的比例有所下降，但城市地区居民基层医疗卫生机构就诊占比由2008年的48.3%上升到2013年的65.2%，2018年略有下降，为61.3%；城市居民在县/市/区医院和省/地/市医院就诊的比例10年来总体都下降，但2018年较2013年略上升；而10年来农村居民在县/市/区医院就诊比例有所上升；其他机构就诊的比例城乡都有上升趋势。该变化趋势与本章第一节患者流向分析结果相似。详见表3-2-24。

表3-2-24　2008年、2013年、2018年全国调查地区两周患者
两周内第一次就诊机构构成（%）

机构类型	合计			城市			农村		
	2018	2013	2008	2018	2013	2008	2018	2013	2008
基层医疗卫生机构	67.5	72.7	73.7	61.3	65.2	48.3	73.6	80.1	81.7
县/市/区医院	19.5	16.9	17.3	19.9	17.6	23.7	19.2	16.1	15.3
省/地/市医院	8.5	8.2	7.9	14.4	14.0	26.6	2.8	2.5	2.1
其他	4.4	2.2	1.0	4.5	3.1	1.4	4.4	1.4	0.9

（二）普通感冒患者两周内就诊机构构成

本研究以普通感冒为例，对比2018年与2013年患者两周内就诊机构变化，感冒患者大部分在基层医疗卫生机构就诊，2018年总体比例为87%，低于2013年的88.4%；2018年感冒患者在县/市/区医院和省/地/市医院就诊的比例增加，分别为7.2%和2.5%，2013年则分别为6.5%和1.5%。

从城乡来看，城市感冒患者到基层就诊的比例低于农村患者。从地区分布来看，西部地区城市的感冒患者到基层就诊的比例略高于中部地区，较高于东部地区；西部地区农村的感冒患者到基层就诊的比例低于中东部地区。详见表3-2-25。

表3-2-25　2013年、2018年全国调查地区两周普通感冒患者就诊医疗机构构成（％）

年份	机构类型	合计	城市				农村			
			小计	东	中	西	小计	东	中	西
2018	基层医疗卫生机构	87.0	81.7	77.9	80.4	84.8	91.2	92.0	92.7	88.9
	县/市/区医院	7.2	9.2	12.4	9.9	6.7	5.7	5.9	3.4	7.6
	省/地/市医院	2.5	5.4	7.5	6.4	3.7	0.1	0.2	0.1	0.1
	其他	3.3	3.6	2.1	3.3	4.8	3.0	1.8	3.8	3.4
2013	基层医疗卫生机构	88.4	84	76.9	83.5	86.7	92	93.3	92.4	89.7
	县/地/市区医院	6.5	7.4	14.4	8.7	4.5	5.8	5.3	4.1	8.5
	省/地/市医院	1.5	2.8	4.1	4.5	1.8	0.3	0.1	0.4	0.7
	其他	3.7	5.8	4.7	3.3	7.0	1.8	1.3	3.1	1.1

（三）患者住院机构构成

1. 住院机构构成　从2018年全国调查地区患者的住院医疗机构构成看，住院患者流向基层机构的约为18％，县/市/区医院最多，占51％，其次省/地/市医院约占24％；农村地区在基层机构住院的患者约占25％，远高于城市地区的10.2％；而农村地区住省/地/市医院的患者只占12.2％，远低于城市的36.1％；在其他机构住院的比例低，其中中西部地区的占比是东部地区的2倍多。详见表3-2-26。

表3-2-26　2018年全国调查地区住院患者住院医疗机构构成（％）

机构类型	合计	城市				农村			
		小计	东	中	西	小计	东	中	西
基层机构	17.8	10.2	8.2	7.4	14.3	24.6	22.9	29.1	21.3
县/市/区医院	51.0	44.9	49.4	42.3	43.4	56.4	59.5	52.0	58.7
省/地/市医院	23.5	36.1	38.1	39.9	31.3	12.2	14.1	11.0	12.1
其他	7.7	8.7	4.2	10.5	11.1	6.8	3.5	7.9	7.9

2. 住院机构选择的变化趋势　　与前两次家庭卫生服务调查结果相比，农村地区住院患者选择基层医疗卫生机构的比例呈现持续下降趋势，由2008年的36.6%下降到2018年的24.6%，县/市/区医院住院的比例由2008年的50%上升到2018年的56.4%。

对于城市地区在基层医疗卫生机构住院的比例，2018年较2008年略有上升，县/市/区医院住院比例基本维持在45%左右，而省/地/市医院住院比例由2008年的46.6%下降到36.1%。

其他机构住院比例虽然较低，但2018年城乡地区住院患者在其他机构住院的比例是2013年和2008年的2倍以上。详见表3-2-27。

表3-2-27　2008年、2013年、2018年全国调查地区住院患者
住院医疗机构构成（%）

机构类型	合计			城市			农村		
	2018年	2013年	2008年	2018年	2013年	2008年	2018年	2013年	2008年
基层机构	17.8	21.0	28.7	10.2	11.8	6.7	24.6	29.8	36.6
县/市/区医院	51.0	51.6	48.2	44.9	47.3	43.4	56.4	55.7	50.0
省/地/市医院	23.5	25.2	20.1	36.1	38.1	46.6	12.2	12.9	10.6
其他	7.7	2.2	2.9	8.7	2.8	3.2	6.8	1.6	2.8

三、卫生服务效率

（一）平均每家机构年诊疗人次

总体来看，2012年后医院和基层医疗卫生机构平均每家机构的年诊疗人次基本处于稳定状态，医院稳定在11万人次/年，基层稳定在0.5万人次/年，县级医院低于医院平均水平。基层中，社区卫生服务中心和卫生院平均年诊疗人次均在增长，社区卫生服务中心平均每家诊疗人次数

从5万人次/年增长到6.6万人次/年，卫生院平均每家诊疗人次从2.3万人次/年增长到3万人次/年。详见表3-2-28。

表3-2-28　2009—2017年全国平均每家医疗卫生机构诊疗人次数
（万人次/年）

| 年份 | 医院 | | 基层医疗卫生机构 | | | | | | | 其他 |
	小计	县级	小计	社区卫生服务中心	社区卫生服务站	卫生院	村卫生室	门诊部	诊所等	
2009	9.5	7.0	0.4	5.0	0.5	2.3	0.2	0.8	0.3	1.2
2010	9.8	7.1	0.4	5.0	0.5	2.3	0.3	0.8	0.2	2.0
2011	10.3	7.3	0.4	5.2	0.5	2.3	0.3	0.8	0.3	1.4
2012	11.0	7.9	0.5	5.6	0.6	2.6	0.3	0.7	0.3	1.6
2013	11.1	7.9	0.5	6.0	0.6	2.7	0.3	0.8	0.3	0.7
2014	11.5	8.2	0.5	6.2	0.6	2.8	0.3	0.8	0.3	0.7
2015	11.2	7.9	0.5	6.3	0.6	2.8	0.3	0.7	0.3	0.8
2016	11.2	8.0	0.5	6.3	0.6	2.9	0.3	0.7	0.3	1.1
2017	11.1	7.9	0.5	6.6	0.6	3.0	0.3	0.7	0.3	1.4

（二）平均每家机构年门急诊人次

2009—2017年，平均每家医院门急诊人次处于波动状态，从基层医疗卫生机构总体来看，每家机构年门急诊人次稳定在0.4万人次。细分基层来看，社区卫生服务中心、社区卫生服务站、卫生院以及村卫生室平均每家机构年门急诊人次均呈上升趋势，其中社区卫生服务中心门急诊人次从4.7万人次/年增加到6.3万人次/年。详见表3-2-29。

表3-2-29 2009—2017年全国平均每家医疗卫生机构门急诊人次数
（万人次/年）

年份	医院	基层医疗卫生机构							其他
		小计	社区卫生服务中心	社区卫生服务站	卫生院	村卫生室	门诊部	诊所等	
2009	9.2	0.4	4.7	0.5	2.3	0.2	0.8	0.3	1.2
2010	9.5	0.4	4.8	0.5	2.3	0.2	0.8	0.3	1.3
2011	10.1	0.4	4.9	0.5	2.2	0.2	0.8	0.3	1.4
2012	10.7	0.4	5.3	0.5	2.5	0.3	0.7	0.3	1.6
2013	10.8	0.4	5.7	0.5	2.6	0.3	0.7	0.3	0.7
2014	11.2	0.4	5.9	0.6	2.7	0.3	0.7	0.3	0.7
2015	10.9	0.4	6.1	0.6	2.8	0.3	0.6	0.3	0.7
2016	11.0	0.4	6.0	0.6	2.8	0.3	0.6	0.3	1.0
2017	10.8	0.4	6.3	0.6	2.9	0.3	0.6	0.3	1.4

（三）平均每家机构年出院人次

2009—2017年，平均每家医院年出院人次数处于不断增长状态，从2009年的4166.5人次增长到2017年的6060.9人次。基层中，社区卫生服务中心平均每家机构年出院人次数在医改第一阶段（2009—2012年）处于下降状态，2012年后呈上升趋势，平均每家社区卫生服务中心的年出院人次从2012年的328.7人次增长到2017年的373.2人次。平均每家卫生院的年出院人次2009年为984.2人次，2017年增长到1093.2人次，但中间几年有所波动。详见表3-2-30。

表3-2-30　2009—2017年全国平均每家医疗卫生机构年出院人次数（人次）

| 年份 | 医院 | 基层医疗卫生机构 | | | | | | 其他 |
		小计	社区卫生服务中心	社区卫生服务站	卫生院	门诊部	其他	
2009	4166.5	47.7	318.1	54.8	984.2	21.8	0	463.4
2010	4531.0	43.9	318.7	17.7	950.4	14.4	0	488.2
2011	4879.3	41.1	316.7	19.4	911.6	14.2	0	534.1
2012	5483.8	46.7	328.7	16.4	1043.0	14.0	0	604.2
2013	5637.1	46.8	344.5	12.1	1048.8	18.2	0	263.1
2014	5923.8	44.4	341.0	9.1	995.4	17.3	0	254.8
2015	5804.9	43.6	344.2	6.4	983.9	15.4	0	263.5
2016	5982.4	44.7	347.8	5.9	1020.3	11.3	0	371.1
2017	6060.9	47.5	373.2	8.6	1093.2	6.5	0	471.2

四、卫生服务满意度

患者就诊满意度是卫生服务机构服务质量的综合反映指标。本部分利用2013年、2018年国家卫生服务调查的数据，对患者基层就诊的满意度进行描述性分析和不同年份对比分析，以期侧面反映全国基层卫生服务质量的变化。

（一）基层门诊服务满意度

1. 总体满意度　2018年，84.0%的就诊者对基层门诊总体表示满意，表示不满意的就诊者仅占1.1%，农村总体满意的比例高于城市4.6个百分点，无论在城市还是农村，东部就诊者对就诊总体状况表示满意的比例最高（分别占82.2%和87.5%），其次是西部（分别占81.9%和85.9%），中部最低（分别占79.7%和84.7%）。

2018年总体满意比例比2013年高3.1个百分点，详见表3-2-31。

表3-2-31　2013年、2018年全国调查地区患者对基层门诊就诊总体满意度（%）

评价	合计	城市				农村			
		小计	东	中	西	小计	东	中	西
2018年									
满意	84.0	81.5	82.2	79.7	81.9	86.1	87.5	84.7	85.9
一般	14.9	17.3	16.7	19.1	16.8	12.9	11.6	14.4	12.8
不满意	1.1	1.2	1.1	1.2	1.3	1.0	0.9	0.9	1.2
2013年									
满意	80.9	79.2	83.1	79.3	75.3	82.3	80.7	83.6	83.2
一般	18.1	19.7	16.1	19.8	23.2	16.9	18.7	15.5	15.9
不满意	1.0	1.1	0.8	0.9	1.6	0.8	0.6	0.9	1.0

2. 对就诊机构环境的满意度　2018年，68.5%的就诊者认为基层门诊就诊环境好，0.8%的就诊者认为就诊环境差。农村认为就诊环境好的比例比城市高4.8个百分点。

2018年与2013年相比，认为就诊环境好的比例上升2.4个百分点，西部地区变化最为显著，西部地区的城市和农村就诊者认为就诊环境好的比例分别上升3.6和10个百分点，详见表3-2-32。

表3-2-32　2013年、2018年全国调查地区患者对基层门诊就诊机构环境的评价（%）

评价	合计	城市				农村			
		小计	东	中	西	小计	东	中	西
2018年									
好	68.5	65.8	67.4	64.0	65.1	70.6	69.4	69.9	72.4
一般	30.7	33.2	31.7	34.9	33.8	28.8	30.1	29.5	26.7
差	0.8	1.0	0.9	1.1	1.1	0.7	0.5	0.6	0.9
2013年									
好	66.1	64.7	68.7	63.5	61.5	67.3	69.0	69.9	62.4
一般	32.8	34.1	30.2	36.0	36.8	31.8	30.4	29.1	36.3
差	1.1	1.2	1.1	0.5	1.8	0.9	0.6	0.9	1.3

3. 对就诊医护人员态度的满意度　2018年，87.0%的就诊者认为基层医护人员态度好，仅有0.3%的就诊者认为基层医护人员态度差。农村就诊者认为基层医护人员态度好的比例比城市高2.7个百分点，东、中、西部地区认为基层医护人员态度好的比例差异不大。

2018年与2013年比较，认为基层医务人员态度好的就诊者比例提高了4.6个百分点，详见表3-2-33。

表3-2-33　2013年、2018年全国调查地区患者对基层门诊就诊医护人员态度的评价（%）

评价	合计	城市				农村			
		小计	东	中	西	小计	东	中	西
2018年									
好	87.0	85.5	85.3	84.1	86.6	88.2	89.8	86.7	88.1
一般	12.7	14.2	14.5	15.7	12.9	11.4	10.0	13.0	11.4
差	0.3	0.4	0.3	0.2	0.5	0.3	0.1	0.3	0.5
2013年									
好	82.4	82.3	86.2	82.1	78.4	82.6	82.7	85.0	80.0
一般	17.3	17.5	13.6	17.9	21.1	17.1	17.2	14.6	19.5
差	0.3	0.3	0.3	0	0.5	0.3	0.1	0.4	0.5

4. 对就诊花费的满意度　2018年，46.2%的就诊者认为基层就诊花费不贵，15.3%的就诊者认为就诊花费贵。农村认为就诊花费不贵的就诊者比例比城市高6.3个百分点。在城市，西部认为就诊花费贵和不贵的就诊者比例（19.1%、43.1%）都高于东部（16.7%、42.9%）和中部（18.2%、41.8%），而在农村，中部认为就诊花费不贵的就诊者比例是最高的（50.1%）。

相比2013年调查结果，2018年认为就诊花费不贵的比例提高了5.4个百分点，详见表3-2-34。

表3-2-34 2013年、2018年全国调查地区患者对基层门诊就诊花费评价（%）

评价	合计	城市				农村			
		小计	东	中	西	小计	东	中	西
2018年									
不贵	46.2	42.7	42.9	41.8	43.1	49.0	49.9	50.1	47.1
一般	38.5	39.4	40.4	40.0	37.8	37.8	37.8	38.0	37.6
贵	15.3	17.9	16.7	18.2	19.1	13.2	12.4	11.8	15.2
2013年									
不贵	40.8	34.5	34.6	36.1	33.4	45.9	44.6	47.8	45.7
一般	46.9	50.2	53.0	50.2	47.3	44.3	45.4	44.3	42.7
贵	12.3	15.3	12.4	13.7	19.3	9.8	9.9	7.9	11.5

5. 就诊最不满意的原因 2018年，基层门诊患者就诊时最不满意的主要原因分别是医疗费用（39.9%）、技术水平（28.8%）和服务态度（7.7%），城市和农村差异不大，与2013年调查结果相比，最主要的三个原因没有改变。但是对医疗费用不满意的占比上升，对技术水平的要求也呈上升的趋势。详见表3-2-35。

（二）基层住院服务满意度

1. 总体满意度 2018年，住院患者的基层住院总体满意度为83.3%，1.4%的住院患者对基层住院总体不满意。农村住院患者对基层住院总体满意的比例比城市高3.7个百分点。

中西部地区城市住院患者对基层住院的总体满意度最高（82.0%），中部地区农村住院患者对基层住院的总体满意的比例最高（85.3%）。

2018年住院患者对基层总体满意的比例比2013年高7.3个百分点，见表3-2-36。

表3-2-35 2013年、2018年全国调查地区患者对基层门诊
就诊最不满意的原因构成（%）

原因	合计	城市				农村			
		小计	东	中	西	小计	东	中	西
2018年									
技术水平	28.8	31.0	30.6	27.8	33.3	26.8	30.6	26.5	24.3
设备条件	2.8	1.9	1.6	2.8	1.7	3.6	2.0	0	7.1
药品种类	5.2	5.1	8.1	5.6	1.7	5.4	4.1	0	10.0
服务态度	7.7	8.9	4.8	8.3	13.3	6.5	4.1	8.2	7.1
医疗费用	39.9	38.6	46.8	27.8	36.7	41.4	42.9	46.9	35.7
看病手续	0.3	—	—	—	—	0.6	2.0	0	0
等候时间	2.5	3.2	3.2	2.8	3.3	1.8	0	2.0	2.9
环境条件	0.9	0.6	0	2.8	0	1.2	0	0	2.9
提供不必要条件	0.3	—	—	—	—	0.6	0	2.0	0
其他	11.7	10.8	4.8	22.2	10.0	12.5	14.3	14.3	10.0
2013年									
技术水平	22.5	24.4	17.4	40.0	22.7	20.3	25.0	27.3	11.1
设备条件	4.0	2.4	4.3	0	2.3	5.8	5.0	13.6	0
药品种类	9.3	4.9	8.7	6.7	2.3	14.5	10.0	9.1	22.2
服务态度	14.6	17.1	26.1	0	18.2	11.6	20.0	13.6	3.7
收费不合理	9.9	8.5	13.0	0	9.1	11.6	5.0	4.5	22.2
医疗费用高	28.5	31.7	21.7	40.0	34.1	24.6	30.0	9.1	33.3
看病手续	2.0	2.4	0	0	4.5	1.4	5.0	0	0
等候时间	2.6	2.4	0	0	4.5	2.9	0	4.5	3.7
环境条件	2.0	2.4	0	13.3	0	1.4	0	4.5	0
其他	4.6	3.7	8.7	0	2.3	5.8	0	13.6	3.7

表3-2-36 2013年、2018年全国调查地区患者对基层住院的总体评价（%）

评价	合计	城市				农村			
		小计	东	中	西	小计	东	中	西
2018年									
满意	83.3	80.6	78.8	79.6	82.0	84.3	82.2	85.3	84.6
一般	15.3	17.5	18.4	18.5	16.7	14.5	16.7	13.8	13.8
不满意	1.4	1.8	2.8	1.8	1.4	1.2	1.2	1.0	1.6
2013年									
满意	76.0	75.0	74.9	71.7	76.2	76.4	74.2	77.6	76.4
一般	21.4	21.7	22.9	24.1	20.3	21.3	23.9	19.6	21.4
不满意	2.6	3.4	2.2	4.2	3.5	2.4	1.8	2.8	2.2

2. 对住院病房环境的满意度 2018年，68.1%的住院患者认为基层医疗卫生机构病房环境好，1.6%认为基层医疗卫生机构病房环境差，东中西部差别不大。

2018年调查中认为基层医疗卫生机构病房环境好的住院患者比例提高了6.4个百分点，城市升高幅度高于农村，详见表3-2-37。

表3-2-37 2013年、2018年全国调查地区患者对基层住院病房环境的评价（%）

评价	合计	城市				农村			
		小计	东	中	西	小计	东	中	西
2018年									
好	68.1	65.7	63.1	72.3	64.1	68.9	67.1	68.0	71.5
一般	30.3	32.3	34.8	25.8	33.8	29.6	31.3	30.8	26.8
差	1.6	2.1	2.1	1.8	2.1	1.5	1.6	1.3	1.7
2013年									
好	61.7	57.0	62.9	61.5	53.3	63.6	65.1	60.5	66.1
一般	34.8	39.2	34.5	35.3	42.2	33.1	32.0	35.6	31.1
差	3.4	3.9	2.6	3.2	4.6	3.3	2.9	4.0	2.8

3. 对医护人员态度的满意度　2018年，83.7%的住院患者认为基层医护人员态度好，仅0.8%的住院患者认为基层医护人员态度差，城市和农村差异不大，各地区也没有很大差别。

与2013年调查结果相比，认为基层医护人员态度好的住院患者比例提高了3.8个百分点，详见表3-2-38。

表3-2-38　2013年、2018年全国调查地区患者对基层
住院医护人员态度的评价（%）

| 评价 | 合计 | 城市 | | | | 农村 | | | |
		小计	东	中	西	小计	东	中	西
2018年									
好	83.7	84.8	83.2	87.7	84.2	83.2	84.6	82.7	83.0
一般	15.6	14.4	16.6	12.3	14.2	16.0	15.2	16.9	15.5
差	0.8	0.9	0.2	0	1.6	0.7	0.2	0.4	1.5
2013年									
好	79.9	78.4	82.6	80.5	76.2	80.5	81.1	80.9	79.7
一般	18.9	20.0	14.9	19.6	21.9	18.5	17.9	18.3	19.1
差	1.2	1.6	2.6	0	1.9	1.0	1.0	0.8	1.2

4. 对医护人员解释治疗方案清晰程度的满意度　2018年，81.8%的住院患者认为基层医护人员解释治疗方案清晰程度好，1.6%的住院患者认为基层医护人员解释治疗方案清晰程度差，城市和农村没有显著差异。

2018年调查中认为基层医护人员解释治疗方案清晰程度好和差的住院患者比例分别比2013年提高了2.2个和0.5个百分点，详见表3-2-39。

表3-2-39 2013年、2018年全国调查地区住院患者对基层
医护人员解释治疗方案的评价（％）

评价	合计	城市				农村			
		小计	东	中	西	小计	东	中	西
2018年									
好	81.8	80.8	80.4	80.4	81.1	82.1	83.2	82.1	81.5
一般	16.7	17.1	17.5	18.5	16.2	16.5	15.2	17.2	16.6
差	1.6	2.2	2.1	1.0	2.7	1.3	1.5	0.8	2.0
2013年									
好	79.6	76.7	81.8	76.6	74.9	80.8	79.8	82.1	80.0
一般	19.3	22.0	15.3	22.8	23.9	18.3	19.5	17.0	19.1
差	1.1	1.4	2.9	0.6	1.2	0.8	0.7	0.9	0.9

5. 对住院医疗花费的满意度 2018年，52.6％的住院患者认为基层住院医疗花费不贵，12.8％认为基层住院医疗花费贵。农村认为基层住院医疗花费不贵的住院患者比例比城市高8.8个百分点，中部地区住院患者认为基层住院医疗花费不贵的比例最高（城市52.0％、农村58.6％），东部地区住院患者认为基层住院医疗花费贵的比例最高（城市19.1％、农村14.7％）。

与2013年相比，认为基层住院医疗花费不贵的住院患者比例升高了6.1个百分比，详见表3-2-40。

6. 对住院不满意的原因构成 2018年住院患者对基层医疗卫生机构住院总体情况不满意的主要方面分别是技术水平（33.0％）、医疗费用（25.0％）和服务态度（20.5％）。

与2013年相比，技术水平超过医疗费用成为住院患者对基层医疗卫生机构住院总体情况不满意的最主要原因，详见表3-2-41。

（三）不同机构住院服务满意度

2018年，总体来看，69.6％的住院患者认为病房环境好，其中认为病房环境好的综合医院住院患者比例最高（70.2％）；82.9％的住院患者认为医护人员态度好，其中认为医护人员态度好的基层医院住院患者比

表3-2-40 2013年、2018年全国调查地区患者对基层住院医疗花费的评价（%）

评价	合计	城市				农村			
		小计	东	中	西	小计	东	中	西
2018年									
不贵	52.6	46.2	36.9	52.0	48.3	55.0	47.1	58.6	55.7
一般	34.6	37.7	44.0	32.6	36.8	33.5	38.2	32.5	31.6
贵	12.8	16.1	19.1	15.4	15.0	11.5	14.7	8.9	12.7
2013年									
不贵	46.5	37.0	30.5	36.2	39.4	50.1	44.1	54.0	49.7
一般	40.5	44.6	50.9	45.2	42.3	38.9	44.2	36.6	38.1
贵	13.0	18.4	18.5	18.6	18.3	11.0	11.7	9.4	12.2

表3-2-41 2013年、2018年全国调查地区患者对基层住院不满意的原因构成（%）

最不满意方面	合计	城市				农村			
		小计	东	中	西	小计	东	中	西
2018年									
技术水平	33.0	39.4	46.2	42.9	39.4	29.1	25.0	26.3	33.3
医疗费用	25.0	24.2	30.8	28.6	24.2	25.5	16.7	31.6	25.0
服务态度	20.5	21.2	15.4	28.6	21.2	20.0	16.7	15.8	25.0
其他	5.7	6.1	7.7	0	6.1	5.5	0	15.8	0
药品种类	5.7	3.0	0	0	3.0	7.3	16.7	0	8.3
环境条件	4.5	3.0	0	0	3.0	5.5	16.7	5.3	0
等候时间	3.4	0	—	—	—	5.5	8.3	5.3	4.2
提供不必要服务	1.1	0	—	—	—	1.8	0	0	4.2
看病手续	1.1	3.0	0	0	3.0	—	—	—	—
2013年									
医疗费用高	20.6	19.1	0	30.8	17.9	21.4	26.7	19.5	21.4
技术水平	19.1	21.3	16.7	15.4	25.0	17.9	13.3	17.1	21.4
服务态度	13.7	14.9	16.7	0	21.4	13.1	13.3	12.2	14.3
设备条件	10.7	6.4	0	15.4	3.6	13.1	6.7	12.2	17.9
药品种类	10.7	8.5	33.3	7.7	3.6	11.9	6.7	19.5	3.6
其他	7.6	10.6	0	0	17.9	6.0	6.7	4.9	7.1
收费不合理	6.1	8.5	0	15.4	7.1	4.8	6.7	2.4	7.1
环境条件	4.6	4.3	0	7.7	3.6	4.8	6.7	2.4	7.1
提供不必要服务	3.8	2.1	16.7	0	0	4.8	0	9.8	0
看病手续	3.1	4.3	16.7	7.7	0	2.4	13.3	0	0

例最高（83.7%）；认为解释治疗方案好和倾听病情好的住院患者分别占81.9%和83.8%，其中认为解释治疗方案好和倾听病情好的民营医院住院患者比例最低，分别占79.6%和82.1%；33.8%的住院患者对住院医疗花费不满意，其中综合医院住院患者对住院医疗花费不满意的比例最高（39.6%）；75.0%的住院患者总体满意度好，其中基层医院的住院患者总体满意度好的比例最高（83.3%），详见表3-2-42。

表3-2-42 2018年全国调查地区患者对不同住院机构满意度评价（%）

评价条目	合计	机构类型			
		基层医院	综合医院	民营医院	其他
病房环境					
好	69.6	68.1	70.2	67.7	65.3
一般	27.9	30.3	27.1	29.8	31.5
差	2.5	1.6	2.7	2.5	3.3
医护人员态度					
好	82.9	83.7	82.7	83.1	83.1
一般	15.7	15.6	15.7	15.8	15.5
差	1.4	0.8	1.6	1.1	1.4
解释治疗方案					
好	81.9	81.8	82.1	79.6	83.6
一般	16.3	16.7	16.0	18.2	14.6
差	1.9	1.6	1.9	2.1	1.9
倾听病情					
好	83.8	84.7	83.8	82.1	86.9
一般	15.0	14.5	15.0	16.4	11.7
差	1.2	0.8	1.2	1.6	1.4
住院医疗花费					
好	28.5	52.6	22.3	33.9	25.4
一般	37.7	34.6	38.1	40.5	40.8
差	33.8	12.8	39.6	25.6	33.8
总体满意度					
好	75.0	83.3	73.1	73.5	73.7
一般	21.9	15.3	23.4	22.9	23.5
差	3.1	1.4	3.5	3.6	2.8

第三章
案例地区分级诊疗制度下的
基层卫生服务发展

分级诊疗实施以来，我国各地根据地方自身特点以组建医联体为重要抓手，主要形成了城市医疗集团、县域医共体、跨区域专科联盟及远程医疗协作网这四种医联体模式。

根据上述不同医联体模式，本次案例调查分别选取了贵州省、青海省以及广东省3个省份，其中贵州省主要发展县域医共体与远程医疗协作网模式，青海省西宁市与同仁县主要发展跨区域专科联盟模式，广东省深圳市罗湖区和宝安区主要发展医院集团与基层医疗集团模式。

本章对案例地区分级诊疗的实施环境、实践模式、实施状况、支撑环境、基层卫生服务能力与质量进行描述分析，重点关注分级诊疗不同实践模式下基层卫生服务能力、服务质量以及协作情况，结合定性访谈资料，总结比较各案例地区分级诊疗实施与基层卫生服务发展存在的问题，供其他地区实践参考。

第一节　贵州省案例

一、分级诊疗实施环境

本节主要从地理环境、社会经济状况、人口与健康及医疗卫生资源4个方面对贵州省思南县和万山区的分级诊疗实施环境进行概述。贵州省案例区县以山地为主，医疗卫生资源较为匮乏，大型医院较少，以基层医疗卫生机构为主。

（一）地理环境

贵州省地处中国西南地区，全省地貌分为高原山地、丘陵和盆地3种类型，其中山地和丘陵占据92.5%的面积。本次调研地区铜仁市，地处云贵高原向湘西丘陵过度的斜坡地带，全市以山地为主，约占总面积的67.8%，海拔最高为2572米，最低为205米，典型的喀斯特地貌。全市有2个区（万山区、碧江区）和8个县（思南县、玉屏县等）。万山区是铜仁市的主城区，以喀斯特岩溶地貌为主，全区共有4个街道、1个镇、6个乡。思南县地处铜仁市西部，武陵山腹地，乌江流域的中心地带，全县共有3个街道、17个镇、9个民族乡。

（二）社会经济状况

本次调研的案例地区思南县2018年的国内生产总值（GDP）为130.1亿元，万山区为50.6亿元；思南县人均GDP为25 879元，万山区为42 947元。

（三）人口与健康

2018年，贵州省万山区农村人口占63.4%，65岁及以上人口比例为7.02%，低于全国平均水平（11.2%）。该区婴儿死亡率（4.1‰）与5岁以下儿童死亡率（7‰）均低于全国平均水平（分别为6.1‰和8.4‰）。

（四）医疗卫生资源

2018年，贵州省万山区拥有的医院资源较少，仅有3家综合医院及2家专科医院，基层医疗卫生机构较多，有109家，其中93家为村卫生室。2017年，思南县拥有2家医院，其中1家为中医院，基层医疗卫生机构达555家，其中村卫生室有526家。

基层医疗卫生机构的设备配置方面，贵州省所有调研的基层机构均配备有至少1台DR机，少数机构配有CT机。

二、分级诊疗实践模式

（一）县域医共体

贵州省思南县在铜仁市倡导的"市、县、乡、村"四级通联模式下，共组成两个县域医共体，该县利用县域地理优势，以县内的乌江为界分河东、河西两个片区。思南县人民医院牵头，与河西片区17家乡镇卫生院（社区卫生服务中心）组建一个县域医共体；思南县民族中医院牵头，与河东片区12家乡镇卫生院（社区卫生服务中心）组建一个县域医共体。2个县域医共体内实行"六统一"管理模式，即统一行政管理、统一人员管理、统一资金管理、统一业务管理、统一绩效考核、统一药械采购；重点围绕县级强、乡级活、村级稳的发展导向，构建县、乡、村三级"四个一体化"管理模式，即管理一体化、服务一体化、责任一体化、利益一体化。

贵州省铜仁市万山区人民医院与区域内茶店镇卫生院等9家乡镇卫生院及2家社区卫生服务中心组建成松散型区域医疗服务共同体。该医共体主要以技术指导帮扶为主，区人民医院成立区域远程会诊、心电诊断、B超诊断、DR诊断及检验诊断中心，与各乡镇卫生院建立远程技术培训、诊断、指导、学习等，并提供各乡镇卫生院人才免费进修、短期培训等，定期到各医疗服务共同体医院开展诊疗服务。

（二）远程协作网

按照贵州省卫健委的统一部署，思南县人民医院、思南县民族中医院远程医疗建设已于2016年底完成；思南县妇幼保健院已完成局域网及机房建设，PACS、LIS等基础信息系统已完成合同的签订；区域影像诊断中心、心电诊断中心已设置在县人民医院；思南县人民医院、民族中医院已完成贵州省远程医疗管理服务平台远程影像、远程心电系统的安装部署。县域内的27个乡镇卫生院都完成了远程专网、新农合专网及局域网建设，实现了双网互备（远程医疗专网与新农合专网的互联互通），且远程医疗专网都已经并入局域网。

2018年，铜仁市人民医院建成区域远程影像诊断中心，实现市、县、乡三级公立医院远程医疗全覆盖。

三、具体实施

（一）人员双向互动

人员双向互动包括大医院专家下沉及基层医疗卫生机构人员到上级医疗卫生机构进修。其中专家下沉包括短期坐诊、长期坐诊及义诊。

短期坐诊主要是市县区级医疗卫生机构科室主任选派医生到基层医疗卫生机构坐诊，部分机构专家坐诊1～3个月，部分机构专家每个月坐诊1天。思南县人民医院的医生有时会选择在患者比较集中的赶集期间去乡镇卫生院坐诊。

长期坐诊主要是区县级医院选派专家到基层医疗卫生机构帮扶半年到1年，包括坐诊、培训、授课及专业技术扶持等。

义诊主要是区县级医院不同科室团队携带相关医疗设备下乡诊疗，同时给基层医疗卫生机构的医务人员及村医授课培训以及进行一些专业技术的指导。

基层医疗卫生机构派人到上级医院进修，轮转科室，提升技术能力，进修费用由政府资助。

某医院负责人说："以一两个乡镇卫生院为中心，去重点扶持，重点突破，把患者集中起来。专家下去半年，选的都是骨干，大多派中级和副高下去，去年就派了主任下去，要让患者留在乡镇，不派精英留不住患者，也是为体制做点实事。以晋升为条件下去并不能很好地带动下面，我们都是派中级和副高下去。"

某县医院妇产科医生说："他们那里没怎么开展妇产科手术，我们会提供支持，包括人力、器材、设施，密封的手术包自己带过去，这样我们就在那儿把剖宫产开展起来了，就方便了当地很多人。"

（二）远程医疗

思南县人民医院每个月接受乡镇卫生院远程影像和心电诊断约有100多例。

截至2019年2月，思南县人民医院、县民族中医院共向上级医疗卫生机构申请诊断1000余例，开展学科远程会诊12次。乡镇卫生院通过铜仁市远程会诊中心提起诊断申请12次，通过贵州省远程医疗管理服务平台申请诊断309人次，其中影像诊断138人次，心电诊断171人次。

（三）双向转诊

乡镇卫生院患者转诊到区医院有绿色通道。区医院配备了1辆救护车和1个团队驻扎在乡镇卫生院。需要对患者进行转诊的时候，区医院会配备整个团队出行，平时由一个医生负责。转诊急诊病例以急腹症、脑血管意外、农药中毒、外伤为主。

四、支撑环境

（一）政策导向

1. 医保支付方式改革　通过医保支付方式对医联体内部医疗行为进行引导。铜仁市万山区根据区新型农村合作医疗管理局测算，将全区医共体内所有医疗机构的医保经费全部划拨给医共体牵头单位万山区人民医院，区人民医院建立新农合专用账户，对参合居民在医共体内和医共体外的医疗机构发生的医疗费用，根据《铜仁市人民政府办公室关于印发城乡居民基本医疗保险待遇支付暂行办法的通知》要求，按月审核、结算。对于医共体内的医疗机构合理超出部分，根据基金全年拨付情况及年底对于医共体的考核情况实行分担共付。

2. 医保补偿比例引导患者分流　贵州省通过医保补偿比例拉开差

距，促进分级诊疗。村卫生室门诊报销80%，乡镇卫生院门诊报销70%，住院报销80%，县医院住院报销70%，门诊报销50%，门诊补偿上限为400元。

某医院负责人说："县医保把医共体包括所有乡镇的资金都交给我们，我们想办法控费，所以我们会尽量把患者留在下面。医保已经打包给我们了，我们也会把这个打包给乡镇，如果乡镇的县外就医超出了标准，要从这个经费里扣除，这样他们做分级诊疗就会有积极性。居民去外地就医会从我们这里的医保扣费，相当于穷的地方补贴富的地方。这个需要从国家层面管控各个卫生院，形成利益团体。我们去年是费用刚刚够，我们的整个管理理念是从医改出发，该控费一定要控。如果用超了就要靠商业运作了。我们医院现在基本上是收支平衡的状态。"

3. 基层打破基药目录限制，方便居民就近取药，增强居民基层就医满意度，引导居民基层首诊　铜仁市卫健局扩大基本药物范围，部分医共体为解决基层用药问题，乡镇卫生院针对不在基药目录范围内的药物，需要时可以上报给医院，由医院统一采购。

（二）激励考核机制

1. 基层人员的激励

（1）院长年薪制：基层机构人财物行政权力下放给医共体牵头医院，院长年薪通过指标考核，达不到一定的标准，将从年薪里扣除。

某卫健局医改负责人说："因为现在做医共体，我们所有的卫生行政权力，基本上都给他们了，我们已经把人、财、物都下放了，我们现在通过年薪来控制，前年订的是年薪20几万到30万，但不算高，我们希望把年薪订得高一点，也是通过负向激励，通过指标进行考核。我们想的是可以给你画饼，但是想要拿到这个饼需要付出很多，这样才能落实到地，一味地鼓励是不够的，要具体与利益挂钩。"

（2）人员激励考核机制：铜仁市出台一系列政策对医务人员工作进

行激励考核，以提高工作积极性。对思南县6家乡镇卫生院的机构调查发现，影响医务人员和公共卫生人员浮动收入的影响因素不同，医疗工作人员浮动收入影响因素主要为门诊和住院等诊疗人次（100%机构选）、处方与病历合格率（66.7%）；公共卫生人员浮动收入影响因素主要为慢性病患者管理人数（66.7%）、公共卫生服务达标率（66.7%）及满意度（66.7%）。

大部分乡镇卫生院反映，编制较少，职工工资较低，留不住人才，医务人员数量较少，工作压力较大。

某乡镇卫生院负责人反映："乡镇卫生院卫生人力也较为缺乏，数量上持续减少，之前去进修后都留在县城里面了，不愿意再回到乡镇。"

2. 专家的激励　万山区反映，区医院下派的专家属于区聘乡用，备案制，与乡镇卫生院的医务人员同工同酬，可以拿医院发放的绩效工资和补助，医院发放的绩效工资和补助根据医务人员职称有所不同。

区县医院为确保医务人员下乡帮扶，将基层工作经验纳入升职要求中。

某医院负责人说："我们下去的专家，医院发7000元/年，乡镇发2000元/年，根据职称来，主任差不多10 000元。另外补助1000元，自己解决交通问题。一般职工下去都是5000元左右。"

某医院医生说："我们单位是按职称拿绩效，我现在下乡了，拿不到科室的绩效，但可以参与当地（下乡单位）收入分配。总体来说，两方面（原单位工资收入、下乡所在单位收入）加起来和平时差不多。"

3. 远程医疗服务的激励

（1）设备资金支持：远程医疗设备配置均由省、市、县三级财政按照6:1:3的比例共同投入。思南县每家乡镇卫生院均配置远程医疗设备13种，总计投入资金约1580万元。万山区每家乡镇卫生院配置远程医疗设备共12种，总计投入资金约405万元。

（2）远程会诊补贴：为全面推进铜仁市远程医疗服务体系建设，确保远程医疗服务公益性和可持续发展，铜仁市于2016年出台《关于核定铜仁市乡镇和社区医疗机构开展远程医疗服务价格的通知》，思南县于2018年10月出台了《思南县远程医疗服务运行管理实施方案》。文件提出，乡镇卫生院每开展一例远程会诊，患者需缴付100元，该费用纳入城乡居民基本医疗保险基金，申请远程会诊的乡镇卫生院和接受远程会诊的医院按照3∶7的比例分配会诊费用，乡镇卫生院将30元中的10元通过绩效考核的方式拨付给医生，用以鼓励远程会诊的开展使用。

（3）考核要求：为了更好地推进远程医疗，当地政府对远程医疗提出具体的考核指标要求，远程诊断每个月30例，远程会诊每个月至少4例。

（三）信息系统

2017年4月，贵州省建成全国首个省级以上公立医院统一预约挂号平台，汇集全省所有公立医院信息，通过"健康贵州12320"官方网站、微信公众号、手机App等健康门户，向群众提供预约挂号、健康咨询等服务。

五、基层服务能力

本次定性访谈中，大部分基层医疗卫生机构反映，分级诊疗后，基层卫生服务能力有所提升，医患关系有所改善，服务量增加。

某乡镇卫生院负责人说："认为乡镇卫生院的服务能力有提升；服务量增加了，远程诊断2017年开始，患者知晓县医院提供服务，所以门诊和住院患者量都增加了。"

（一）机构病种服务能力

本部分通过对调查机构的病种服务能力自评，以及对医务人员的能力测试，了解案例地区基层机构的服务能力水平。

调查基于国家《乡镇卫生院服务能力标准》（2018年版）、《社区卫生服务中心服务能力标准》（2018年版）推荐的66个病种，包括内科26个病种，外科17个病种，妇（产）科7个病种，眼、耳鼻咽喉科10个病种，口腔科6个病种，由调查机构根据自己的实际诊疗能力水平自评66个病种的诊疗能力程度，诊断能力分为3个等级，即无法诊断、初步诊断和可以确诊，治疗能力分为3个等级，即不能治疗需上转、可以治疗、可以治愈。调查时由各机构的业务副院长根据单位的实际情况填写。

在贵州省共调查12家基层机构的病种服务能力，其中社区卫生服务中心3家、乡镇卫生院9家。

1. 诊疗的病种数量

（1）诊断能力：总体来看，调查的12家机构中，所有66个病种均能初步诊断或确诊的有3家；无法诊断的病种为1～5种的有5家、6～10种的有2家、11～20种的有2家。

从各科的病种数量来看，调查的12家机构中，有5家能够初步诊断或确诊所有26种内科疾病，占42%；有9家能够初步诊断或确诊所有17种外科疾病，占75%；有7家能够初步诊断或确诊所有7种妇（产）科疾病，占58%；有7家能够初步诊断或确诊所有10种眼耳鼻喉科疾病，占58%；有9家能够初步诊断或确诊所有6种口腔科疾病，占75%。

（2）治疗能力：总体来看，调查的12家基层机构中，所有66个病种均能治疗或治愈的机构为0；无法治疗的病种为1～10种的有3家、11～15种的有4家、16～20种的有3家、21～30种的有2家。

从各科的病种数量来看，在调查的12家机构中，无机构能够治疗或治愈所有26种内科疾病；有1家机构能够治疗或治愈所有17种外科疾病，占8%；有5家机构能够治疗或治愈所有7种妇（产）科疾病，占42%；有5家机构能够治疗或治愈所有10种眼耳鼻喉科疾病，占42%；有1家机构能够治疗或治愈所有6种口腔科疾病，占8%。

2. 诊疗的具体病种

（1）诊断能力

1）内科：调查的12家机构中，无法诊断的前5种内科病种概率由高到低依次是先天性心脏病、心肌炎、脑卒中、短暂性脑缺血发作、慢性肺源性心脏病。

2）外科：无法诊断的前5种外科病种概率由高到低依次是椎动脉型颈椎病、阑尾炎、胆管结石、睾丸鞘膜积液、前列腺增生。

3）妇（产）科：无法诊断的前5种妇（产）科病种概率由高到低依次是卵巢炎、子宫内膜炎、输卵管炎、助产单胎分娩、宫颈炎性疾病。

4）眼耳鼻咽喉科：无法诊断的前5种眼耳鼻咽喉科病种概率由高到低依次是急性鼻窦炎、非化脓性中耳炎、中耳炎、鼻出血、急性鼻咽炎。

5）口腔科：无法诊断的前3种口腔科病种概率由高到低依次是龋齿、急性牙周炎、牙列部分缺失，其余3种病种均能初步诊断或确诊。

（2）治疗能力

1）内科：不能治疗需上转的前5种内科病种依次是先天性心脏病、心肌炎、冠心病、脑卒中、肺结核/慢性肺源性心脏病。

2）外科：不能治疗需上转的前5种外科病种依次是腹股沟疝、睾丸鞘膜积液、骨折、椎动脉型颈椎病、胆管结石。

3）妇（产）科：不能治疗需上转的前5种妇（产）科病种依次是助产单胎分娩、子宫内膜炎、卵巢炎、输卵管炎、宫颈炎性疾病。

4）眼耳鼻咽喉科：不能治疗需上转的前5种眼、耳鼻咽喉科病种依次是结膜炎、非化脓性中耳炎、疱疹性咽峡炎、鼻出血、中耳炎。

5）口腔科：不能治疗需上转的前5种口腔科病种依次是牙列部分缺失、化脓性牙龈炎、龋齿、急性牙周炎、口腔炎。

3. **无法开展诊疗的自述原因** 调查机构自述不能确诊疾病的主要原因中，人员能力不足的有8个机构（66.7%）、缺设备的有4个机构

（33.3%）。

调查机构自述不能治疗的主要原因中，人员能力不足的有6个机构（50.0%）、缺设备的有3个机构（25.0%）、缺药的有3个机构（25.0%）。

（二）医务人员服务能力

1. 调查对象基本情况

（1）机构分布：本次共调查当天在岗基层医务人员238人，其中社区卫生服务中心/站（以下简称"中心/站"）51人、乡镇卫生院/村卫生室（以下简称"卫生院/室"）187人；医生74人、护士46人、公共卫生/防保人员79人、医技/药剂人员39人（表3-3-1）。

表3-3-1　调查对象范围及规模（人）

类别	中心/站	卫生院/室	合计
医生	11	63	74
护士	10	36	46
公共卫生/防保	23	56	79
医技/药剂	7	32	39
合计	51	187	238

（2）学历构成：本次调查的医务人员，以大专（60.5%）学历居多，其次是大学本科（33.2%）（表3-3-2）。

表3-3-2　调查对象学历构成［n（%）］

类别	中心/站	卫生院/室	合计
大学本科	19（37.3）	60（32.1）	79（33.2）
大专	31（60.8）	113（60.4）	144（60.5）
高中/中专及以下	1（2.0）	14（7.5）	15（6.3）

（3）专业技术职称构成：本次调查的医务人员，专业技术职称以其他居多（43.7%），其次是师级/助理（39.9%），最少的是副高级及以上

职称（3.4%）（表3-3-3）。

表3-3-3　调查对象专业技术职称构成 [n（%）]

职称	中心/站	卫生院/室	合计
副高级及以上	2（3.9）	6（3.2）	8（3.4）
中级	12（23.5）	19（10.2）	31（13.0）
师级/助理	13（25.5）	82（43.9）	95（39.9）
其他	24（47.1）	80（42.8）	104（43.7）

2. 基层医务人员专业能力测试

（1）基层医务人员专业知识测试：本次医务人员专业知识测试采用纸质问卷的形式，测试题型包括单选题、多选题、判断题和案例题。测试得分采用百分制，并按照得分60分及以上为合格，60分以下为不合格划分。测试对象包括医生、护士和公共卫生/防保人员。

医生共测73人，其中，中心/站11人，卫生院/室62人。护士共测44人，其中中心/站10人，卫生院/室34人。公共卫生/防保人员共测75人，其中，中心/站22人，卫生院/室53人。

1）本次知识测试结果：如表3-3-4。医生最高分为72.7，中位数为52.3，平均得分为50.4±11.8；中心/站和卫生院/室医生测试得分差异无统计学意义（$t = 1.024$，$P = 0.310$）。

护士最高分为70.0，中位数为45.0，平均得分为45.2±12.2；中心/站和卫生院/室护士测试得分差异无统计学意义（$t = -1.967$，$P = 0.056$）。

公共卫生/防保人员最高分为93.9，中位数为57.6，平均得分为57.3±11.7；中心/站和卫生院/室公共卫生/防保人员测试得分差异无统计学意义（$t = -0.390$，$P = 0.698$）。

表3-3-4　不同机构各类医务人员知识测试得分比较（$\bar{x}\pm s$）

人员类别	合计	中心/站	卫生院/室
医生	50.4±11.8	53.7±4.9	49.8±12.5
护士	45.2±12.2	38.8±10.7	47.1±12.1
公共卫生/防保	57.3±11.7	56.5±11.2	57.6±11.9

本次知识测试，医生及格率为12.3%，中心/站和卫生院/室医生的及格率分别为9.1%和12.9%。护士及格率为9.1%，中心/站和卫生院/室护士的及格率分别为0和11.8%。公共卫生/防保人员及格率为44.0%，中心/站和卫生院/室公共卫生/防保人员的及格率分别为31.8%和49.1%（表3-3-5）。

表3-3-5　不同机构各类医务人员知识测试及格率比较（%）

人员类别	合计		中心/站		卫生院/室	
	不及格	及格	不及格	及格	不及格	及格
医生	87.7	12.3	90.9	9.1	87.1	12.9
护士	90.9	9.1	100.0	0	88.2	11.8
公共卫生/防保	56.0	44.0	68.2	31.8	50.9	49.1

2）不同年份测试结果：此次测试结果与2013年相比，医生、护士和公共卫生/防保人员的及格率均下降（表3-3-6）。

表3-3-6　不同年份各类医务人员知识测试及格率情况（%）

年份	医生	护士	公共卫生/防保人员
2013	44.8	29.2	58.6
2018	12.3	9.1	44.0

（2）基层医生综合临床思维能力测试：本次医生综合临床思维能力测试的主要对象是基层全科医生，其次是内科医生。本次测试借助网络平台，采用虚拟患者的形式进行。测试得分采用百分制，并按照得分60

分及以上为合格，60分以下为不合格划分。测试从问诊、体检、辅助检查、诊断和治疗5个环节综合考查。最终评价从系统性、精准性、逻辑性、敏捷性和经济性5个维度综合评价。总成绩为各维度权重后的得分之和，各维度权重系数分别为系统性40%、逻辑性30%、精准性20%、经济性5%、敏捷性5%。

系统性考察学员诊疗思维过程是否全面，不仅能够考虑到问题的各个方面，又不忽视其重要细节。精准性考察学员能否抓住事物的本质和规律，高效精准地实施诊断与治疗。逻辑性考查学员诊疗思路是否清晰、有条理，即诊断、治疗均有据可依。敏捷性考察学员思维活动的反应速度和熟练程度，即思考问题时快速灵活，能够迅速准确作出决定，并合理解决问题。经济性考察学员对诊疗费用的把控能力。

1）测试对象基本情况：本次共抽取39名全科医生/内科医生测试，其中社区卫生服务中心6人，乡镇卫生院33人。本次测试的医生，以大专学历为主，占61.5%，社区卫生服务中心和乡镇卫生院分别为83.8%和57.6%（表3-3-7）。

本次测试的医生，所学专业以西医为主，占76.9%，社区卫生服务中心和乡镇卫生院分别为100.0%和72.7%（表3-3-8）。

表3-3-7　测试对象学历构成［n（%）］

学历	合计	社区卫生服务中心	乡镇卫生院
大学本科	15（38.5）	1（16.7）	14（42.4）
大专	24（61.5）	5（83.3）	19（57.6）

表3-3-8　测试对象所学专业构成［n（%）］

所学专业	合计	社区卫生服务中心	乡镇卫生院
西医	30（76.9）	6（100.0）	24（72.7）
其他	9（23.1）	0（0）	9（27.3）

本次测试的医生具有的专业技术职称，社区卫生服务中心以中级为主，占50.0%，乡镇卫生院以师级/助理为主，占54.5%（表3-3-9）。

表3-3-9　测试对象专业技术职称构成［n（%）］

职称	合计	社区卫生服务中心	乡镇卫生院
中级	8（20.5）	3（50.0）	5（15.2）
师级/助理	19（48.7）	1（16.7）	18（54.5）
其他	12（30.8）	2（33.3）	10（30.3）

2）测试结果：本次测试，总成绩最高分为63.0，最低分为22.0，中位数为43.0；系统性维度最高分为85.0，最低分为32.0，中位数为54.0；逻辑性维度最高分为72.0，最低分为0，中位数为34.0；精准性维度最高分为85.0，最低分为4.0，中位数为46.0；经济性维度最高分为81.0，最低分为3.0，中位数为49.0；敏捷性维度最高分为62.0，最低分为0，中位数为18.0。得分最高的维度是系统性，平均得分为54.2±12.7，其次是精准性，平均得分为46.2±18.9，最低的是敏捷性，平均得分为20.2±17.8（表3-3-10）。

表3-3-10　不同机构各维度测试得分情况（$\bar{x}\pm s$）

维度	合计	社区卫生服务中心	乡镇卫生院
系统性	54.2±12.7	61.3±7.1	52.9±13.1
逻辑性	35.3±19.0	50.2±11.7	32.6±18.9
精准性	46.2±18.9	64.3±11.2	42.9±18.2
经济性	45.6±19.6	59.3±25.9	43.1±17.7
敏捷性	20.2±17.8	23.7±23.2	19.6±17.0
总成绩	43.1±11.5	54.5±7.9	41.1±10.9

本次测试，总成绩及格率为12.8%，最高的维度是系统性，为

30.8%，其次是精准性，为25.6%，最低的是敏捷性，为2.6%。除了敏捷性维度外，其余各维度及总成绩中心/站平均及格率均高于总平均及格率，卫生院/室均低于总平均及格率（表3-3-11）。

表3-3-11 不同机构各维度测试及格率情况（%）

维度	合计		中心/站		卫生院/室	
	不及格	及格	不及格	及格	不及格	及格
系统性	69.2	30.8	50.0	50.0	72.7	27.3
逻辑性	87.2	12.8	66.7	33.3	90.9	9.1
精准性	74.4	25.6	50.0	50.0	78.8	21.2
经济性	82.1	17.9	33.3	66.7	90.9	9.1
敏捷性	97.4	2.6	100.0	0	97.0	3.0
总成绩	87.2	12.8	50.0	50.0	93.9	6.1

3. 医务人员进修及培训情况 本次调查的医务人员，有32.5%接受过上级医院的阶段性进修培训，不同机构医务人员接受阶段性进修培训的比例差异无统计学意义（$c^2 = 0.884$，$P = 0.347$）（表3-3-12）。

有41.9%的医务人员接受过专业相关课程培训，不同机构医务人员接受短期培训的比例差异无统计学意义（$c^2 = 0.971$，$P = 0.324$）。

表3-3-12 不同机构医务人员参加培训情况（%）

类别	合计	社区卫生服务中心	乡镇卫生院
进修培训			
是	32.5	38.0	31.0
否	67.5	62.0	69.0
专业课程培训			
是	41.9	48.0	41.9
否	58.1	52.0	58.1

　　本次调查，接受过上级医院的阶段性进修培训的医务人员中，医生最多（54.2%），其次是护士（26.1%），最少的是医技/药剂人员（15.4%）；接受专业相关课程培训最多的是医生（46.6%），其次是公共卫生/防保人员（41.0%），最少的是医技/药剂人员（36.8%）（表3-3-13）。

表3-3-13　各类医务人员参加培训情况（%）

类别	医生	护士	公共卫生/防保	医技/药剂
进修培训				
是	54.2	26.1	24.7	15.4
否	45.8	73.9	75.3	84.6
专业课程培训				
是	46.6	40.0	41.0	36.8
否	53.4	60.0	59.0	63.2

　　4. 医务人员自评能力提升情况　对发展和成长的认知包含4个条目，分别为"工作对我来说是一个学习和成长的过程""通过工作，我的知识和技能在逐步提升""在工作中我可以尝试一些新事物，积极挖掘自身潜能"及"现在的工作对我的个人成长没有任何帮助"。问卷采用6点计分，"非常不符合"计1分，"比较不符合"计2分，"有点不符合"计3分，"有点符合"计4分，"比较符合"计5分，"非常符合"计6分。将条目得分之和作为各维度总体衡量指标，以衡量医务人员能力提升水平，依据计分办法划分为低、中、高3个程度：（0，8］为低，（8，16］为中，（16，24］为高。

　　本次调查的医务人员，有78.1%认为自己的能力得到了高度提升，其中中心/站为75.5%，卫生院/室为78.8%（表3-3-14）。

表3-3-14   不同机构医务人员自评能力提升（%）

能力提升	合计	社区卫生服务中心	乡镇卫生院
低	1.7	0	2.2
中	20.2	24.5	19.0
高	78.1	75.5	78.8

本次调查的医务人员，各类医务人员均认为自身的能力得到了高度提升，认为高的比例最多的是医技/药剂为94.9%，其次是护士为80.0%（表3-3-15）。

表3-3-15   各类医务人员自评能力提升（%）

类别	医生	护士	公共卫生/防保	医技/药剂
低	1.4	0	4.0	0
中	27.0	20.0	21.3	5.1
高	71.6	80.0	74.7	94.9

5. 医务人员自评服务能力

（1）医务人员自评工作能力：本次调查，医务人员对工作能力各要素评价最高的是通过学习大大提升了个人能力，并在工作中加以应用（40.3%），其次是储备了足够知识为社区居民的常见病提供预防、诊疗和管理（36.5%），能熟练、及时地完成工作（35.7%），最低的是具有非常好的与工作相关的知识和技能（23.1%）（表3-3-16）。

机构间相比，除了有足够能力为社区居民的常见病提供服务这一要素外，其他要素中心/站均高于卫生院/室。

（2）医务人员自评在糖尿病日常管理中的胜任力：接受调查的医务人员，自评完全能胜任糖尿病筛查的占比最高（50.3%），其次是对糖尿病患者进行随访（47.7%）、为患者预约下一次就诊（45.5%）；占比最低的是为糖尿病患者提供糖尿病及其并发症相关检查（24.6%），其次是病情评估并制订个性化治疗方案（26.8%）、提供药物使用相关评估指导并定期调整治疗方案（29.1%）（表3-3-17）。

　　机构间相比，除了为糖尿病患者提供药物使用的相关评估和指导，定期调整治疗方案这些要素外，其他要素中心/站均高于卫生院/室。

表3-3-16　各类医务人员自评工作能力完全符合的比例（%）

自评标准	所有调查对象	机构类型		人员类型			
		中心/站	卫生院/室	医生	护士	公共卫生/防保	医技/药剂
我总是能熟练、及时地完成工作	35.7	37.3	35.3	29.7	37.0	31.6	53.8
我总能按绩效考核的要求高质量地完成工作	31.5	33.3	31.0	28.4	30.4	30.4	41.0
我具有非常好的与工作相关的知识和技能	23.1	23.5	23.0	18.9	26.1	21.5	30.8
我利用各种渠道学习了很多新的工作知识和技能	34.9	41.2	33.2	33.8	34.8	30.4	46.2
我通过学习大大提升了个人能力，并在工作中加以应用	40.3	41.2	40.1	35.5	50.0	32.9	51.3
我储备了足够知识为社区居民的常见病提供预防、诊疗和管理	36.5	36.0	36.6	39.7	53.3	31.2	21.1
我们机构人员有足够能力为社区居民的常见病提供预防、诊疗和管理	33.9	34.0	33.9	34.2	37.8	29.9	36.8

表3-3-17　各类医务人员自评个人在糖尿病日常管理中完全胜任的
比例（％）

自评标准	所有调查对象	机构类型		人员类型		
		中心/站	卫生院/室	医生	护士	公共卫生/防保
糖尿病筛查	50.3	64.9	45.8	51.6	36.1	57.9
糖尿病诊断	37.0	39.4	36.3	45.3	33.3	28.3
对糖尿病患者进行病情评估，并制订个性化的治疗方案	26.8	29.0	26.2	27.1	35.3	20.0
糖尿病常规治疗	30.1	36.4	28.2	32.8	32.4	24.4
为糖尿病患者提供饮食、运动相关的评估和指导	38.9	42.1	37.9	39.7	34.9	41.1
与糖尿病患者制订血糖控制目标，提供血糖监测和控制指导	34.2	36.4	33.6	34.9	31.6	35.2
为糖尿病患者提供药物使用的相关评估和指导，定期调整治疗方案	29.1	23.5	30.8	30.5	33.3	24.5
主动为糖尿病患者预约下一次就诊	45.5	54.3	43.0	45.2	35.7	53.8
定期对糖尿病患者进行随访	47.7	60.0	44.2	36.2	45.2	61.8
定期为糖尿病患者提供糖尿病及其并发症相关检查	24.6	29.0	23.2	24.0	29.4	21.4
识别需要转诊的糖尿病患者并提供转诊服务	40.0	57.1	34.8	35.9	40.0	45.1

六、基层服务质量

本次定性访谈大部分基层医疗卫生机构反映，远程医疗对于基层不能解决的问题能够给予一定程度的支持，对诊断治疗都有帮助，提高准确度，能够借助远程医疗将一部分患者留在基层，有效促进分级诊疗开展。医保支付方式改革之后，患者市外就诊率下降。

某社区卫生服务中心负责人反映，"2018年县外就医比13.3%，基层乡镇就诊率46.4%，公立医院40.3%，体现了分级诊疗成效"。

2018年，铜仁区域内住院人次29 788人，转出人次为701人，区域内就诊率达90%以上。

某乡镇卫生院医生说："远程方式挺好的，因为条件不允许，上级医生不能亲自来指导，要基层医生准确地反映病情，还是有些困难，但是有人指导能减少一些操作上的失误。"

（一）血糖控制情况

本部分通过对基层机构的糖尿病患者调查，包括糖尿病患者日常防治管理、就诊、转诊等方面。以此为例，了解基层机构的服务质量状况，尤其聚焦于基层服务的连续性和协调性。

本次共调查糖尿病患者86人，其中有61人（占70.9%）自述血糖得到控制；有78人（占90.7%）经常在同一医生处接受糖尿病管理和诊疗服务；经常在同一医生处接受糖尿病管理和诊疗服务的患者血糖控制率为75.6%，未经常在同一医生处接受糖尿病管理和诊疗服务的患者血糖控制率为25.0%，经确切概率法检验发现差异有统计学意义（$P = 0.007$）（表3-3-18）。

表3-3-18　调查地区常接受同一医生糖尿病管理和诊疗与患者血糖控制效果比较[n（%）]

接受同一医生服务	控制	未控制	合计	P值
是	59（75.6）	19（24.4）	78	0.007
否	2（25.0）	6（75.0）	8	—
合计	61（70.9）	25（29.1）	86	—

调查的患者中，签约家庭医生的患者有58人（占67.4%），签约患者的血糖控制率为74.1%，未签约患者的血糖控制率为64.3%，差异无统计学意义（$c^2 = 0.889$，$P = 0.346$）（表3-3-19）。

表3-3-19　调查地区签约家庭医生与糖尿病患者血糖控制效果比较
[n（%）]

签约	控制	未控制	合计	c^2值	P值
是	43（74.1）	15（25.9）	58	0.889	0.346
否	18（64.3）	10（35.7）	28	—	—
合计	61（70.9）	25（29.1）	86	—	—

（二）糖尿病患者感知服务质量

本次调查询问最近一次就诊和近一年有转诊经历的糖尿病患者对服务利用过程的感受，尤其聚焦基层服务的协调性和连续性。

1. 糖尿病患者就诊满意度　本次调查，患者对社区卫生服务中心/乡镇卫生院的评价较高，非常满意占比为42.9%，最低的是县级及以上医院，为38.5%（表3-3-20）。

表3-3-20　就诊糖尿病患者对不同医疗机构的评价（%）

医疗机构类型	非常满意	一般	不满意
社区卫生服务站/村卫生室/诊所	40.0	58.2	1.8
社区卫生服务中心/乡镇卫生院	42.9	57.1	0
县级及以上医院	38.5	61.5	0

2. 基层上转的糖尿病患者感知服务质量　在调查的患者中，最近一年从基层医疗卫生机构上转的患者有25人。上转的患者有64.0%是因为

基层医疗卫生机构治疗效果不佳、血糖控制不好，有16.0%的患者是因为基层医疗卫生机构无治疗药物或检查。

在上转的患者中，有三成多的患者能够在当天预约转诊后就诊，约一半的患者能够在一两天之内预约转诊后就诊。

对向上转诊过程中，机构间协调的总体评价好的比例为90.5%，不好的比例为9.5%。

评价最差的要素是上级医生重复基层医疗卫生机构已经完成的检查（77.3%），其次是基层医生没有把患者的病情告知上级医生（60.9%）。

评价最好的要素是基层医生会对转诊治疗的相关情况进行随访（90.9%），其次是上级医生了解之前的治疗方案（78.3%）（表3-3-21）。

表3-3-21　基层上转糖尿病患者对服务的评价（%）

评价标准	是	否	不知道
基层医生是否将您的病情告知上级医院医生	30.4	60.9	8.7
上级医生是否了解您转诊的原因	63.6	27.3	9.1
上级医生是否掌握您糖尿病及伴随疾病病情	68.2	27.3	4.5
上级医生是否了解您的血糖检测等相关检查结果	72.7	22.7	4.5
上级医生是否要求您重复在基层医疗卫生机构已完成的检查	77.3	22.7	0
上级医生是否了解您之前的治疗方案	78.3	13.0	8.7
上级医生是否认同您之前的治疗方案	69.6	0	30.4
基层医生是否会对您转诊治疗的相关情况进行随访	90.9	9.1	0

3. 下转到基层的糖尿病患者感知服务质量　在调查的患者中，病情稳定后上级医疗机构将患者下转至基层非常少，仅有2人。从上级医疗机构下转至基层医疗卫生机构就诊，有1人在下转当天就诊，有1人在下转第10天就诊。

对下转过程机构间服务协调的总体评价，非常好的有1人，比较好的有1人。

调查的2名患者均认为上级医疗机构会将该患者的检查结果、治疗方案等信息告知基层医生，基层医生了解、认同上级医疗机构提供的治疗方案，向患者解释检查结果、治疗方案并按照上级医院的治疗方案进行后续治疗。

4. 糖尿病患者对基层就诊的感知服务质量　在调查的86名患者中，有58人（67.4%）签约过家庭医生，有81人（94.2%）经历过基层就诊。

患者对家庭医生评价很好的比例主要是预约就诊等候时间短（60.5%），其次是对医生（基层医疗卫生机构）的专业能力充满信心（50.6%），其余详见表3-3-22。

表3-3-22　糖尿病患者对基层医生各类评价的比例（%）

评价标准	完全同意	同意	不同意	完全不同意
我与医生预约时无需等待很长时间就能见到他/她	60.5	27.2	4.9	7.4
我对医生（基层医疗卫生机构）的专业能力充满信心	50.6	45.7	2.5	1.2
我很乐意向医生咨询我的健康问题	39.5	51.9	6.2	2.5
医生了解我的健康状况	40.7	51.9	4.9	2.5
医生为我提供的信息很容易理解	40.7	54.3	3.7	1.2
医生为我提供了足够的信息	42.0	53.1	3.7	1.2
我会向家人和朋友推荐医生	33.3	59.3	3.7	3.7

七、问题与困难

（一）机构间协作有限

机构间协作有限主要表现在以下几方面：人员双向互动不顺畅、双向转诊不顺畅及远程医疗开展有限。

1. 人员双向互动不顺畅

（1）定性访谈时有机构反映，医共体内各上级医疗卫生机构不愿承担下派医务人员引起的损失，往往不愿意下派专家到基层。

某医院负责人说："我们派没派？肯定没派。你到所有的医疗机构去问，说实话的都会跟你说没派，说假话的，都会说派了。怎么派？派了之后得养他（派了之后还是得支付人员工资），比如说我派一个人下去，人均工资就算5000元，再加上绩效工资，对吧？就算7000元左右，再加上五险一金，我派一个人下去，他就要挣回那么多的钱，要1万元左右，他也要去乡镇医院把那1万元挣回来。他下去干嘛？所以说这个有问题了。"

（2）由于基层医务人员数量不够，难以派人到上级医疗机构进修学习。

某乡镇卫生院负责人说："我们派人出去进修很难，因为人太少了。我们2018年派了一个人出去，今年也是一个人。"

（3）基层医疗卫生机构难以管理下派的专家。

某医院负责人反映说："就是我们下去的人员，下面院长的管理跟不上，我们出现那种情况，院长他不好批评。就是说他们（下派的医生）在那里究竟怎么样？几天不去上班了，或提前下班溜了，他（基层领导）也不跟我说，他不好说、不敢说。下去的工作人员跟院长说，我今天有事就不去了，院长就不敢说，出现旷工这样类似情况，工资奖金都在我这边，他也管不了。"

2. 双向转诊不顺畅

（1）区县级医院认为乡镇卫生院技术水平跟不上、人员能力不够，消化不了下转的患者，除此之外，患者不相信基层医疗卫生机构水平，不愿意下转。

某县医院医生说："问题是转下去接不住。乡镇的基础条件不够，国家投入很多，包括村卫生室、各乡镇卫生院都修得很好，硬件设施还可以，最恼火的是乡镇的功能，偏重公共卫生，造成临床人不够，人才培养不够，医疗服务能力不够，再实行分级诊疗，转下去接不住，包括自己接诊的也不行。"某乡镇卫生院负责人反映："康复算一个病人后期的。但是现在上级害怕出现医疗事故，所以弄下来，风险分摊。责任分配是很具体的，要把责任区分好。转下去县医院的病床就空出来了，但是群众不愿意，而且乡镇卫生院也消化不了，责任也不明确。"

（2）基层医疗卫生机构负责人认为上级医疗卫生机构因为利益导向，不愿意将患者下转，造成双向转诊下转患者不顺畅。

某社区卫生服务中心负责人说："上转没多大限制，上转的一般原因就是保证医疗安全，避免出现医疗纠纷，能治的上转也没意义，所以上转一般不存在限制。作为医疗机构，大家都想提高收入，所以上级下转的较少，即使是康复性治疗也不是很愿意下转患者。"

（3）双向转诊的实施缺乏相应的机制做保障。

某社区卫生服务中心负责人说："做好下转需要激励机制，需要政府增加投入，比如下转的患者，医保将两级间的差额补充到上级医疗机构（既不用花成本又可以减少压力）。"

3. 远程医疗开展有限　有部分乡镇卫生院反映，由于患者少，加之部分乡镇卫生院人员能力有限无法配备相应的技术人员，所以开展远程医疗较少，导致部分地区远程医疗设备基本只是一个摆设。

某乡镇卫生院负责人说："患者量少、操作还不是很熟悉，会诊使用得不多。"

某乡镇卫生院负责人认为："远程医疗对基层医生能力有要求，特别是采集信息的准确度，如果没有达到要求会影响医生的诊断。"

（二）基层卫生服务能力不足

基层卫生服务能力不足主要表现在人员数量不足和人员能力有待提升两方面。在访谈中，基层医疗卫生机构普遍反映人员数量不足，一人兼多职，也难以抽调出去学习。

某乡镇卫生院负责人反映说："我们乡镇一个人相当于三个人，外加想要提升自己的医疗水平肯定是要培训，但是由于人员不够所以也派不出去，没有机会去学习（能力提升不了），老百姓也不会相信。"

某社区卫生服务中心医务人员反映说："医技（培训）只有短期的1～2周，当时中途都因为工作任务的原因回来了，没有完成培训。短期的培训没有办法提高水平，想要长期的培训因为现在感觉已经有些跟不上，和上级反映过这个问题，但是一直没有办法解决。"

由于政策规定以及避免风险，极少数乡镇卫生院可以做手术，妇产科、外科、口腔科几乎空白，所以很多群众反映服务不能满足需求。

某乡镇卫生院负责人说："以后越来越多的老百姓到我们这里来就诊，我们这个服务能力行不行？哪些需要拓展和提升？首先是外科和重症，现在乡镇一般都不允许开展，外科一般还涉及麻醉，这个风险会比较大。"

（三）基层卫生服务功能发展不均衡

大部分基层医疗卫生机构反映，公共卫生服务项目多、检查多、重复填报数据，公卫工作占比过大，加之没有公共卫生人员指标，公共卫生服务工作多是临床或护理的人员兼职，导致医务人员任务烦杂、工作压力大。

某社区卫生服务中心负责人反映说："目前的话应该就是人力资源这一块，按照国家标准只是有一个每千人口医生护士数，没有公卫的指标，基层这一块全部都是从临床吸收过来做公卫，人力资源这块现在是基层最大的问题。"

（四）信息系统割裂

绝大多数基层医疗卫生机构反映，由于各信息系统不兼容，比如临床和公卫系统分开，导致浪费大量的人力和时间重复录入信息。

某社区卫生服务中心医生反映说："公卫的随访、健康档案等电子档案和临床的电子病历还没有互通。乡卫生院的数据没有办法直接导入到电子档案中。"

（五）支持政策不完善

1. 由于医保政策没有明确规定，收支结余不知道如何使用，另外结余的使用还存在利益冲突的问题　访谈时区卫健局负责人反映："分级诊疗政府要给标准，要明确结余部分怎么使用。现在没有结余，2018年有40%的钱流出本市，2017年有59%流出去。县级和乡镇级的费用其实还可以往下降，通过分级诊疗往下降，县级能做就不要到市级，费用就会减少，结余增大。目前在医共体内部讨论过，但是还有利益冲突。"

2. 由于基本药物的限制，导致很多以前百姓习惯的常用药物不在采购范围之内，百姓对此不理解，对基层医疗卫生机构不满　访谈时某社区卫生服务中心医生反映："主要是药物缺乏，现在要求使用平台，稍微好点的药都不在采购范围内，很多常见药如急性肠胃炎的药物都没有，居民认为农合交了这么多钱但是没有办法提供他们想要的药，有很多怨气。"

第二节　青海省案例

一、分级诊疗实施环境

本节主要从地理环境、社会经济状况、人口与健康以及医疗卫生资源四个方面对青海省西宁市和同仁县的分级诊疗实施环境进行概述。

（一）地理环境

青海省位于中国西北地区，全省地貌复杂多样，兼具青藏高原、内陆干旱盆地和黄土高原三种类型，其中高原占据80%以上。本次调研地区西宁市，位于青海省东北部，靠近青藏高原的东北部，西宁市区的海拔高达2261米，全市有4个区和3个县。城东区位于西宁市东部，是西宁市的东大门，辖内共有1个镇和12个社区。城中区位于西宁市中部，属于老城区，是西宁市政治、文化、经济中心，区内共有7个街道和1个镇。城西区位于西宁市中西部，地处湟水河谷地带，全区共有7个街道和1个镇。同仁县，位于青海省东南部，黄南藏族自治州中部隆务河岸，是一个藏族聚集区，海拔最高可达4767米，最低为2160米。

（二）社会经济状况

本次调研的案例地区西宁市城东区、城中区以及城西区2018年的国内生产总值（GDP）分别为194.0、245.2以及305.4亿元，黄南州同仁县2018年国内生产总值（GDP）为29.1亿元，与西宁市三个城区相比非常低；西宁市城东区、城中区以及城西区人均GDP分别为49 923元、49 923元及77 312元，黄南州同仁县为7861元。青海省案例地区中西宁市的城西区经济最为发达，黄南州同仁县经济发展较为落后。

（三）人口与健康

青海省西宁市城东区、城中区以及城西区3个城区以城镇人口为主，城镇人口比例均达到85%以上，其中城西区为老城区，没有农村人口；3个城区的65岁及以上老年人口比例均达8.5%以上。3个城区的婴儿死亡率与5岁以下儿童死亡率均低于全国平均水平（6.1‰，8.4‰）。

青海省同仁县以农村人口为主，其中65岁及以上老年人口占比低于西宁市的3个城区，为7.8%（全国为11.2%）。该县2018年婴儿死亡率（13.5‰）和5岁以下儿童死亡率（14.8‰）均远高于全国平均水平（6.1‰，8.4‰）。

（四）医疗卫生资源

青海省西宁市3个城区的资源分布十分不均衡，综合医院基本集中在城西区，占据74.5%；城中区拥有较多的基层医疗卫生机构，按照国家社区卫生服务中心设置要求，区内一些二级医院转为社区卫生服务中心，目前城中区仅有一家中医医院，一直没有二级综合医院；3个城区的社区卫生服务站基本上均是民营。同仁县县域内没有二级以上医院，基层以村卫生室为主，占据77.8%，乡镇卫生院和社区卫生服务中心有17家。

基层医疗卫生机构的设备配置方面，青海省调查的12家基层机构中有5家拥有DR机，均没有配备CT机。

二、分级诊疗实践模式

青海省各大医院优势专科牵头组建了卒中、胸痛、创伤、危重孕产妇等八大专科联盟，以青海省人民医院为牵头医院，与青南三州州级医院分别组建省州卒中专科联盟；以青海大学附属医院为牵头医院，与青南三州州级医院分别组建省州创伤专科联盟；以青海红十字医院为牵头医院，与青南三州州级医院分别组建省州危重孕产妇专科联盟；以青海省心脑血管病专科医院为牵头单位，与青南三州州级医院分别组建省州胸痛专科联盟；以青海省妇女儿童医院为牵头医院，与青南三州州级医院分别组建省州危重儿童和新生儿救治专科联盟；以青海省第三人民医院为牵头医院，与青南三州州级医院分别组建精神卫生专科联盟；以青海省第四人民医院为牵头医院，与青南三州州级医院分别组建传染病防治专科联盟；以青海省藏医院为牵头单位，分别与玉树州、果洛州、黄南州藏医院建立藏医专科联盟。整合、优化、合理配置青海省医疗卫生专科力量，以专科协作为纽带，推动区域内资源横纵向流动。各地区具体的医联体模式如下。

1. 西宁市城东区医联体形式　城西区各社区卫生服务中心与西宁市第一人民医院建立了健康服务共同体，分别与青海省人民医院、青海省中医院、青海大学附属医院以及青海省红十字医院形成了松散型医联体。

2. 西宁市城中区医联体形式　城中区的社区卫生服务中心分别与青海省心脑血管专科医院、青海省仁济医院建立了松散型医联体，与西宁市第一人民医院、区疾病预防控制中心、区妇幼保健计划生育服务中心组建了健康服务共同体，与青海省心血管病专科医院建立了心血管病"专科联盟"，与省、市妇幼保健院建立了妇幼"专科联盟"，形成一对一的帮扶关系。

3. 西宁市城西区医联体形式　城西区的社区卫生服务中心与区域内三甲医院建立了区域内的松散型医联体，与西宁市第一人民医院组成了健康服务共同体，与青海大学附属医院建立对口帮扶的关系并对接了远程心电平台。

4. 松散型医共体形式　青海省同仁县各乡镇卫生院分别与黄南州人民医院和黄南州藏医院组成松散型医共体，牵头单位负责成员单位的坐诊、带教、培训、义诊等活动。目前同仁县正在进行远程医疗试点工作。除此之外，黄南州人民医院还与同仁县签订了定点帮扶合作协议。

三、具体实施

（一）远程医疗

西宁城东区的社区卫生服务中心与青海省心血管病专科医院建立心电图远程会诊对接系统，中心将患者的心电图上传到平台，青海省高原医学科学研究院的专家进行分析诊断并将诊断结果回传，遇到心肌梗死等中心无法诊治的患者及时转诊，为广大心血管疾病高危人群和心脏病患者提供病情监测，利于心脏病早发现、早诊断、早治疗。

西宁城中区的中心与青海省仁济医院计算机X线（computed

radiography，CR）影像远程会诊对接平台进行了对接，中心可在第一时间将CR影像图片传至青海省仁济医院放射科，并很快收到诊断结果的反馈，不仅可以防止中心漏诊、误诊情况的出现，还可以提升中心放射人员的诊断能力。

黄南州人民医院与14个对口帮扶卫生院2018年底新建立远程医疗平台，访谈的3家卫生院已经开始试行，患者无需支付远程医疗相关费用。

（二）双向转诊

案例地区根据省、州上的政策实施双向转诊，为转诊患者开通绿色通道，优先安排转诊患者就诊。

某医院的医生说："与其他非转诊的患者不同，我们会优先安排诊患者。他们转上来就只收差价，不重新收门槛费。"

（三）人员双向互动

1. 联合门诊与查房　西宁城中区的社区卫生服务中心与西宁市第一医疗集团建立联合门诊，与青海仁济医院建立"双主任查房"制，联合门诊及联合查房的建立，使社区卫生服务中心没有条件治疗的患者进行绿色转诊，并实行优先检查等保障措施，为患者进一步救治赢得了最佳治疗时间，进一步强化了社区卫生服务中心分级诊疗联动能力。

2. 专家义诊　医共体牵头单位每年到乡镇卫生院举办免费义诊活动。例如，黄南州藏医院会给同仁县乡镇卫生院做艾灸、针灸等的培训，示范、讲解并给老百姓免费发放药物。此外，黄南州人民医院还做B超、心电等仪器方面的指导，对卫生院的生化、血常规以及尿常规等进行督查。

3. 长期坐诊　除了常规的专家每周半天的短期坐诊之外，青海省卫健委要求同仁县各医联体牵头单位（州级医院）帮扶乡镇卫生院，牵头单位按照各卫生院实际需求，下派相关专业专科医生进驻各卫生院一年及以上，除了开展日常临床医疗工作之外，还负责相关专业医务人员医疗技术指导、培训等，旨在带动卫生院相关科室诊疗服务能力与水平。

4. 进修学习　西宁社区卫生服务中心选派人员到健康共同体（以下简称健共体）或者医联体内的上级医院进行3个月及以上时间的进修学习，家距离较远的，牵头单位还会帮助安排员工宿舍及食堂。

某卫健委的管理人员谈到，"优质医疗专家下沉服务基层，提升基层服务能力，输血变成造血，带着泥土的栽培，将管理团队和经验下沉到基层，带出本土的专家。每年派专家下基层效果比较明显。人员下沉、技术下沉、信息化下沉（三个下沉）。'能力提升1＋1'，所有总院的科室对下面的科室，点对点精准帮扶，主要以内科常见病多发病为主"。

某医院医务人员提到，"我们去年有一个组团式的帮扶，也是根据基层的需求选派相关的人员给他们进行帮扶，专家主要就是（进行）慢性病用药指导等，参与到家庭医生团队中"。

社区卫生服务中心的一位医生说："那时候就是转诊、人员培训，我们两家合作特别好。其实我们得到的好处多，进修人员（是）免费的，我们写个单子去之后他马上安排、接收，这是人员培训。第二个是我这边有什么需求，他们派人过来讲课、培训或者会诊，只要我们预约以后，他们马上就派人过来。"

（四）提升基层服务能力

推进以基本医疗、双向转诊、公共卫生、健康评估和健康宣教等为主要内容的城乡居民家庭责任医生签约服务新模式，将公立医院下转的患者全部纳入重点人群管理范围，由基层医疗卫生机构全科团队开展随访干预、康复指导及治疗工作，并纳入基层医疗卫生机构年度绩效考核范围。

推广基层"三家服务"模式。紧紧围绕家庭责任医生、家庭签约服务、家庭百姓药箱，将审核备案的176种非基本药物纳入"家庭百姓药箱"，结合家庭责任医生、家庭签约服务等工作，努力将城乡居民常见病、多发病和病情稳定的老年病、慢性病解决在基层。

医务人员小组访谈时提到，"从去年开始，高血压糖尿病等慢性病，原来这些慢性病是放到三级医院去，从去年开始，门诊这一块三级医院全部取消了，全部定点到我们下面基层医疗机构了，就是中心和卫生院这一级了"。

四、支撑环境

（一）政策导向

为切实做好全市分级诊疗、双向转诊工作，西宁市医改办结合基层和县级医疗机构实际诊疗能力，制定了《西宁市分级诊疗疾病病种目录（试行）》，按照填平补齐的原则，在基层和县级医疗机构（二级医疗机构）分别选取了"50种＋"和"100种＋"疾病病种。各基层医疗卫生机构和县级医疗机构（二级医疗机构）在基本疾病病种目录的基础上可以根据自己的实际诊疗能力适当增加疾病病种，并报市医改办备案，对于能力不足未开展50种疾病诊疗工作的基层医疗卫生机构，要求其依托医联体核心医院的帮扶。

1. 服务政策倾斜　一是取消简易门诊。2017年7月1日起，西宁市所有三级医院取消简易门诊，将高血压、糖尿病等慢性病患者的开药随访下放到基层医疗卫生机构；二是放开基层基本药物的限制，实行个性化采购，辖区慢性病患者在大医院开的药物到基层医疗卫生机构登记，5天后便可到基层拿药；三是长处方，西宁市调整慢性病患者门诊处方用量政策，对诊断明确、病情稳定、需长期服药的慢性病患者，在基层就诊时，医生根据病情可适当延长处方门诊用量，开长达12周的长处方药物用量，城乡居民基本医保纳入延长门诊处方用量病种为25种，城镇职工医保为21种。

2. 强化控费及监管措施　明确规定严格控制转诊率和平均住院天

数，一级以下和二级定点医疗机构的转诊率分别控制在65%、20%以内，三级甲等医疗机构省外转诊率不得超过5‰。三、二、一级医疗卫生机构平均住院天数分别控制在12天、9天、6天以内。凡职工和城乡居民医保定点医疗机构不遵守分级诊疗和转诊转院程序的，补偿比例下浮10%。医疗机构未履行告知义务，致使城乡居民参保患者未及时办理转院手续或违反转诊程序，造成城乡居民参保患者未按规定享受医保补偿的，由医疗机构负担补偿差额。城乡居民参保患者未经有资质的医院同意或执意转往省外就医的按照保底30%比例报付。

3. 引导合理就医，落实逐级转诊，医保实行差别化报销 有一位医生谈到，"医保报销比例789，即一级医院报销90%（经过转诊），二级医院报销80%，三级医院报销70%，如果不经过转诊报销比例会减少10%。门诊转诊免收挂号费"。对未按转诊程序直接到上一级医疗机构就诊住院的患者，或执意要求转诊的住院患者，医保补偿比例在原医保报付比例的基础上下浮10%；城乡居民医保患者未经有资质的医院同意或执意转往省外就医的，按照保底30%报付比例报付。小组访谈时医生谈到，"面向全院的所有科室进行转诊，只有先到总院才能转到外省（否则医保报销会减少10%），没有转诊单报销范围也会减小。我们不允许先到外省看病再来转诊"。遵循逐级转诊程序住院的患者，在上级医院住院治疗时，扣除下级医院交纳的住院起付线，仅交纳两级医院起付线差额部分。对上级医院转往下级医院继续康复住院治疗的患者，不再缴纳住院起付线费用。

（二）激励机制

为确保专家下得去、沉得住，西宁在经济方面给予下基层的专家双重激励，即专家既可以享受原单位的绩效，也可以享受基层的绩效，同时也有一定的考核。访谈时卫健委的管理人员谈到，"针对提升卫生服务能力想了很多，比如常年驻点，这个要给专家补助，政府给了300万，县医院下沉到乡镇卫生院，县医院和基层双层绩效享受，但是同时也有考核机制，确保专家下得去，沉得住"。

五、基层服务能力

西宁市开展分级诊疗以来，基层医疗卫生机构的服务能力有所提升。其中，远程医疗对于基层卫生人员能力的提升有较大的帮助。

小组访谈时有医务人员提到，"基层可以做的治疗范围增广、病种增多，病人更加信任基层了。下转或者到基层复诊的病人带来上级的诊断，给基层医生技术上提供了思路，帮助技术提升"。

某乡镇卫生院医生谈到，"远程医疗和远程会诊都有的，医技使用较多，医院会给予指导，24小时会回复，对人员能力有所提升"。

（一）机构病种服务能力

在青海省共调查12家基层机构的病种服务能力，其中社区卫生服务中心6家、乡镇卫生院6家。

1. 诊疗的病种数量

（1）诊断能力：总体来看，调查的12家机构中，所有66个病种均能初步诊断或确诊的有3家；无法诊断的病种为1～5种的有3家、6～10种的有1家、11～20种的有4家、21种及以上的有1家。

从各科的病种数量来看，调查的12家机构中有5家能够初步诊断或确诊所有26种内科疾病，占42%；有7家能够初步诊断或确诊所有17种外科疾病，占58%；有8家能够初步诊断或确诊所有7种妇（产）科疾病，占67%；有9家能够初步诊断或确诊所有10种眼耳鼻喉科疾病，占75%；有10家能够初步诊断或确诊所有6种口腔科疾病，占83%。

（2）治疗能力：总体来看，调查的12家基层机构中，所有66个病种均能治疗或治愈的机构为0；无法治疗的病种为1～10种的有1家、11～15种的有3家、16～20种的有4家、21～30种的有2家、31种及以上的有2家。

从各科的病种数量来看，在调查的12家机构中，无机构能够治疗或治愈所有26种内科疾病；无机构能够治疗或治愈所有17种外科疾病；有5家机构能治疗或治愈所有7种妇（产）科疾病，占42%；有5家机构能够治疗或治愈所有10种眼耳鼻喉科疾病，占42%；有5家机构能够治疗或治愈所有6种口腔科疾病，占42%。

2. 诊疗的具体病种

（1）诊断能力

1）内科：调查的12家机构中，无法诊断的前5种内科病种由高到低依次是冠状动脉粥样硬化、先天性心脏病、心肌炎、脑卒中、短暂性脑缺血发作。

2）外科：无法诊断的前5种外科病种由高到低依次是睾丸鞘膜积液、骨折、腹股沟疝、腹痛、肩周炎。

3）妇（产）科：无法诊断的前5种妇（产）科病种由高到低依次是卵巢炎、子宫内膜炎、输卵管炎、助产单胎分娩、宫颈炎性疾病。

4）眼耳鼻咽喉科：无法诊断的前5种眼耳鼻咽喉科病种由高到低依次是鼻出血、急性鼻咽炎、急性鼻窦炎、非化脓性中耳炎、结膜炎。

5）口腔科：无法诊断的前5种口腔科病种由高到低依次是，牙列部分缺失、化脓性牙龈炎、口腔炎、龋齿、急性牙周炎。

（2）治疗能力

1）内科：不能治疗需上转的前5种内科病种依次是先天性心脏病、心肌炎、脑卒中、肺结核、急性肾小球肾炎。

2）外科：不能治疗需上转的前5种外科病种依次是泌尿系结石、腹股沟疝、睾丸鞘膜积液、胆管结石、骨折。

3）妇（产）科：不能治疗需上转的妇（产）科病种依次是助产单胎分娩、卵巢炎、宫颈炎性疾病、子宫内膜炎病。

4）眼耳鼻咽喉科：不能治疗需上转的前5种疾病依次是非化脓性中耳炎、鼻出血、结膜炎、中耳炎、急性鼻咽炎。

5）口腔科：不能治疗需上转的前5种口腔科病种依次是龋齿、牙列部分缺失、口腔炎、急性牙周炎、化脓性牙龈炎。

3. 无法开展诊疗的自述原因　调查机构自述不能确诊疾病的主要原因中，缺设备的有7个机构（58.3%），人员能力不足的有4个机构（33.3%），其他原因的有1个机构（8.3%）。调查机构自述不能治疗的主要原因中，人员能力不足的有5个机构（41.7%），缺设备有3个机构（25.0%），缺药的有2个机构（16.7%），其他原因的有1个机构（8.3%）。

（二）医务人员服务能力

1. 调查对象基本情况

（1）机构分布：本次共调查当天在岗基层医务人员183人，其中社区卫生服务中心/站（以下简称中心/站）136人、乡镇卫生院/村卫生室（以下简称卫生院/室）47人；医生67人、护士48人、公共卫生/防保人员36人、医技/药剂人员32人（表3-3-23）。

表3-3-23　调查对象范围及规模（人）

人员类别	中心/站	卫生院/室	合计
医生	51	16	67
护士	33	15	48
公共卫生/防保	31	5	36
医技/药剂	21	11	32
合计	136	47	183

（2）学历构成：本次调查的医务人员，以大学本科（61.7%）学历居多，其次是大专（33.3%）（表3-3-24）。

表3-3-24　调查对象学历构成［n（%）］

学历	中心/站	卫生院/室	合计
大学本科	92（67.6）	21（44.7）	113（61.7）
大专	37（27.2）	24（51.1）	61（33.3）
高中/中专及以下	7（5.1）	2（4.3）	9（4.9）

（3）专业技术职称构成：本次调查的医务人员，专业技术职称以师级/助理居多（38.3%），其次是中级（32.2%），最少的是副高及以上（7.7%）（表3-3-25）。

表3-3-25　调查对象专业技术职称构成［n（%）］

职称	中心/站	卫生院/室	合计
副高及以上	6（4.4）	8（17.0）	14（7.7）
中级	48（35.3）	11（23.4）	59（32.2）
师级/助理	55（40.4）	15（31.9）	70（38.3）
其他	27（19.9）	13（27.7）	40（21.9）

2. 基层医务人员专业能力测试

（1）基层医务人员专业知识测试：共测医生67人，其中中心/站51人，卫生院/室16人。共测护士44人，其中中心/站29人，卫生院/室15人。共测公共卫生/防保人员32人，其中中心/站30人，卫生院/室2人。

1）本次测试结果：本次知识测试，医生最高分为77.3，中位数为54.6，平均得分为53.9±14.2；中心/站和卫生院/室医生测试得分差异有统计学意义（t＝2.289，P＝0.025），中心/站的医生测试得分高于卫生院/室的测试得分（表3-3-26）。

护士最高分为65.0，中位数为45.0，平均得分为46.9±7.6；中心/站和卫生院/室护士测试得分差异无统计学意义（t＝2.012，P＝0.051）。

公共卫生/防保人员最高分为69.7，中位数为57.6，平均得分为57.4±9.9；中心/站和卫生院/室公共卫生/防保人员测试得分差异有统计学意义（t＝4.050，$P<0.001$）。

表3-3-26　不同机构各类医务人员知识测试得分比较（$x\pm s$）

人员类别	合计	中心/站	卫生院/室
医生	53.9±14.2	56.0±13.8	47.0±13.5
护士	46.9±7.6	48.5±7.2	43.8±7.2
公共卫生/防保	57.4±9.9	58.9±8.0	34.9±10.7

本次知识测试，医生及格率为31.3%，中心/站和卫生院/室的及格率分别为37.3%和12.5%（表3-3-27）。

护士及格率为9.1%，中心/站和卫生院/室的及格率分别为10.3%和6.7%。

公共卫生/防保人员及格率为46.9%，中心/站和卫生院/室的及格率分别为50.0%和0。

表3-3-27　不同机构各类医务人员知识测试及格率比较（%）

人员类别	合计		中心/站		卫生院/室	
	不及格	及格	不及格	及格	不及格	及格
医生	68.7	31.3	62.7	37.3	87.5	12.5
护士	90.9	9.1	89.7	10.3	93.3	6.7
公共卫生/防保	53.1	46.9	50.0	50.0	100.0	0

2）不同年份测试结果比较：此次测试结果与2013年相比，医生、护士和公共卫生/防保人员的及格率均下降（表3-3-28）。

表3-3-28 不同年份各类医务人员知识测试及格率情况（%）

年份	医生	护士	公共卫生/防保人员
2013	44.8	29.2	58.6
2018	31.3	9.1	46.9

（2）基层医生综合临床思维能力测试

1）测试对象基本情况：本次共抽取27名全科医生/内科医生测试，其中社区卫生服务中心19人，乡镇卫生院8人。本次测试的医生，以大学本科学历为主，占85.2%，社区卫生服务中心和乡镇卫生院分别为94.7%和62.5%（表3-3-29）。

表3-3-29 测试对象学历构成［n（%）］

学历	合计	社区卫生服务中心	乡镇卫生院
大学本科	23（85.2）	18（94.7）	5（62.5）
大专	3（11.1）	0（0）	3（37.5）
高中、中专及以下	1（3.7）	1（5.3）	0（0）

本次测试的医生，所学专业以西医为主，占88.9%，社区卫生服务中心和乡镇卫生院分别为89.5%和87.5%（表3-3-30）。

表3-3-30 测试对象所学专业构成［n（%）］

所学专业	合计	社区卫生服务中心	乡镇卫生院
西医	24（88.9）	17（89.5）	7（87.5）
其他	3（11.1）	2（10.6）	1（12.5）

本次测试的医生，职称以中级为主，占55.6%，社区卫生服务中心和乡镇卫生院分别为63.2%和37.7%（表3-3-31）。

表3-3-31　测试对象专业技术职称构成［n（%）］

职称	合计	社区卫生服务中心	乡镇卫生院
副高及以上	3（11.1）	1（5.3）	2（25.0）
中级	15（55.6）	12（63.2）	3（37.5）
师级/助理	7（25.9）	5（26.3）	2（25.0）
其他	2（7.4）	1（5.3）	1（12.5）

2）测试结果：本次测试，总成绩最高分为68.0，最低分为23.0，中位数为49.0；系统性维度最高分为89.0，最低分为30.0，中位数为53.0；逻辑性维度最高分为74.0，最低分为0，中位数为39.0；精准性维度最高分为92.0，最低分为22.0，中位数为46.0；经济性维度最高分为80.0，最低分为2.0，中位数为44.0；敏捷性维度最高分为53.0，最低分为0，中位数为18.0。得分最高的维度是系统性，平均得分为56.9±15.6，其次是精准性为49.7±20.2，最低的是敏捷性为19.5±17.8（表3-3-32）。

表3-3-32　不同机构各维度测试得分情况（x±s）

维度	所有调查对象	社区卫生服务中心	乡镇卫生院
系统性	56.9±15.6	61.1±15.4	46.9±11.6
逻辑性	41.2±17.0	44.0±17.7	34.5±14.1
精准性	49.7±20.2	54.2±20.4	38.9±15.9
经济性	43.9±23.3	49.5±22.2	30.4±21.3
敏捷性	19.5±17.8	21.1±19.0	15.8±15.2
总成绩	47.3±12.6	50.5±12.2	39.9±10.8

本次测试，总成绩及格率为22.2%，最高的维度是系统性为44.4%，其次是精准性为37.0%，最低的是敏捷性为0。除了敏捷性维度外，其余各维度及总成绩中心/站平均分均高于总平均分，卫生院/室均低于总平均分（表3-3-33）。

表3-3-33　不同机构各维度测试及格率情况（%）

维度	所有调查对象		中心/站		卫生院/室	
	不及格	及格	不及格	及格	不及格	及格
系统性	55.6	44.4	42.1	57.9	87.5	12.5
逻辑性	81.5	18.5	78.9	21.1	87.5	12.5
精准性	63.0	37.0	52.6	47.4	87.5	12.5
经济性	74.1	25.9	63.2	36.8	100.0	0
敏捷性	100.0	0	100.0	0	100.0	0
总成绩	77.8	22.2	68.4	31.6	100.0	0

3. 医务人员进修及培训情况　本次调查的医务人员中，有47.0%接受过上级医院的阶段性进修培训，不同机构医务人员接受阶段性进修培训的比例差异无统计学意义（$c^2 = 1.096$，$P = 0.295$）（表3-3-34）。

有49.2%的医务人员接受过专业相关课程培训，不同机构医务人员接受短期培训的比例差异有统计学意义（$c^2 = 6.788$，$P = 0.009$）。

表3-3-34　不同机构医务人员参加培训情况（%）

类别	所有调查对象	社区卫生服务中心	乡镇卫生院
进修培训			
是	47.0	49.3	40.4
否	53.0	50.7	59.6
短期培训			
是	49.2	54.9	32.6
否	50.8	45.1	67.4

本次调查，接受过上级医院阶段性进修培训的医务人员中，护士最多（47.9%），其次是医技/药剂人员（34.4%），最少的是公共卫生/防保人员（30.6%）；接受专业相关课程培训最多的是公共卫生/防保人员（64.7%），其次是护士（55.3%），最少的是医技/药剂人员（43.8%）（表3-3-35）。

表3-3-35　各类医务人员参加培训情况（％）

类别	所有调查对象	护士	公共卫生/防保	医技/药剂
进修培训				
是	38.8	47.9	30.6	34.4
否	61.2	52.1	69.4	65.6
专业课程培训				
是	60.6	55.3	64.7	43.8
否	39.4	44.7	35.3	56.3

4. 医务人员自评能力提升情况　本次调查的医务人员中，有70.8%认为自己的能力得到了高度提升，其中中心/站为66.7%，卫生院/室为82.6%（表3-3-36）。

表3-3-36　不同机构医务人员自评能力提升（％）

能力提升	所有调查对象	社区卫生服务中心	乡镇卫生院
低	1.1	1.5	0
中	28.1	31.8	17.4
高	70.8	66.7	82.6

本次调查的医务人员中，各类医务人员均认为自身的能力得到了提升，认为提高比例最多的是护士为82.2%，其次是医生为75.4%（表3-3-37）。

表3-3-37　各类医务人员自评能力提升（％）

类别	医生	护士	公共卫生/防保	医技/药剂
低	3.1	0	0	0
中	21.5	17.8	36.1	46.9
高	75.4	82.2	63.9	53.1

5. 医务人员自评服务能力

（1）医务人员自评工作能力：本次调查中，医务人员对工作能力各要素评价最高的是"机构人员有足够能力为社区居民的常见病提供预防、诊疗和管理"（37.2%），其次是"总是能熟练、及时地完成工作"（30.8%），"通过学习大大提升了个人能力，并在工作中加以应用"（26.4%），最低的是"具有非常好的与工作相关的知识和技能"（15.9%）（表3-3-38）。

表3-3-38　各类医务人员自评工作能力完全符合的比例（%）

自评标准	所有调查对象	机构类型		人员类型			
		中心/站	卫生院/室	医生	护士	公共卫生/防保	医技/药剂
我总是能熟练、及时地完成工作	30.8	26.7	42.6	27.3	37.5	16.7	43.8
我总能按绩效考核的要求高质量地完成工作	25.4	23.0	32.6	23.1	37.5	13.9	25.0
我具有非常好的与工作相关的知识和技能	15.9	14.1	21.3	15.2	16.7	13.9	18.8
我利用各种渠道学习了很多新的工作知识和技能	23.6	23.7	23.4	24.2	29.2	22.2	15.6
我通过学习大大提升了个人能力，并在工作中加以应用	26.4	24.4	31.9	25.8	35.4	27.8	12.5
我储备了足够知识为社区居民的常见病提供预防、诊疗和管理	25.0	21.6	34.8	24.2	31.3	25.0	16.7
我们机构人员有足够能力为社区居民的常见病提供预防、诊疗和管理	37.2	34.3	45.7	36.4	41.7	33.3	36.7

机构间相比，除了利用各种渠道学习了很多新的工作知识和技能这些要素外，其他要素中心/站均低于卫生院/室。

（2）医务人员自评在糖尿病日常管理中的胜任力：接受调查的医务人员，自评完全能胜任对糖尿病患者进行随访的占比最高（60.0%），其次是为患者预约下一次就诊（59.8%）、识别需要转诊的糖尿病患者并提供转诊服务（51.7%）；占比最低的是糖尿病常规治疗（25.2），其次是糖尿病诊断（25.3%）、提供药物使用相关评估指导并定期调整治疗方案（25.5%）（表3-3-39）。

机构间相比，各要素中心/站均高于卫生院/室。

表3-3-39　各类医务人员自评个人在糖尿病日常管理中完全胜任的比例（%）

自评标准	所有调查对象	机构类型		人员类型		
		中心/站	卫生院/室	医生	护士	公共卫生/防保
糖尿病筛查	49.6	57.5	31.6	54.7	50.0	40.7
糖尿病诊断	25.3	33.3	6.9	44.4	10.7	—
对糖尿病患者进行病情评估，并制订个性化的治疗方案	25.5	32.3	12.5	32.6	17.9	26.3
糖尿病常规治疗	25.2	33.3	6.1	39.1	15.6	17.9
为糖尿病患者提供饮食、运动相关的评估和指导	50.7	58.7	33.3	46.2	50.0	64.5
与糖尿病患者制订血糖控制目标，提供血糖监测和控制指导	43.1	50.0	27.5	46.2	42.5	41.9
为糖尿病患者提供药物使用的相关评估和指导，定期调整治疗方案	30.8	44.3	5.4	39.5	25.0	26.9
主动为糖尿病患者预约下一次就诊	59.8	71.1	35.9	57.1	44.7	85.7
定期对糖尿病患者进行随访	60.0	72.9	32.5	59.6	53.7	76.7
定期为糖尿病患者提供糖尿病及其并发症相关检查	36.9	50.0	9.1	43.2	32.4	40.0
识别需要转诊的糖尿病患者并提供转诊服务	51.7	67.5	20.0	53.1	48.6	62.1

六、基层服务质量

青海省近几年不同级别医疗机构的门诊、住院人次和转诊情况均发生了明显变化。2018年上半年与同期比较，全市三、二、一级医疗机构门诊和住院人次呈现"一降二升"趋势，即：三级医疗机构门诊、住院人次分别下降6.56%和2.42%；二级医疗机构门诊、住院人次分别上升12.15%和15.18%；一级医疗机构（基层医疗卫生机构）门诊、住院人次分别上升54.8%和77.95%。县域内就诊率上升2.43%，二级和一级医疗机构上转率分别下降11.7%和45.2%，三级和二级医疗机构下转率分别上升19.9%和33.3%。城乡参保居民就医习惯也逐渐转变，基层首诊、双向转诊、急慢分治、上下联动的就医新秩序正在逐步形成。

（一）血糖控制情况

本次共调查糖尿病患者68人，其中有38人（占55.9%）自述血糖得到控制；有28人（占41.2%）经常在同一医生处接受糖尿病管理和诊疗服务；经常在同一医生处接受糖尿病管理和诊疗服务的患者血糖控制率为67.9%，未经常在同一医生处接受糖尿病管理和诊疗服务的患者血糖控制率为47.5%，经卡方检验发现差异无统计学意义（$P = 0.096$）（表3-3-40）。

表3-3-40 调查地区常接受同一医生糖尿病管理和诊疗与
患者血糖控制效果比较 [n（%）]

接受同一医生服务	控制	未控制	合计	c^2值	P值
是	19（67.9）	9（32.1）	28	2.769	0.096
否	19（47.5）	21（52.5）	40	—	—
合计	38（55.9）	30（44.1）	68	—	—

调查的患者中，签约家庭医生的患者有34人（占50.0%），签约患者

的血糖控制率为58.8%，未签约患者的血糖控制率为52.9%，差异无统计学意义（$c^2 = 0.239$，$P = 0.625$）（表3-3-41）。

表3-3-41　调查地区签约家庭医生与糖尿病患者血糖控制效果比较 [n（%）]

签约	控制	未控制	合计	c^2值	P值
是	20（58.8）	14（41.2）	34	0.239	0.625
否	18（52.9）	16（47.1）	34	—	—
合计	38（55.9）	30（44.1）	68	—	—

（二）糖尿病患者感知服务质量

本次调查询问最近一次就诊和近一年有转诊经历的糖尿病患者对服务利用过程的感受，尤其聚焦基层服务的协调性和连续性。

1. 糖尿病患者就诊满意度　本次调查，患者对社区卫生服务中心/乡镇卫生院的评价较低，非常满意占比为48.0%。对社区卫生服务站/村卫生室/诊所和县级及以上医院的评价非常满意的比例均为50.0%（表3-3-42）。

表3-3-42　调查就诊糖尿病患者对不同医疗机构的评价（%）

医疗机构类型	非常满意	一般	不满意
社区卫生服务站/村卫生室/诊所	50.0	50.0	0
社区卫生服务中心/乡镇卫生院	48.0	52.0	0
县级及以上医院	50.0	50.0	0

2. 基层上转的糖尿病患者感知服务质量　在调查的患者中，最近一年从基层医疗卫生机构上转的患者有8人，其中有6人是因为基层医疗卫生机构治疗效果不佳、血糖控制不好，有2人是因为基层医疗卫生机构无治疗药物或检查。在上转的患者中，有两成多的患者能够

在当天预约转诊后就诊，约六成的患者能够在一两天之内预约转诊后就诊。

对向上转诊过程中，机构间协调的总体评价非常好的有1人，比较好的有5人，不好的有1人，非常不好的有1人。

评价最差的要素是上级医生重复基层医疗卫生机构已经完成的检查（8人）（表3-3-43）。

表3-3-43　调查的基层上转糖尿病患者对服务的评价（人）

评价标准	是	否	不知道
基层医生是否将您的病情告知上级医院医生	3	5	0
上级医生是否了解您转诊的原因	4	3	1
上级医生是否掌握您糖尿病及伴随疾病病情	4	4	0
上级医生是否了解您的血糖检测等相关检查结果	3	5	0
上级医生是否要求您重复在基层医疗卫生机构已完成的检查	8	0	0
上级医生是否了解您之前的治疗方案	4	4	0
上级医生是否认同您之前的治疗方案	4	3	1
基层医生是否会对您转诊治疗的相关情况进行随访	3	5	0

3. 下转到基层的糖尿病患者感知服务质量　在调查的患者中，病情稳定后上级医疗机构将患者下转至基层的非常少，仅有1人。从上级医疗机构下转至基层医疗卫生机构就诊经历了2天。对下转过程机构间服务协调的总体评价为比较好。调查的患者认为上级医疗机构会将该患者的检查结果、治疗方案等信息告知基层医生，基层医生了解、认同上级医疗机构提供的治疗方案，向患者解释检查结果、治疗方案并按照上级医院的治疗方案进行后续治疗。

4. 糖尿病患者对基层就诊的感知服务质量　在调查的68名患者中，有34人（50.0%）签约过家庭医生，有42人（61.8%）经历过基层就诊。

患者对家庭医生评价很好的比例主要是医生了解我的健康状况（58.5%），医生为我提供的信息很容易理解（58.5%），其次是预约就诊等候时间短（57.1%），其余详见表3-3-44。

表3-3-44　糖尿病患者对基层医生评价非常好的比例（%）

评价标准	完全同意	同意	不同意	完全不同意
我与医生预约时无需等待很长时间就能见到他/她	57.1	40.5	0	2.4
我对医生（基层医疗卫生机构）的专业能力充满信心	45.0	50.0	5.0	0
我很乐意向医生咨询我的健康问题	47.5	40.0	12.5	0
医生了解我的健康状况	58.5	41.5	0	0
医生为我提供的信息很容易理解	58.5	41.5	0	0
医生为我提供了足够的信息	53.7	39.0	7.3	0
我会向家人和朋友推荐医生	43.9	46.3	7.3	2.4

七、问题与困难

（一）医疗机构间协作不畅

1. 双向转诊不顺畅　一方面，由于老百姓的就医习惯或对基层医疗卫生机构的不信任，常有患者先到大医院看病，再到基层医疗卫生机构开转诊单的现象。另一方面，由于经济利益驱使、基层接不住、基本药物的限制等原因，导致基层医疗卫生机构上转患者多，医院下转患者少。

某基层医生谈到，"病人来我们这里开转诊单，很多病人是三级医院要求来开转诊单，但是我们因为连病人都没见过，所以没法开，这导致了很多医患冲突"。

有基层医生反映，"目前各个医院都是吃不饱的状态，后期康复转下来不现实。他们也要追求经济效益。三甲宁愿建分院也不愿意下转，不断扩张。现在各大医院都已经规划建分院"。还有基层医生谈到，"我们中心的基药配备比其他的要多，但是依旧不能满足下转病人的需求，这也导致下转很少"。卫健委管理人员谈到，"下转存在转下去接不住的问题。很多基层机构能力不够，我们刚接手的时候能力特别差，高血压95%的正常值范围都不知道（乡级）"。

2. 专家基层坐诊效果不佳　上级医院会派专家到基层坐诊，但访谈时卫健委的管理人员和大部分基层医生反映专家坐诊效果不佳。一位医生谈到，"市医院下来坐诊的形式之前有，但是效果不太好，大医院的医生太忙，到基层一天看不了几个病人，甚至没人来看，是一种资源浪费，后来慢慢就不做了"。

3. 远程会诊使用率不高　远程会诊主要解决偏远地区就医不方便的问题，对于城市地区，使用效果不佳。

某社区卫生服务中心医生反映，"我一年做不了多少，他那边的大夫都忙着，我还得预约，假设我这边有疑难病人的话，约他们的专家，没有时效性就没有意义了，那我转诊去不就完了吗，我理解的远程会诊是这样，当场连接你们那会诊病人，这才叫远程会诊，这么近直接转就完了。我这是市中心，附近医院多，远程会诊开通了以后确实没用过"。

（二）基层服务能力有限

1. 基层基本医疗弱化，基础设施需加强，尤其需要全科、老年科、妇科和儿科的专业人才。

某卫健局的管理人员提到，"我所指的强医疗，强的是我们的全科，基层需要的是全科，不需要专科，我们请来的大夫应该是全科、老年科的，搞一个脑外的坐在这没用，坐一天都不会有一个病人，我要的是全科、老年科包括妇科和儿科"。一位基层医生说："不能看的主要是能力不够，主要是医务人员的能力，而且是我们没有床位。"

2. 既面临基层医务人员急需能力提升，又面临人员紧张无法派出学习的困境。

某基层医生谈到，"总而言之就是进修的机会蛮多的，就是人脱不开身。机会你看现在，我们的医联体单位也签了好几家，都是可以免费进修的，但是感觉就是你想去进修，但是你手头的工作又不知道要交接给谁，别人手头也有一大堆工作"。

3. 基层药品短缺，青海较多受访基层机构都指出，国家基本药物目录公布之后，药厂因为利益原因，采购数量少、低价的药品难以买到，导致药物短缺。

某基层医疗卫生机构管理人员反映，"有统一采购平台，但是有的药如果采购数量少会被药厂找借口拒绝，比如说没有药了"。

（三）激励机制不健全

1. 在编医务人员绩效差距小　绩效一年相差1000～2000元，无法调动积极性。

2. 在编与非在编人员收入差距大　如某乡镇卫生院在编人员基本工资5000元左右，非在编人员基本工资仅1500元左右，不利于调动非在编人员的积极性。

3. 付出和收获不成正比，无法弥补工作压力大的问题　某基层医务人员反映，"大家对收入没有什么感觉，主要是工作量太大，所以压力很大"。

4. 家庭医生签约服务激励保障机制有待完善　一方面，青海省由于地理位置原因，农村地区入户难度较大。另一方面，家庭医生签约服务算作工作量的一部分参与绩效考核评价，没有作为单独的考核指标，缺少监督考核与激励机制。

某乡镇卫生院医务人员提到，"签约工作量大，遇到不少阻力。同仁县高原地区地广人稀，一个村就有100多平方公里，交通成本很高"。

某乡镇卫生院管理人员反映，"上级有要求签约率达到常住人口50%，重点人群80%，如果任务没有完成，顶多下个通报，没有惩罚。因为没有专门的补助，所以也没有动力"。

（四）信息系统割裂

由于信息系统割裂，公卫与医疗信息系统不通，各个医院的信息系统也无法实现互通，儿童计划免疫与公共卫生的系统也不通，导致医务人员填写表格时要写很多套，还要区分纸质版和电子版。产生大量重复工作，占用医务人员大量时间。某乡镇卫生院医务人员反映，"好像学公卫的变成了填表员"。

第三节　广东省案例

一、分级诊疗实施环境

本节主要从地理环境、社会经济状况、人口与健康以及医疗卫生资源四个方面对深圳市罗湖区和宝安区的分级诊疗实施环境进行概述。

（一）地理环境

广东省位于中国南部，与中国香港及澳门特别行政区、江西省、湖南省及福建省等相邻，与海南省隔海相望。本次调研地区深圳市，地处广东南部、珠江口东岸，是连接香港和内地的纽带和桥梁，属于超大城市、中国经济特区、全国性经济中心城市和国际化城市，全市共有9个区。罗湖区位于深圳市中南部，地势多为丘陵山地和冲积小平原，全区共有10个街道。宝安区位于深圳市西北部，粤港澳大湾区的地理中心，境内海岸线占全市的17.3%，海域占全市的10.9%，全区共有10个街道。

（二）社会经济状况

本次调研的案例地区罗湖区2018年的国内生产总值（GDP）为2253.7亿元，宝安区为3612.2亿元；2018年罗湖区常住人口数为103.99万人，宝安区为325.78万人；罗湖区人均GDP为216 722.32元，宝安区为110 877.84元。

（三）人口与健康

深圳市城镇化率为100%，是中国第一个全部城镇化的城市。由于人口流动性比较大，65岁及以上老年人口占比较少，首届深圳国际老龄博览会预计深圳市2020年将步入老龄化社会。该市罗湖区2017年婴儿死亡率为案例地区最低，为1‰。

（四）医疗卫生资源

2017年，深圳市罗湖区拥有的卫生资源较为丰富，医院有28家，其中综合医院8家，中医院1家，其他19家均为专科医院，社区健康服务中心有48家。宝安区拥有医院23家，社区健康服务中心135个。

基层医疗卫生机构的设备配置方面，广东省深圳市调查的19家基层机构中拥有DR、CT机的机构分别为5家和1家。

二、分级诊疗实践模式

（一）罗湖区——医院集团

2015年8月，深圳市罗湖区整合辖区所有公立医疗卫生机构（罗湖区人民医院、罗湖区中医院、罗湖区妇幼保健院、罗湖区康复医院、罗湖区医养融合老年病医院和35家社康中心），按照"人员编制一体化、运行管理一体化、医疗服务一体化"的原则，组建以罗湖区人民医院为龙头的罗湖医院集团，构建以区域为中心的区域紧密型医联体，目前社康中心数量达到48家。集团通过以"医保总额管理、结余奖励"的支付方式改革为动力，以组建一体化唯一法人代表的紧密型医疗集团为形式，集团成立后整合同类资源，成立了医学检验、放射影像、消毒供应等六个资源共享中心，集中为医院集团所有成员提供便捷、高效、高质的一体化服务（图3-3-1）。

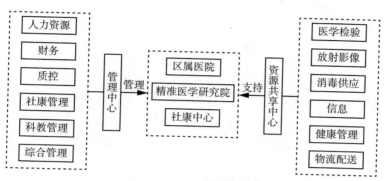

图3-3-1 罗湖医院集团

罗湖医院集团建立法人治理结构，实行理事会领导下的院长负责制，区政府委托理事会对集团进行管理，并设立监事会履行对集团运营和理事会成员、集团管理团队履职的监督权。理事会建立后，区政府履行出资人职责，理事会负责重大决策，区卫生计生局负责行业监管，医院集团负责管理运作，做到各司其职，管办分开。理事会由13个理事组成，包括7个外部理事、6个内部理事，充分保障理事会决策的科学性（图3-3-2）。

在理事会决策前提下，实行院长负责制，由院长提名下属医院、社康中心负责人，提交理事会通过后由集团院长任免，保障了院长的人事权和行政权，避免外行管内行；同步建立院长绩效考核机制，做到权责对等。

医院集团下的社康管理中心，相当于是一个为社康中心服务的管家，对社康中心进行统一化、规范化的管理。通过调查，中心发现哪些社康缺人、缺设备，就配置相应的资源。

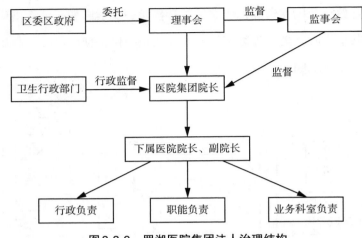

图3-3-2　罗湖医院集团法人治理结构

（二）宝安区——基层医疗集团

目前，宝安区已组建成立3个基层医疗集团，分别为宝安中医院集团、宝安人民医院集团以及宝安第二人民医院集团。宝安中医院集团2015年底成立，以三甲宝安区中医院牵头，建设一个总院、多家分院和若干具有中医特色的社康中心的现代化综合性中医院集团；宝安人民医院集团于2016年7月成立，以三甲宝安区人民医院为牵头单位，整合石岩人民医院、福永人民医院2家二甲医院，宝安区计划生育专科医院及各医院下属的48家社康中心。宝安第二人民医院集团2017年4月成立，整合了沙井人民医院、松岗人民医院及两院下属的39家社康中心。

三、具体实施

（一）双向转诊

符合转诊条件的患者由社康中心向上级医院转诊时可以精准预约院本部的专科医生，医院为社康中心转诊的患者预留专科号源，病情复杂者由全科医学中心安排多学科会诊，需要住院的患者可以优先安排住院；

院本部完成诊疗后可下转患者到所属的社康中心进行后续管理，根据需要建立家庭病床。社管中心公卫办负责检查和统计患者的上转和下转情况。深圳市目前正在尝试建立一个包括三级医院在内的平台，使患者可以向任何一个社康中心进行转诊。有医院的负责人提到，"深圳是打算就今年的话做一个大的平台，就是不是医院只转到固定几个社康，是要求所有的三级医院、所有的稳定的慢性病患者全部要下转到对应的社康，到时候那个平台它可能也是设计成那种点对点，就是他的居住地址对应一个常规的社康，当然病人因为可能有多套住房的，居住习惯不一样，再自己去锁定一个社康，这也是可以"。

罗湖医疗集团对需要继续治疗的患者要求"出院即转诊"，否则不能正常办理出院手续，通过此举强化双向转诊，转诊到基层的患者继续接受延续性的康复服务。2018年宝安区三家集团下属社康中心诊疗量占集团总诊疗量的52%，上转患者37.35万人次，较2017年增长32%。宝安人民医院集团上转患者同比增长31%，宝安中医院集团上转患者同比增长109%，宝安第二人民医院集团上转患者同比增长35%。

（二）远程医疗

宝安区的10家医院、131个社康中心，以互联网为合作平台基础，构建大、中、小、微4层"智慧医格"服务体系，形成"互联网＋医联体"，该医联体通过远程会诊、远程教学等形式将大医院能力下沉到全区社康中心。

有医院的医生提到，"社康本身就做三大常规，其他就送到院本部合作，院本部目前的检验我们在下面可以直接调出来，医院检验跟我们也是联网的，结果我们那边直接可以看了，这个是可以，比较方便"。

（三）家庭医生签约制度

扎实推进家庭医生签约服务，鼓励和引导居民到基层医疗卫生机构就诊。深圳市家庭医生签约对象以社保或慢性病、特殊人群为主，以团队形式签约，各社康由团队队长成立家庭医生签约微信服务群，由团队队长主导，全员参与，为全员居民提供签约、预约、诊疗、健康管理等医防结合的一站式全科服务，所有社康中心均设导诊台，有专门人员对居民进行宣传及签约流程指导。社管中心医疗办定期公布各社康家庭医生签约复核结果及重点人群签约率进展结果，对于签约质量下降和重点人群签约进展缓慢的社康，与考核绩效挂钩。此外，由区社管中心牵头，宝安区人民医院主导在所有社康推广"全人群照顾模式"，在诊疗中融入基本公共卫生服务。

卫健局的负责人提到，"我们宝安有一个叫全人群照顾，就是根据居民处于的年龄段，对应地把他往那一块的公卫项目中去套。比如说生孩子，就会问问她有没有做免费体检，如果是老年人或者慢性病患者，我们就会在系统中查一下他有没有做每个季度的随访或者每年一次的免费体检。主要是团队的全科医生在门诊的时候进行，如果没有做的话，我们可能会电话通知他。然后我们有家庭医生群，也会在家庭医生群里面回答他们的问题，有时候也提醒他们一些事情"。

（四）人员双向互动

专家下沉，一是为确保基本公共卫生服务均等化落到实处。根据局党委统一部署，宝安区每年从区疾病预防控制中心和区慢性病防治院选派了若干名公共卫生专业人员驻点各社康中心，参与社康中心公共卫生服务具体工作，对社康公共卫生人员进行专业指导。二是通过制度和机制改革的创新，把优秀医生下沉到社康中心，如高薪招聘和培训优秀全科医生，二、三级医院的专家在社康开设工作室等。三是每个社康每周有五个半天的时间有专家下社康，包括专家坐诊、带教全科医生、组织疑难病例会诊、定期开展义诊活动、举办健康讲座等形式，专家下社康有专项经费补贴，按打卡次数核算，驻点社康的专科医生与职称晋升、年度考核挂钩。

（五）提升基层卫生服务人员能力

广东省通过招聘国际优秀全科医生、完善全科医生培训体系、设立慢性病管理首席专家、推出全科医生导师制度、扎实推进家庭医生签约服务等方式，不断提升基层卫生服务人员能力。

1. 壮大社康人才队伍　一是人才下沉。罗湖区在全国公开招聘优秀全科医生，并鼓励集团内专科医生参加全科医生转岗培训，下沉到社康中心；二是全科医生培训体系完善。宝安区按照省卫健委"人才填洼"行动计划和"滚雪球"计划，建立完善的全科医生培训体系，建设学习型组织，并与国际基础医学教育联盟建立2家全科医生技能培训中心。三是首席全科医生认证。2016年宝安区建立高级家庭医生（岗位胜任力）认证标准并每年开展认证，对通过考核的人员每人补助6万元，设立首席全科医生，开展导师制培训，建立技术档案和培训课程。

2. 慢性病管理首席专家　罗湖区慢性病管理首席专家是指热爱基层医疗卫生服务工作、具有正高职称、拥有15年及以上的临床一线工作经验并担任本专业学科带头人的专家。通过集团审核后，该专家需要承担指导和带领辖区全科医生在其专科疾病领域的社区管理，以及学科发展规划等职责，任期内培养不少于2名本专业的优秀青年创新人才。

3. 外聘专家　罗湖医院集团聘请澳大利亚、丹麦及美国共5名有多年全科医生执业经验的专家作为高级顾问，每年两次、一共至少两周在集团下社康中心坐诊带教培训，将国外先进的全科医学理念注入到社康中心。

4. 培养制度　宝安区推出"全科医生导师制度"，整个培养周期包括在宝安区内1年的理论学习和在国内领先专业半年的跟班学习，跟班学习期间每位学员一对一导师带教，区财政支付导师每人2万元的导师费。

四、支撑环境

（一）政策导向

1. 政策引导专家下沉　为确保人才下沉到社康中心，将患者留在基层，罗湖区将有社康工作经历作为医务人员职称、职务晋升条件，并通过财政政策进行强化引导，对下社康义诊、坐诊、培训、讲座等的人员进行补助。

2. 医保支付方式改革　为推进卫生工作重点、促进医疗卫生资源下沉、规范医疗服务行为、提升优质服务水平、降低医疗服务成本，罗湖区在2016年开始试点医保"总额管理、结余奖励"的制度，若基本医疗保险大病统筹基金和地方补充医疗保险基金支付总额小于上一年度支付总额，结余部分基层医疗卫生机构可用于开展业务工作和提高医务人员待遇等，该医保支付方式将政府、医院、社康、医生和患者形成"利益共同体"，倒逼医院做好辖区居民预防保健工作，采取措施将居民留在社康中心。

（二）激励机制

1. 提高社康人员待遇　为更好地支持基层医疗与社区卫生服务工作，调动基层社康人员工作积极性，罗湖医院集团2016年5月出台《社区健康中心管理中心医疗专业技术人员享受在编人员同等待遇暂行规定》，符合相关条件的医务人员可以享受在编人员同等待遇，对于一些不符合条件但是为社康中心有特殊贡献者放宽相关条件。

2. 绩效考核分为医疗和公卫两块，各占50%，按劳分配，多劳多得　绩效分配属于院办院管的模式，医院以整个中心来核算，到医院后按照指导方案进行二次分配，考核项目包括病历、诊断、药品等。

3. 政府按不同职称有相应补贴　通过高级家庭医生认证的奖励6万元。

有医院的负责人提到，"现在所有社区卫生服务机构的全科医生，一年政府另外补贴副高23 000元，正高35 000元。对全科医生，现在在进行高级家庭医生认证，是按美国、澳大利亚和英国的技术标准，能够考过关的，就奖励他6万块钱"。

4. 专家下社康按打卡次数补贴　费用由政府直接支付，不增加基层医疗卫生机构负担。

5. 财务管理中心负责财务核算，社管中心负责制订提交财务计划　基本公卫是在预算范围内做得多拿得多，70块钱一个人；基本医疗是社区就诊一个患者补助40块钱，在医院门诊就诊一个患者补助25块钱，促使患者由医院流向社区。

卫健局的负责人提到，"政策上我们搞以事定费的购买服务，这是我们的基本诊疗跟基本公卫，两个项目。基本公卫是你做得多拿得多，我预算的钱多少，给你，70块钱一个人，然后我预算的钱就是那么多，但是你干了以后我才给你。基本医疗我是看一个病补40块钱，在医院门诊看一个病补25块钱，我是让医院不要去看普通门诊，你看的越多你不如在社区里面补贴高"。

6. 组织培训并给予补贴　从培训对象看，全科医生有医生规范化培训、高级家庭医生认证、全科医生导师、全科医学重点专科、首席全科医生，护士也有对应的"适宜技术培训"；从培训模式看，包括医院组织的培训、区社管中心开展的培训、社康中心内部组织的培训以及专家下社康时的培训；从培训周期看，有长达一年半的全科医生培训，也有几天到几个月不等的短期培训。区财政针对不同的培训项目给予经费补贴。

某社康中心负责人提到，"全科医生要有职业前景，才能够把优秀人才吸引到这里。所以我现在讲了很多办法，第一个是高级家庭医生认证，第二个是全科医生导师，第三个是全科医学重点专科，第四个是首席全科医生。我现在有三个首席全科医生，首席全科医生每年有真材实料补助5万元"。

某社康中心医生提到，"我们医院的医生培训的话应该还是比较多的，有很多像规范化的一些培训，还有技能操作的一些培训，然后还有就是专项某个项目，某一些药或者某一个疾病的培训都会有，然后我们都是一个系列的课程，就是会组成一套。然后比如说设计一年的课程，然后一个月一次或者是一个月两次等，全科医生基本上每一年都有"。

（三）信息系统

开发信息化平台。罗湖区开发了一款具有罗湖特色的居民终生健康管理体系和自我健康管理平台——健康罗湖App，继承了健康档案、慢性病管理、体检管理、门诊服务、住院服务、签约管理、转诊管理、知识库、导医导诊、预约支付等医疗资源和功能。在App上，居民（患者）、医护人员都可以随时随地查询本人及家庭成员、患者在罗湖医院集团内产生的所有医疗数据及资源，居民还能享受到家庭医生式的医疗健康服务。通过该App，基层医生与大医院医生之间可以共享患者病历等就诊信息，实现患者在上下转诊过程中信息一致。该App目前有手机端、平板端及Web版。

（四）协作机制

宝安区人民医院打造不同学科的医疗中心，整合优质的医疗资源。

有医院的管理者提到："我们这边打造一些中心，比如说脑外科神经外科中心、泌尿外科中心、骨科中心，这样做是希望我们这边有一些优质的医疗资源，我就可以直接到那边（基层）去工作，同时他们（基层）那边的医生也可以上来我们这边进行交流、进修，他们那种进修的更加内部化，更加的快速快捷一些。这几年下来确实是在学科整合方面有一定的成效。"

五、基层服务能力

通过一系列措施的推进以及支撑环境的保障，广东省基层卫生服务能力有所提升，居民接受度也越来越高。

基层医疗卫生机构服务能力有所提升，对于一些常见病、简单的外科清创缝合，社康基本能满足居民需求。

有社康中心医生提到："我们这个覆盖点比较多，比较到位，而且居民可以就近就诊，就是说比较方便。打预防针、看小病大病，基本上都来社康，能解决一些小问题，我们还有一些外科的清创缝合及一些简单的缝合，我们都能解决他们的需求。"

居民对社康的接受程度越来越高，基本公共卫生工作落到实处，社康处理一些常见病的服务能力提高，医务人员自我要求更加严格，医疗质量和风险规避能力均提高。

有医院的负责人提到，"分级诊疗的推进，专家下社区，因为我们专家下了社区以后，就会把病人留在我们医院。实际上因为我们有一个服务跟踪，再联系，使我们医院的信任感在增强，院本部门诊量增长"。

有社康中心负责人说道："肯定是跟十年前肯定有很大的变化，政策好了，它能够留下一些好的东西。以前会看病的医生都回医院了，在社康的都不会看病，现在能留下一些人才，有培训、检查。以前很多时候老百姓他可能只是要常备药在家里或者要出去旅游，就给我们讲开点感冒药在路上生病了给自己吃，以前也都不严，病人要我们就直接开，现在检查严了，感冒的你就要写个感冒的病历，开个咳嗽的药你要写咳嗽的病历……就是各种要求，还有控制药品比例、抗生素比例，很多病人其实来社康就是开抗生素的，以前管理不严的时候，我们都很容易满足病人，但是现在我们不能这样，因为我如果满足他（病人）的要求，我的抗生素比例就高了，我就达不到医院的标准……我们医疗质量确实提高了，医生也会更注意防范风险。"

（一）机构病种服务能力

在广东省共调查17家社区卫生服务中心的病种服务能力。

1. 诊疗的病种数量

（1）诊断能力：总体来看，调查的17家机构中，所有66种病种均能初步诊断或确诊的有3家；对于无法诊断的病种，1～5种的有5家、6～10种的有3家、11～20种的有3家、21种及以上的有3家。

从各科的病种数量来看，调查的17家机构中有3家能够初步诊断或确诊所有26种内科疾病，占18%；有7家能够初步诊断或确诊所有17种外科疾病，占41%；有8家能够初步诊断或确诊所有7种妇（产）科疾病，占47%；有13家能够初步诊断或确诊所有10种眼耳鼻喉科疾病，占76%；有16家能够初步诊断或确诊所有6种口腔科疾病，占94%。

（2）治疗能力：总体来看，调查的17家基层机构中，所有66种病种均能治疗或治愈的机构有1家；无法治疗的病种为1～10种的有2家、11～15种的有5家、16～20种的有3家、21～30种的有4家、31种及以上的有2家。

从各科的病种数量来看，在调查的17家机构中有1家机构能够治疗或治愈所有26种内科疾病，占6%；有1家机构能够治疗或治愈所有17种外科疾病，占6%；有1家机构能治疗或治愈所有7种妇（产）科疾病，占6%；有13家机构能够治疗或治愈所有10种眼耳鼻喉科疾病，占76%；有16家机构能够治疗或治愈所有6种口腔科疾病，占94%。

2. 诊疗的具体病种

（1）诊断能力

1）内科：调查的17家机构中，无法诊断的前5种内科病种由高到低依次是先天性心脏病、肺结核、冠状动脉粥样硬化、心肌炎、脑卒中。

2）外科：无法诊断的前5种外科病种由高到低依次是睾丸鞘膜积液、椎动脉型颈椎病、骨折、腰椎间盘突出、腹股沟疝。

3）妇（产）科：无法诊断的前5种妇（产）科病种由高到低依次是助产单胎分娩、卵巢炎、输卵管炎、子宫内膜炎、宫颈炎性疾病。

4）眼耳鼻咽喉科：无法诊断的前5种眼耳鼻咽喉科病种由高到低依次是非化脓性中耳炎、中耳炎、鼻出血、急性鼻咽炎、急性鼻窦炎。

5）口腔科：只有1家机构无法诊断口腔科疾病，其他16家机构都能诊断所有6种口腔科病种（龋齿、急性牙周炎、牙列部分缺失、化脓性牙龈炎、口腔黏膜溃疡、口腔炎）。

（2）治疗能力

1）内科：不能治疗需上转的前5种内科病种依次是冠心病、先天性心脏病、脑卒中、急性肾小球肾炎、肺气肿。

2）外科：不能治疗需上转的前5种外科病种依次是腹股沟疝、睾丸鞘膜积液、骨折、阑尾炎、椎动脉型颈椎病。

3）妇（产）科：不能治疗需上转的妇（产）科病种依次是助产单胎分娩、卵巢炎、输卵管炎、子宫内膜炎、宫颈炎性疾病。

4）眼耳鼻咽喉科：不能治疗需上转的前5种依次是鼻出血、非化脓性中耳炎、中耳炎、急性鼻咽炎、急性鼻窦炎。

5）口腔科：不能治疗需上转的前5种口腔科病种依次是牙列部分缺失、龋齿、急性牙周炎、化脓性牙龈炎、口腔炎。

3. 无法开展诊疗的自述原因　调查机构自述不能确诊疾病的主要原因中，缺设备的有10个机构（62.5%），人员能力不足的有6个机构（37.5%）。

调查机构自述不能治疗的主要原因中，人员能力不足的有6个机构（37.5%），缺设备有5个机构（31.3%），缺药的有1个机构（6.3%），其他原因的有4个机构（25.0%）。

（二）医务人员服务能力

1. 调查对象基本情况

（1）机构分布：本次共调查当天在岗中心/站医务人员196人，其中医生67人、护士62人、公共卫生/防保人员49人、医技/药剂人员49人。

（2）学历构成：本次调查的医务人员，以大学本科（54.1%）学历居多，其次是大专（31.1%）、高中/中专及以下（4.1%），最少的是研究生（10.7%）。

（3）专业技术职称构成：本次调查的医务人员，专业技术职称以中级居多（41.3%），其次是师级/助理（31.1%），最少的是副高及以上（12.2%）。

2. 基层医务人员专业能力测试

（1）基层医务人员专业知识测试：共测医生63人，护士56人，公共卫生/防保人员16人。

1）本次测试结果：本次知识测试，医生最高分为77.27，中位数为59.09，平均得分为59.24±9.95。护士最高分为77.50，中位数为58.75，平均得分为56.96±9.19；公共卫生/防保人员最高分为90.91，中位数为66.67；平均得分为67.99±9.32；本次知识测试，医生及格率为49.2%，护士及格率为50.0%，公共卫生/防保人员及格率为81.3%。

2）不同年份测试结果比较：此次测试结果与2013年相比，医生、护士和公共卫生/防保人员的及格率均上升，分别上升了4.4个百分点、20.8个百分点、22.7个百分点（表3-3-45）。

表3-3-45　不同年份各类医务人员知识测试及格率情况（%）

年份	医生	护士	公共卫生/防保人员
2013	44.8	29.2	58.6
2018	49.2	50.0	81.3

（2）基层医生综合临床思维能力测试

1）测试对象基本情况：本次共抽取27名全科医生/内科医生测试，以大学本科学历为主，占77.8%，其次是研究生为14.8%，大专为7.4%；所学专业以西医为主，占74.1%；职称以中级为主，占55.6%，其次是师级/助理为33.3%，副高级职称为11.1%。

2）测试结果：本次测试，总成绩最高分为80.0，最低分为22.0，中位数为63.0；系统性维度最高分为90.0，最低分为22.0，中位数为73.0；逻辑性维度最高分为88.0，最低分为0.0，中位数为65.0；精准性维度最高分为92.0，最低分为8.0，中位数为73.0；经济性维度最高分为93.0，最低分为5.0，中位数为54.0；敏捷性维度最高分为68.0，最低分为0.0，中位数为13.0。得分最高的维度是系统性，平均得分为70.3±14.6，其次是精准性为66.7±21.8，最低的是敏捷性为21.1±22.5（表3-3-46）。

总成绩及格率为63.0%，最高的维度是系统性为88.9%，其次是精准性为70.40%，最低的是敏捷性为7.4%。

表3-3-46　各维度测试结果

维度	均数±标准差	不及格（%）	及格（%）
系统性	70.3±14.6	11.1	88.9
逻辑性	54.9±22.4	44.4	55.6
精准性	66.7±21.8	29.6	70.4
经济性	49.8±26.8	55.6	44.4
敏捷性	21.1±22.5	92.6	7.4
总成绩	59.8±13.8	37.0	63.0

3. 医务人员进修及培训情况　本次调查的医务人员，有35.1%接受过上级医院的阶段性进修培训，有69.2%接受过专业相关课程培训。

本次调查，接受过上级医院的阶段性进修培训的医务人员中，医生最多（60.0%），其次是护士（36.1%），最少的是医技/药剂人员（8.5%）；接受专业相关课程培训最多的是公共卫生/防保人员（88.9%），其次是医生（81.0%），最少的是医技/药剂人员（47.9%）（表3-3-47）。

表3-3-47　各类医务人员参加培训情况（％）

类别	医生	护士	公共卫生/防保	医技/药剂
进修培训				
是	60.0	36.1	11.1	8.5
否	40.0	63.9	88.9	91.5
专业课程培训				
是	81.0	67.9	88.9	47.9
否	19.0	32.1	11.1	52.1

4. 医务人员自评能力提升情况　各类医务人员均认为自身的能力得到了提升，认为高的比例最多的是护士为79.0%，其次是医生为75.0%（表3-3-48）。

表3-3-48　各类医务人员自评能力提升（％）

类别	医生	护士	公共卫生/防保	医技/药剂
低	1.6	0	0	0.5
中	23.4	21.0	44.4	26.9
高	75.0	79.0	55.6	72.5

5. 医务人员自评服务能力

（1）医务人员自评工作能力：本次调查中，医务人员对工作能力各要素评价最高的是"机构人员有足够能力为社区居民的常见病提供预防、诊疗和管理"（47.4%），其次是"能熟练、及时地完成工作"（30.1%）、"储备了足够知识为社区居民的常见病提供预防、诊疗和管理"（24.7%），最低的是"具有非常好的与工作相关的知识和技能"（13.0%）（表3-3-49）。

（2）医务人员自评在糖尿病日常管理中的胜任力：接受调查的医务人员中，完全能胜任为患者预约下一次就诊的占比最高（64.4%）、其次是对糖尿病患者进行随访（62.1%）、糖尿病筛查（54.7%）；占比最低的是为糖尿病患者提供糖尿病及其并发症相关检查（34.6%），其次是病情评估并制订个性化治疗方案（40.0%）、提供药物使用相关评估指导并定期调整治疗方案（40.4%）（表3-3-50）。

表3-3-49　各类医务人员自评工作能力完全符合的比例（%）

自评标准	合计	医生	护士	公共卫生/防保	医技/药剂
我总是能熟练、及时地完成工作	30.1	26.6	35.5	22.2	30.6
我总能按绩效考核的要求高质量地完成工作	14.0	12.5	16.1	5.6	16.3
我具有非常好的与工作相关的知识和技能	13.0	12.5	14.5	5.6	14.3
我利用各种渠道学习了很多新的工作知识和技能	21.8	28.1	14.5	22.2	22.4
我通过学习提升了个人能力，并在工作中加以应用	24.0	35.9	16.4	11.1	22.4
我储备了足够知识为社区居民常见病提供预防、诊疗和管理	24.7	34.9	24.6	5.6	18.8
我们机构人员有足够能力为社区居民的常见病提供预防、诊疗和管理	47.4	55.6	47.5	27.8	43.8

表3-3-50　各类医务人员自评个人在糖尿病日常管理中完全胜任的比例（%）

自评标准	合计	医生	护士
糖尿病筛查	54.7	75.4	25.6
糖尿病诊断	46.2	63.0	13.8
对糖尿病患者进行病情评估，并制订个性化的治疗方案	40.0	46.3	32.3
糖尿病常规治疗	45.0	57.1	29.4
为糖尿病患者提供饮食、运动相关的评估和指导	49.6	61.4	41.2
与糖尿病患者制订血糖控制目标，提供血糖监测和控制指导	51.3	67.9	40.8
为糖尿病患者提供药物使用的相关评估和指导，定期调整治疗方案	40.4	51.8	20.0
主动为糖尿病患者预约下一次就诊	64.4	72.7	63.0
定期对糖尿病患者进行随访	62.1	67.3	62.0
定期为糖尿病患者提供糖尿病及其并发症相关检查	34.6	35.7	32.4
识别需要转诊的糖尿病患者并提供转诊服务	50.5	67.9	29.3

六、基层服务质量

基层服务质量逐步提升，糖尿病患者对于基层医生服务评价较好。

（一）血糖控制情况

本次共调查糖尿病患者54人，其中有48人（占88.9%）自述血糖得到控制；有32人（占59.3%）经常在同一医生处接受糖尿病管理和诊疗服务；经常在同一医生处接受糖尿病管理和诊疗服务的患者血糖控制率为93.8%，未经常在同一医生处接受糖尿病管理和诊疗服务的患者血糖控制率为81.8%。

调查的患者中，签约家庭医生的患者有37人（占50.0%），签约患者的血糖控制率为89.2%，未签约患者的血糖控制率为88.2%。

（二）糖尿病患者感知服务质量

本次调查询问最近一次就诊和近一年有转诊经历的糖尿病患者对服务利用过程的感受，尤其聚焦基层服务的协调性和连续性。

1. 糖尿病患者就诊满意度　本次调查，患者对社区卫生服务中心/乡镇卫生院的评价较高，非常满意占比为33.3%，对县级及以上医院的评价较低，为9.1%（表3-3-51）。

表3-3-51　调查就诊糖尿病患者对不同医疗机构的评价（%）

医疗机构类型	非常满意	一般	不满意
社区卫生服务中心/乡镇卫生院	33.3	66.7	0
县级及以上医院	9.1	81.8	9.1

2. 基层上转的糖尿病患者感知服务质量　在调查的患者中，最近一年从基层医疗卫生机构上转的患者有5人。上转的患者有3人是因为基层医疗卫生机构治疗效果不佳、血糖控制不好，有2人是因为基层医疗卫生机构无治疗药物或检查。

上转的患者中，2人能够在当天预约转诊后就诊，另3人在第2天预约转诊后就诊。上转诊过程中，机构间协调总体评价非常好的有2人，好的有2人，不好的有1人。评价最差的要素是上级医生重复基层医疗卫生机构已经完成的检查（4人）（表3-3-52）。

表3-3-52　调查的基层上转糖尿病患者对服务的评价（人）

评价标准	是	否
基层医生是否将您的病情告知上级医院医生	3	2
上级医生是否了解您转诊的原因	2	3
上级医生是否掌握您糖尿病及伴随疾病病情	4	1
上级医生是否了解您的血糖检测等相关检查结果	4	1
上级医生是否要求您重复在基层医疗卫生机构已完成的检查	4	1
上级医生是否了解您之前的治疗方案	4	1
上级医生是否认同您之前的治疗方案	3	2
基层医生是否会对您转诊治疗的相关情况进行随访	3	2

3. 下转到基层的糖尿病患者感知服务质量　在调查的患者中，病情稳定后上级医疗机构将患者下转至基层的非常少，仅有2人。从上级医疗机构下转至基层医疗卫生机构就诊，有1人在下转当天就诊，有1人在第2天就诊。对下转过程机构间服务协调的总体评价，调查的2名患者均认为非常好。2人均认为上级医疗机构会将该患者的检查结果、治疗方案等信息告知基层医生，基层医生了解、认同上级医疗机构提供的治疗方案，向患者解释检查结果、治疗方案并按照上级医院的治疗方案进行后续治疗；有1名患者认为基层医生向患者解释了上级医疗机构的检查结果和治疗方案。

4. 糖尿病患者对基层就诊的感知服务质量　在调查的54名患者中，有37人（68.5%）签约过家庭医生，有40人（74.1%）经历过基层就诊。

患者对家庭医生评价很好的比例主要是预约就诊等候时间短（70.0%）、乐意向医生咨询我的健康问题（70.0%），其次是医生为我提供的信息很容易理解（67.5%）、医生为我提供了足够的信息（67.5%），其余详见表3-3-53。

表3-3-53 糖尿病患者对基层医生评价非常好的比例（%）

评价标准	完全同意	同意	不同意	完全不同意
我与医生预约时无需等待很长时间就能见到他/她	70.0	15.0	0	15.0
我对医生（基层医疗卫生机构）的专业能力充满信心	60.0	35.0	5.0	0
我很乐意向医生咨询我的健康问题	70.0	22.5	5.0	2.5
医生了解我的健康状况	52.5	32.5	15.0	0
医生为我提供的信息很容易理解	67.5	30.0	0	2.5
医生为我提供了足够的信息	67.5	25.0	5.0	2.5
我会向家人和朋友推荐医生	32.5	45.0	17.5	5.0

七、问题与困难

（一）医疗机构间协作不畅

1. 分级诊疗的服务流程待优化　优化流程可使医院和社康中心之间的转诊流程衔接更加顺畅，提高服务质量。

有社康中心的医生提到，"分级诊疗我觉得初衷是好的，但是一些流程方面、一些衔接的问题，这个问题我认为需要领导去看怎么梳理一下，优化这个服务的流程，如果流程服务优化好的话，这个工作应该也能做好吧"。

2. 双向转诊不顺畅　一方面，"院办院管"模式下，由于转诊指标要求，一些社康能处理的患者被转诊至上级医院。另一方面，下转患者时，医院和社康中心衔接不够。

　　有卫健局的负责人表示，"双向转诊那一块的事情，就是社康中心其实很多是可以解决的，但是可能他们的医院会给他们定一些转诊的任务，院办院管的时候他也是受医院的管理，所以这一块还是有它的弊端在这里"。

　　有社康中心的医生提到，"下转有点不好的地方，就是当时下转我们有个护士专门管下转的，下转的时候病人来了，不一定说那个医生在上班，其他医生护士他们在忙没空去招呼，你下转了有时候他没有档案还给他建档，还要给他随访以及配套工作，但是有时候刚好来了很多病人没空服务他，病人就觉得你这个社康态度又不好了"。

（二）基层卫生人力资源不足

　　1. 由于深圳生活压力大、房价高等原因，基层医疗卫生机构难以引进人才且流动较强　有社康中心的负责人提到，"没人愿意来社康，然后待遇这方面也都比较差，所以人经常是换。今天管慢病，过三个月就换了另外一个医生，什么都不懂，好不容易懂一点怎么管理慢病，但刚刚学完了又跳槽了。原因肯定是因为深圳这边生活压力大、房价高"。

　　2. 培训针对性不强、效果不佳，卫生人员能力提升有限　社康中心医生表示："平常有培训机会，培训也是自学为主，那些培训以前很多高血压的培训，什么教学、培训其实都是药商来请那些专家去讲的，我觉得讲来讲去都是那几个药，相当于变相是推广那些药而已，这是真心话，你说真的是讲那些病的培训，各种病啊都要讲，你为什么专门就讲高血脂高血压呢，就是那药商请那些医生推广他的药而已。"

（三）基层功能发展不均衡

　　目前，公共卫生工作烦琐，医务人员疲于应付检查。对于基层医疗卫生机构的考核更多地偏重公共卫生服务，医疗发展较弱。

某卫健局的负责人提到，"做公共卫生就比较模糊了，做了一天的公共卫生以后，他不知道能拿到多少钱。所以导致我们的医务人员在公共卫生这一块的积极性不高，又加上现在公共卫生的这一块工作比较难做，考核的任务也比较重，导致我们基层医务人员在公共卫生这一块，第一是压力很大。第二是积极性不高"。

某卫健局的负责人反映道，"可能从基本公共卫生考核体系从上到下有一点跑偏，考核的专家就抠字眼，我觉得公卫应该是注重时效注重效果的"。

有社康中心的负责人提到，"公共卫生的话走向反反复复的，总体上是不利于老百姓。我们对65岁老年人有免费体检，我们做一个免费体检可能需要一个小时就够了，但是我们现在为了应付检查，把那些资料常常改来改去，要花两个小时"。

（四）家庭医生签约服务居民获得感弱

目前家庭签约医生服务效果不好，居民获得感不强，可能与宣传不够有关。

有社康中心的负责人提到，"家庭医生签约，其实一直我们这里做得也不是特别好，因为我们是给有医保的人才有签约的服务，其实真正需要服务的是一些重点人群，但是有医保的年轻人会比较多，我们跟他签了可能他的获得感并不强，因为他可能平时也很少生病，每年他需要就诊的次数也不多，时间长就忘了，所以他的知晓率就总是不高，老年人和孩子更需要我们，但是老年人很多搞不清楚。我们在体检的过程中做了很多服务，上面检查的时候一问他却忘了。所以一直以来，家庭医生这一块我们也是确实是有点为难，我觉得还是政府的宣传不够"。

（五）信息系统割裂

信息化系统建设不足，社康工作的信息系统有很多但都没有整合在一起，导致数据统计、绩效评估受限，有待完善信息化系统和检查标准。

有医院的负责人提到，"困扰的是信息化。社康里面工作系统太多了，慢性病的、妇幼的、精神卫生的、计免的、社康的，还有高血压糖尿病等这些也都不一样，没整合在一起，搞到现在我们看数据，在工作上的统计方面就是受到很大困扰，涉及我们的绩效、评估、核对，花费了很多人力物力，但是数字各方面准确性提不上去，工作效率不高。所以这段时间我们市卫健委和卫健组，以及我们自己都在讨论这个事情"。

（六）激励机制不健全

1. 分配制度对全科医生有不公平之处　加班多不等于工资高，门诊量增加不会提高全科医生的工资，相比做公卫工作，医疗服务难度更大，但承担两类服务的收入上区别不大。

2. 家庭医生签约服务激励分配不完善，对于医生激励不够　有社康中心的医生提到，"加班做不一定说工资高，所以这一点就不好，因为医生百分之八九十的时间都在医疗上。我们多劳不一定多得，反而是公卫做的好的反而得的多一点。但是我们在公卫方面的时间相对其他同事就比较少一点，所以说你要做好公卫就必须得加班或是挤时间去做，但是那些医疗少的反而是划算，因为他可以更多时间去做公卫，所以说分配有点不太公平的地方"。

也有社康中心的医生表示，"家庭医生签约团队包括医生、护士、药房等，但内部分工不均，后续对患者提供服务时，解答问题的主要是医生，但签约时有经费补贴，后续服务难以量化没有补贴，医生的工作量增加但在家庭签约服务方面的收入没有比护士更多"。

第四节 案例地区分级诊疗实践比较

表3-3-54 案例地区分级诊疗实践比较

案例地区	贵州省思南县、万山区	青海省西宁市、同仁县	广东深圳罗湖区、宝安区
实践模式	1. 县域医共体：管理、资产、业务、人事、财务"五统一"，性质、身份、关系、政策、投入"五不变"。 2. 远程医疗协作网：由牵头单位与基层、偏远和欠发达地区医疗机构建立远程医疗服务网络。大力推进面向基层、偏远和欠发达地区的远程医疗服务体系建设，提升远程医疗服务能力。利用信息化手段，促进医疗资源纵向流动，提高优质医疗资源可及性和医疗服务整体效率	跨区域专科联盟：根据区域内医疗机构优势专科资源，以一所医疗机构特色专科为主，联合其他医疗机构相同专科技术力量，形成区域内若干特色专科中心，提升解决专科重大疾病的救治能力，形成补位发展模式。横向盘活现有医疗资源，突出专科特色	1. 罗湖医院集团模式：罗湖区整合辖区所有公立医疗卫生机构（5家医院和35家社康中心），按照"人员编制一体化、运行管理一体化、医疗服务一体化"的原则，以罗湖区人民医院为龙头组建罗湖医院集团 2. 基层医疗集团：通过整合区属公立医院、社康中心组建而成，承担区域内的基本公共卫生、基本医疗和家庭医生服务
使用条件/支撑环境	共性	1. 差异化医保补偿比例：拉开不同级别医疗机构医保补偿比例差距，引导合理就医，落实逐级转诊。 2. 基层医疗卫生机构以基本药物目录为基础，实行个性化药品采购。 3. 激励机制：通过给予物质补贴、职业发展机会等激励措施，引导专家下沉基层开展帮扶工作，改善基层工作人员薪酬待遇，提高工作积极性	

续　表

案例地区		贵州省思南县·万山区	青海省西宁市·同仁县	广东深圳罗湖区·宝安区
使用条件/支撑环境	个性	1. 医保支付方式改革:实行医联体总额管理,对医联体内部医疗行为进行引导 2. 远程医疗服务激励:远程医疗设备配置均由省市县三级财政按照6:1:3的比例共同投入;申请远程会诊的乡镇卫生院和接受远程会诊的医院按照3:7的比例分配会诊费用,乡镇卫生院将远程医疗补贴通过绩效考核的方式发给医生,用以鼓励远程诊疗的开展使用	1. 强化控费及监管措施:凡医保定点医疗机构不遵守分级诊疗和转诊程序的,不仅参保患者的报销比例下浮10%,还需负担参保患者的报销差额。参保患者未经有资质的医院同意或擅自省外就医的按照医保底30%补偿比例进行报销 2. 在基层和县级医疗机构分别选取了"50种+"和"100种+"疾病目录。医疗机构可在病种目录基础上根据实际诊疗能力适当增加,并报市医改办备案,对于能力不足未开展50种疾病诊疗工作的基层医疗卫生机构要求其依托医联体核心医院,进行能力帮扶	1. 医保支付方式改革:实行医保"总额管理、结余奖励"的制度,将政府、医院、社康、医生和患者形成"利益共同体",倒逼医院做好辖区居民预防保健工作,采取措施将居民留在基层社康中心 2. 开发信息化平台:罗湖开发的健康罗湖APP,居民(患者)、医护人员都可以随时随地查询在罗湖医院集团内产生的所有医疗数据及资源,且基层与大医院医生之间可以共享患者病历等就诊信息

续　表

案例地区	贵州省铜仁县、万山区	青海省西宁市、同仁县	广东深圳罗湖区、宝安区
实践重点	远程医疗：区域影像诊断中心、心电诊断已设置在县人民医院；县级中医医院、民族中医医院已完成贵州省远程医疗管理服务平台远程影像、远程心电系统的安装部署。县域内的27个乡镇卫生院都完成了远程专网、新农合专网及区域网建设，实现了双网专网与新农合专网与新农合专网与新农合专网的互联互通，且远程医疗专网都已经并入局域网	1. 八大专科联盟：青海省各大医院优势专科牵头组建了卒中、胸痛、创伤、危重孕产妇、危重儿童和新生儿、精神卫生、传染病防治以及藏医等八大专科联盟，以专科协作为纽带，推动区域内资源横纵向流动 2. 专家义诊：医共体牵头单位每年到乡镇卫生院举办免费义诊活动 3. 长期坐诊：同仁县各医联体牵头单位按照各卫生院实际需求，下派相关专业专家进驻各卫生院一年及以上，除了开展日常临床医疗工作之外，还负责相关专业医务人员日常技术指导、培训等	1. 聘请国外经验丰富的全科医生为高级顾问，每年两次，每次至少两周在集团下社康中心坐诊带教培训，将国外先进的全科医学理念注入到社康中心 2. 设置慢性病首席管理专家，承担指导和带领辖区全科医生在其专科疾病的社区管理，以及学科发展规划等职责，任期内培养不少于2名本专业的优秀青年创新人才 3. 建立高级家庭医生（岗位胜任力）认证标准，对通过考核的人员每人补助6万元，设立首席全科医生，开展导师制培训，建立技术档案和培训课程
实施效果	1. 基层服务能力有所提升：依托医联体建设，基层医疗卫生机构开展创缝合、简单的外科清创缝合、简单的外科常见病、干一些常见病，基层医疗卫生机构基本能满足居民需求 2. 基层服务量有所提升：家庭医生签约服务的开展，基层服务量有所提升		1. 基层医疗卫生机构公共卫生服务能力有所提升，尤其是基本公共卫生服务能力有所提升，目前，对基层医疗卫生服务能力的提升以及医保补偿比例的引导，基层医疗卫生机构服务量有所提升

续　表

案例地区	贵州省思南县、万山区	青海省西宁市、同仁县	广东深圳罗湖区、宝安区
共性问题	1. 基层卫生人力不足：一方面，人员数量不足，由于编制缺、平台小、收入少、地位低等原因，基层医疗卫生机构陷入招不进人才、留不住人才的困境。另一方面，基层卫生人员能力有待提升：基层基本医疗能力弱化，人员能力不够，尤其需要全科、老年科、妇科和儿科的专业人才 2. 基层功能发展不均衡：公共卫生分配制度比较模糊，目指标多，任务重，时间长，导致医务人员在公共卫生工作上花费太多时间与精力 3. 医疗机构间协作不顺畅：①双向转诊不顺畅，患者不相信基层医疗卫生机构水平，不愿意下转，上级医疗卫生机构因为利益导向，不愿意将患者下转。②远程医疗设备开展不顺畅。③医联体内利益分配机制不明确 4. 信息系统割裂：公卫与医疗信息系统不通；各个医院的信息系统也无法实现互通，较多公共卫生服务系统不互通，导致医务人员填写表格时要写很多套，产生大量重复工作，占用医务人员大量时间		

续 表

案例地区	贵州省思南县、万山区	青海省西宁市、同仁县	广东深圳罗湖区、宝安区
突出问题	1. 远程医疗设备利用不足：目前患者少，开展远程医疗较少，而且远程医疗对于基层医生技术能力有要求，部分乡镇卫生院没有配备相应技术人员，所以部分地区远程医疗设备基本只是一个摆设 2. 基层常用药品短缺：虽然基层现在可以打破基药限制，通过医联体内上级卫生机构采购需要的基药目录范围内的药，但是由于药物价格、成本等相关问题，导致很多百姓习惯的常用药物不在采购范围之内，无法进行采购 3. 医共体内医保收支结余部分使用标准待明确。分级诊疗医共体内医保收支结余部分给政府未给出明确的标准，各方由于利益冲突问题，导致结余资金使用不明晰	1. 激励机制有待完善：一方面，在编人员中绩效工资个人间没有特别大的差别，均为一年1000～2000元，绩效主要为挂号费、诊疗费，而这部分金额较少，无法调动积极性。另一方面，缺少与在编人员工资差距大，非在编人员激励考核机制，非在编人员积极性不高 2. 基层药品短缺：虽然基层现在可以打破基药限制，通过医联体内上级医疗卫生机构采购需要的基药目录外的药物，但是由于药物价格、成本等相关问题，导致很多基药目录外的常用药物仍然无法采购	1. 家庭医生签约服务居民获得感弱：目前家庭签约医生服务效果不好，居民获得感不强，可能与宣传不够有关 2. 人员流动性大：广东省由于生活成本高，卫生人员流动性强，存在流失较大的问题

第四章
小结与建议

第一节 小 结

一、分级诊疗制度下全国基层卫生服务发展

国家对分级诊疗信息系统、医联体多种模式、医保支付改革、远程医疗协作网建设、医联体综合绩效考核制度、家庭医生签约服务等方面出台系列政策，给予分级诊疗政策支持与保障。

服务机构发展方面，2009—2017年，全国医院的机构数、床位数以及卫生技术人员数量增长速度均快于基层总体水平。政府财政补助方面，基层增长速度则要快于医院。

从卫生人力资源分布来看，2009—2017年，所有医疗卫生机构卫生技术人员（以下简称"卫技人员"）数量都呈增长趋势，医院卫技人员数量增长速度（0.077）比基层（0.04）快。从卫生人员质量来看，乡镇卫生院医务人员以大专学历与初（师）级职称为主，其他机构均以本科学历为主，职称均以中级职称为主。与2013年相比，各类机构的本科及以上学历占比增长，高级职称比例也在增长，但各类医疗机构间相比，基层医疗卫生机构高学历增长的比例低于医院。

从居民就诊服务来看，诊疗量变化速度方面，2009—2017年，医院诊疗人次、门急诊人次以及出院人次增长速度均快于基层总体水平，但在基层机构中，社区卫生服务中心诊疗人次和门急诊人次增长速度快于医院。就诊流向方面，全国基层医疗卫生机构诊疗人次和门急诊人次占比呈下降趋势。医院的诊疗人次和门急诊人次占比均处于上升趋势。但

在基层机构中，社区卫生服务中心占比呈上升趋势，卫生院和村卫生室占比呈下降趋势。从住院服务量看，2009—2017年，全国医疗卫生机构总的出院人次，医院占6成以上且一直呈上升趋势，基层处于下降趋势，其中卫生院和社区卫生服务中心下降较为明显。

从居民就诊机构来看，2018年，患者两周内第一次就诊机构多在基层医疗卫生机构（67.5%），农村占73.6%，高于城市的61.3%。对比2008年、2013年的全国卫生服务调查数据，2018年城市患者两周内第一次就诊机构为基层的比例有所上升，农村有所下降；2018年调查数据显示，大多数居民选择就诊机构主要是因为距离近/方便，对于不同级别机构选择的原因有所区别，选择基层机构主要考虑距离，而对医院的选择首先考虑技术水平。年龄和医疗保险对于是否在基层机构就诊有影响，在基层医疗卫生机构就诊比例最高的为0 ~ 14岁，其次是老龄组，新农合居民比非新农合居民更倾向于基层就诊。从疾病种类看，普通感冒、流感、上呼吸道感染、高血压及肠胃炎患者大多选择基层就诊，就诊比例达7成以上。

近年来各地探索分级诊疗的各种模式，不少地区实行医联体。患者就诊机构与转诊机构是医联体的，城市比例略高于农村。

感冒患者大部分在基层医疗卫生机构就诊，2018年感冒患者在县/市/区医院和省/地/市医院就诊的比例增加。从城乡来看，城市感冒患者到基层就诊的比例低于农村患者。从地区分布来看，西部地区城市的感冒患者到基层就诊的比例略高于中部地区，较高于东部地区；西部地区农村的感冒患者到基层就诊的比例低于中东部地区。

从住院机构选择来看，2018年城市患者在基层机构住院比例较2008年有所上升。农村患者2018年选择基层住院比例（24.6%）较2008年（36.6%）、2013年（29.8%）下降，县/市/区医院住院的比例由2008年的50%上升到2018年的56.4%。

从基层卫生服务质量来看，总体上绝大多数患者对于基层门诊及基层住院服务表示满意，且相较于2013年总体满意度有所提高。门诊服务方面，2013年、2018年患者对于基层就诊最不满意的原因主要是医疗费用。住院服务方面，2013年住院患者对基层住院最不满意的是医疗费用，2018年技术水平超过医疗费用成为患者基层住院最不满意的原因。

从平均每家机构拥有的卫生资源来看，每家基层医疗卫生机构拥有的床位数、卫技人员数以及政府财政补助的增长速度均不低于医院的速度。

二、分级诊疗制度下案例地区基层卫生服务发展

本次案例地区分级诊疗主要模式分别为贵州省铜仁市的县域医共体与远程医疗协作网，青海省西宁市与同仁县的跨区域专科联盟，以及广东省深圳市的医院集团。

贵州省铜仁市绝大多数基层医疗卫生机构反映远程医疗的应用能在一定程度上帮助基层解决一些疑难杂症，提升基层医务人员诊疗能力，帮助基层取得患者信任，将患者留在基层，有效促进了分级诊疗的开展。但是调研发现，贵州省案例地区分级诊疗实施仍然存在许多问题。远程医疗设备缺乏相应技术人员使用，下沉到基层的医院医生缺乏相应激励管理约束机制，百姓常用药物无法在平台采购，基层简单手术开展受政策与能力限制，医保资金结余无明确使用标准，信息系统医防分离，以及大量公共卫生考核占据医务人员绝大多数时间与精力等以上种种原因制约着贵州省分级诊疗的开展。

青海省各案例地区目前健康服务共同体还在初步运行状态。该松散型医联体虽然以多种渠道、各种方式提升了基层医疗卫生机构诊疗服务能力，但是目前仍存在利益分配不均导致双向转诊不畅、患者上级医院诊疗后到基层补开转诊单、基层重公卫任务考核医疗能力被弱化、医务人员无时间参加培训等问题。

　　广东省案例地区通过招聘国际优秀全科医生、完善全科医生培训体系、设立慢性病管理首席专家、推出全科医生导师制度、扎实推进家庭医生签约服务等方式，不断提升基层卫生服务人员能力。但是仍存在分级诊疗的服务流程待优化、人员流动较大、医务人员疲于应付繁琐的公共卫生工作、家庭医生签约服务居民获得感弱、信息系统割裂以及人员激励机制不健全等问题。

　　从案例地区基层机构服务能力来看，机构的病种治疗能力弱于诊断能力，调查的41家基层机构中，所有国家要求的66个病种均能初步诊断或确诊的有9家（贵州、青海、深圳各有3家），占比为22.0%；均能治疗或治愈的仅有1家机构，占比为2.4%；总体而言，机构对各科病种的诊疗能力由高到低依次为口腔科、耳鼻喉科、妇产科、外科、内科。调查机构自述不能诊疗疾病的主要原因是人员能力不足、缺设备。

　　从案例地区基层人员服务能力来看，知识测试结果显示，得分由高到低依次为公共卫生人员、医生、护士。社区中心的得分高于乡镇卫生院。深圳基层得分高于青海、贵州。但与2013年前相比，医生和公共卫生人员的及格率略有下降，分别下降了4%和7.1%，护士上升了3.4%。医生的虚拟患者测试结果与知识测试结果类似，总成绩及格率为30%。及格率最高的维度是系统性，为52%；其次是精准性，为42%；最低的是敏捷性，为3%。社区卫生服务中心医生测试及格率除了敏捷性维度，其余各维度包括系统性、精准性、逻辑性、经济性和总成绩均高于乡镇卫生院。地区及格率由高到低依次为深圳、青海、贵州。

　　从案例地区基层机构的服务质量来看，患者对基层的评价较高。对向上转诊过程中，机构间协调的总体评价较好比例为82.8%，评价最差的要素是上级医生重复基层医疗卫生机构已经完成的检查（83.3%），其次是基层医生没有把患者的病情告知上级医生（61.3%）。病情稳定后上级医疗机构将患者下转至基层的非常少。

三、本研究的局限性

本研究报告第二章分析新医改至今，全国层面的基层医疗卫生服务机构的资源、服务量占比呈现逐年下降的趋势，但第三章案例地区的分级诊疗实施均初见成效，这可能是因为本研究中选取的贵州省、青海省、广东省案例地区均已形成较为典型的医联体模式并已实践一段时间，其中广东省罗湖区的"医院集团"更是被国家作为典范模式向全社会推广。因此，可能出现案例地区和全国情况不一致的现象。

第二节　建　　议

1. 继续加强基层卫生服务体系建设　应特别关注我国农村和中部地区，一是各级政府应进一步加大对基层的投入；二是充分利用经济激励与考核作用，提高医务人员的收入，同时体现多劳多得，提升基层人员的稳定性和工作积极性；三是继续通过多种途径包括订单培养、需求评估基础上的在岗培训、面授和互联网等现代技术等方式的培训与进修，以及对口支援、医联体内人员互动交流以及远程医疗等形式，全面提升基层卫生服务能力。

2. 进一步明确各级医疗卫生机构功能定位　应加强基层医疗卫生机构的功能发挥，重视基本医疗服务的发展，有效控制目前医院的不断扩张趋势，防止基层机构进一步萎缩所致的无序诊疗状况加剧，明确不同层级、不同类别、不同举办主体医疗卫生机构的目标、职责以及功能定位。在加强基本公共卫生服务的同时，必须注意加强基本医疗服务能力，满足居民的基本医疗需求。基本公共卫生和基本医疗应密切结合，共同发展，建立信息共享、互联互通机制，推进慢性病防、治、管整体融合发展，实现医防结合；通过医联体、优质资源下沉、远程医疗等多种形式提升基层能力，并从医保等多方举措支持基层首诊，急慢分治；适当扩大基层用药范围，增加基层的药品配备，方便居民就医，以利于分级诊疗的实现。

3. 加大力度引进、留住基层人才，加强人员培训　应加强面向农村定向的免费医学生培养，鼓励学生基层就业，对于愿意去基层就业的学生，学校和基层医疗卫生机构可以制订一些优惠政策，比如专项基金以及职称晋升等。制订有效合理的人才激励机制、工资分配制度，提高基层医务人员工作积极性，留在基层。结合基层医务人员工作实际需求以及专业技能需要，合理设计人才培养和进修计划，进一步加强基层卫生人才的继续教育培养，不断提升实际操作能力。

4. 加强医疗机构间协作，完善转诊制度以及利益分配制度　制定科学合理、明确、具体、严格的医疗机构间双向转诊流程、制度以及实施细则。不同协作模式的应该根据自身模式特点，制订相关制度机制，协调模式内不同级别机构间利益分配，鼓励大医院下转患者，提高基层上转以及接受下转患者的积极性。

5. 继续完善医疗保障制度　一是改革医疗保险支付方式，积极推进按病种付费、按人头付费，积极探索按疾病诊断相关分组付费、按服务绩效付费，形成总额预算管理下的复合式付费方式；继续对基层和医院就诊者加大补偿比例差距；二是完善差别化补偿报销政策，拉大医院与基层医疗卫生机构医保补偿比例差距，引导患者合理就医。

6. 加强公众教育，引导公众合理就诊流向　提高居民对分级诊疗、合理就医的认识，同时也提高医务人员对基层服务的认识和支持，逐步实现基层首诊、小病到社区的目标。

参 考 文 献

［1］王子伟. 基本医疗保险制度下双向转诊的研究［D］. 武汉：华中科技大学，2010.

［2］吴焕，聂丽，吕晖王，等. 分级诊疗视角下河南省农村居民常见病首诊机构选择行为分析［J］. 中国卫生经济，2017，36（5）：69-71.

［3］李宇飞，王虎峰，李颖，等. 患者视角下北京市某区基层首诊制影响因素质性研究［J］. 中国医院管理，2016，36（2）：4-6.

［4］胡茂新. 医联体双向转诊机制存在困难及建议——以江苏省盱眙县为例［J］. 人口与计划生育，2017（6）：9-10.

［5］北京市统计局. 社区卫生服务显优势市民有"四盼"［EB/OL］.（2015-10-23）［2019-11-2］http://tjj.beijing.gov.cn/zxfb/201601/t20160129_335637.html.

［6］董四平，安艳芳，刘庭芳. 我国公立医院规模发展的理论解释与政策建议［J］. 中国卫生经济，2011，30（1）：78-82.

［7］SHAIN M，ROEMER M I. Hospital costs relate to the supply of beds［J］. Journal of Occupational and Environmental Medicine，1959，1（9）：518.

［8］董四平，李冰，杨婷婷，等. 公立医院规模扩张的公共经济学解释与对策［J］. 中国卫生政策研究，2013，6（9）：36-40.

［9］金光辉，路孝琴，赵亚利，等. 北京地区全科医生医疗和公共卫生服务提供现状及问题研究［J］. 中国全科医学，2013，16（17）：1469-1473.

［10］葛敏，江萍，朱敏杰，等. 家庭医生签约服务联动改革对有序诊疗格局的作用效果研究［J］. 中国全科医学，2018，21（4）：415-419.

［11］杜娟，韩玲玲，葛彩英，等. 北京市城区家庭医生式服务签约居民社区首诊意愿及影响因素调查［J］. 医学与社会，2017，30（4）：8-12.

［12］戴慧敏，李娅玲，杜兆辉. "1＋1＋1"签约下居民的社区首诊意愿及影响因素研究［J］. 中国全科医学，2018，21（25）：48-52.

［13］钟南山：公立医院创收机制改革是医改"拦路虎"［EB/OL］.（2015-03-01）［2019-11-02］. https://www.cn-healthcare.com/article/20150307/content-471086.html.

［14］人民网. 朱明春：专题询问医疗资金推动解决看病难、看病贵［EB/OL］.（2019-03-10）［2019-11-02］. http://www.workercn.cn/lianghui2019/33272/201903/10/190310195736764.shtml.

［15］王海旭，贾慧萍，陈在余. 我国医疗联合体发展的问题及对策分析——基于分工协作的角度［J］. 卫生经济研究，2017（12）：24-26.

［16］申颖，黄为然，纪舒好，等. 1997—2017年我国双向转诊现状和效果及问题的系统评价［J］. 中国全科医学，2018，21（29）：79-85.